Técnicas de análisis hematológico

Consulte nuestra página web: **www.sintesis.com**
En ella encontrará el catálogo completo y comentado

Técnicas de análisis hematológico

Anabel Escobar Cerrato

Laura Barrero Cuevas

José Gómez Sánchez

EDITORIAL SINTESIS

Agradecimientos a Fátima Díaz Rosa, Laboratorios Megalab, por las siguientes figuras:
3.1, 3.2, 3.4, 3.10, 3.11, 3.13, 3.14, 3.19, 4.2, 4.5, 4.6, 6.8, 8.6, 8.7, 8.8, 8.9, 9.3.
Agradecimientos a Andrés Macías Hernández (Adrestudio) por las siguientes figuras:
4.2, 4.3, 4.4, 4.5, 4.6, 8.1, 8.2, 8.3, 8.4 y 8.5.
Agradecimientos a Antonio José Agudo Tejeda, por las siguientes figuras:
1.1, 1.3, imágenes del cuadro 1.2, 1.4, 1.5, 5.2, 5.4, imágenes del cuadro 5.3,
5.14, 5.15, 7.2, 7.3, 7.4, dibujos del cuadro 7.3, 7.9, 7.10, 7.13, 7.14.

Vallehermoso, 34. 28015 Madrid
Teléfono 91 593 20 98
http://www.sintesis.com

ISBN: 978-84-9171-027-1
Depósito Legal: M-17.948-2017

Impreso en España - Printed in Spain

Índice

Parte IV
TÉCNICAS DE TRANSFUSIÓN

Presentación

La hematología es una de las disciplinas imprescindibles dentro del ámbito sanitario. El objetivo de esta rama de la medicina es estudiar la sangre y sus diferentes alteraciones. Los trastornos hematológicos tienen una gran relevancia médica, puesto que son el origen de algunas de las enfermedades con mayor morbimortalidad de la actualidad.

El libro *Técnicas de análisis hematológico* es una obra elemental y fácil de manejar destinada a todos aquellos alumnos, profesores o profesionales que deseen introducirse en el estudio hematológico, con el fin de comprender las diferentes técnicas para estudiar los diversos parámetros fisiológicos, así como los diferentes trastornos relacionados con procesos mórbidos que alteran la salud. El análisis hematológico es un pilar básico como prueba complementaria para poder establecer un diagnóstico certero y elegir unas medidas terapéuticas adecuadas. Los contenidos del libro han sido diseñados conforme al Real Decreto 771/2014, de 12 de septiembre, por el que se establece el título de Técnico Superior en Laboratorio Clínico y Biomédico y se fijan sus enseñanzas mínimas.

El objetivo del libro es ofrecer una obra concisa, didáctica, fácil de manejar, que resulte amena y que despierte el interés de los lectores. En el libro se desarrollan explicaciones teóricas, acompañadas de numerosos recursos didácticos, así como de una gran cantidad de ilustraciones que sirven para clarificar los objetivos desarrollados a lo largo de los diferentes capítulos.

La obra se estructura en nueve capítulos que aportarán una base de conocimientos sólida para la adecuada formación de los alumnos. A lo largo de los capítulos se desarrollan distintos apartados relacionados con las características y formación de la sangre, elementos que la componen, técnicas de laboratorio que se utilizan para su estudio (tinciones, extensiones, hemograma, etc.), banco de sangre y transfusión, así como patologías y alteraciones asociadas a los diferentes componentes.

Este proyecto incluye un material gráfico de calidad que clarifica los contenidos desarrollados, el cual ha sido posible gracias a la colaboración de Andrés Macías Hernández y Antonio José Agudo Tejeda, que han digitalizado la mayor parte de las ilustraciones del libro. Agradecemos especialmente la colaboración de Fátima Díaz Rosa y José Muñoz García, que han aportado fotografías e información de procedimientos actualizados.

Parte I

CARACTERÍSTICAS GENERALES Y SÍNTESIS BIOLÓGICA DE LA SANGRE

1

Hematología. Generalidades del tejido sanguíneo

Objetivos

- ✓ Entender los conceptos de *hematología* y *sangre*.
- ✓ Clasificar y describir los principales componentes sanguíneos.
- ✓ Comprender las diferencias entre suero y plasma.
- ✓ Recordar y describir el proceso de circulación sanguínea.
- ✓ Aprender las características fisicoquímicas de la sangre.
- ✓ Conocer las principales funciones de la sangre y su importancia a nivel orgánico.

Mapa conceptual

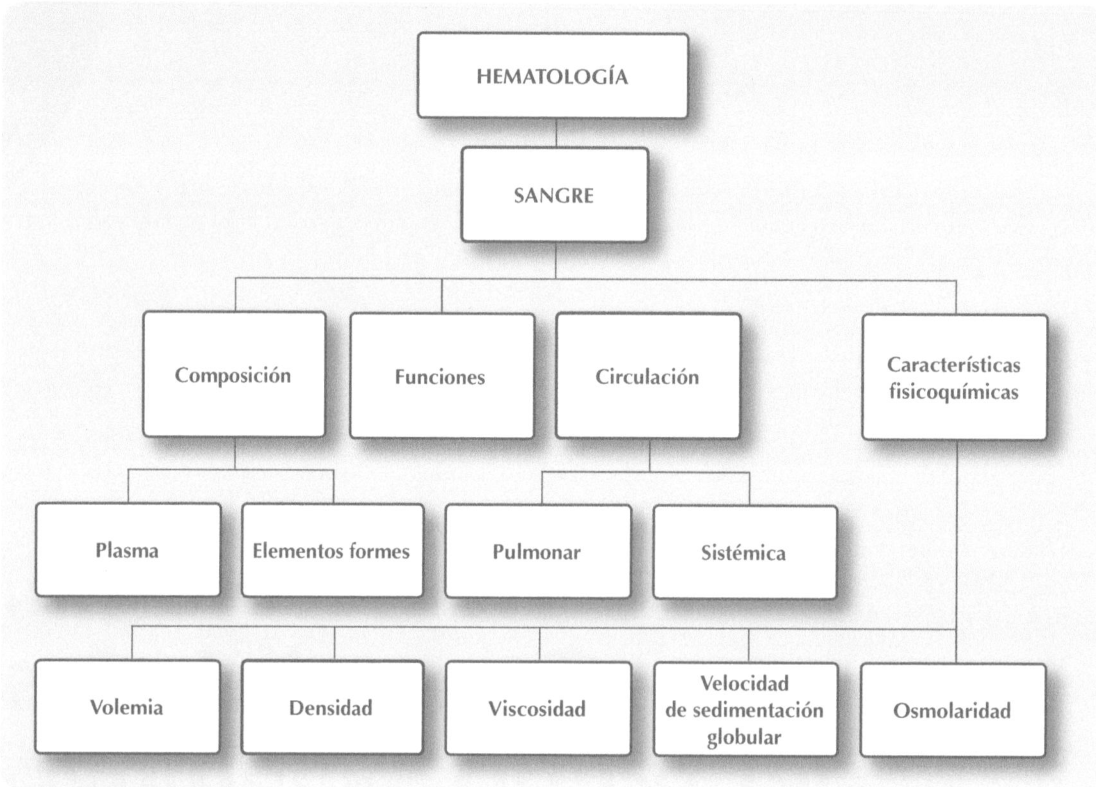

Glosario

Elementos formes. Conjunto de células y derivados celulares presentes en la sangre (eritrocitos, leucocitos y plaquetas).

Hematología. Rama de la medicina que se ocupa del estudio de la sangre y de los órganos hematopoyéticos, así como de las alteraciones de cualquiera de estos elementos.

Osmolaridad. Es la medida del número total de solutos osmóticamente activos en una solución.

Ósmosis. Proceso de difusión de agua a través de una membrana semipermeable selectiva dependiente del gradiente de concentración, desde la zona más diluida hacia la más concentrada.

Plasma. Matriz extracelular líquida que contiene aproximadamente un 90 % de agua y diferentes solutos.

Presión coloidosmótica u oncótica. Es un tipo de presión osmótica ejercida por las proteínas plasmáticas.

Suero. Es el plasma sanguíneo que carece del fibrinógeno y de los factores de la coagulación.

Velocidad de sedimentación globular. Tiempo que tardan los eritrocitos en sedimentar en un reposo de una o dos horas en sangre no coagulada.

Viscosidad. Es una propiedad de los fluidos que valora la resistencia que ofrecen para fluir libremente, debida al rozamiento entre sus moléculas.

1.1. Hematología y sangre

La sangre es un tipo de tejido conectivo líquido, de color rojo, que constituye el 7-8 % del volumen corporal de un individuo adulto. Este líquido especializado no contiene fibras ni sustancia fundamental y circula dentro de los vasos sanguíneos a través del sistema cardiovascular hacia las diferentes estructuras orgánicas y cumple numerosas funciones.

La hematología (del griego *haimato-* 'sangre' y *-logía* 'estudio') es la rama de la medicina que se ocupa del estudio de la sangre y de los órganos encargados de su producción (órganos hematopoyéticos), así como de las alteraciones de cualquiera de estos elementos, que puedan desembocar en un proceso patológico.

TOMA NOTA

El volumen total de sangre en un adulto normal es de unos seis litros, es decir, aproximadamente un 7-8 % del peso corporal total.

1.1.1. Composición de la sangre

La sangre, al igual que otros tejidos conectivos, presenta células inmersas en una matriz extracelular. Es una mezcla de dos componentes: una fracción líquida, denominada *plasma*, y otra de elementos formes. Las proporciones relativas entre la parte líquida y los elementos formes son de alrededor del 55 % y el 45 % respectivamente.

A) Plasma o fracción líquida

El plasma es la matriz extracelular líquida y contiene aproximadamente un 90 % de agua, el resto son solutos (proteínas en su mayor parte, como la albúmina; sustancias nutritivas, como la glucosa; desechos metabólicos, como la urea; gases sanguíneos, como el oxígeno; electrolitos, como el sodio; y sustancias reguladoras, como las hormonas) (cuadro 1.1).

Cuadro 1.1
Componentes del plasma

Componentes	Porcentaje (%)		Función principal
Agua	90-92		Disolvente y termorregulador
Proteínas	7-8	Albúmina	Principal componente proteínico. Ejerce el gradiente de concentración entre la sangre y el líquido extracelular. Además es una proteína transportadora de diversas sustancias (tiroxina, bilirrubina…).
		Globulinas	Las globulinas inmunes (inmunoglobulinas) participan en la función defensiva del organismo; las globulinas no inmunes contribuyen a mantener la presión osmótica en el interior de los vasos sanguíneos y también transportan ciertas sustancias (cobre, hierro…).
		Fibrinógeno	Participa en el proceso de coagulación mediante su conversión a fibrina tras una serie de reacciones en cascada.
Otros solutos	1-2	Electrolitos (sodio, potasio, calcio, hierro, magnesio, cloruro, fosfato, bicarbonato…)	Provienen de los alimentos ingeridos y del producto de diferentes reacciones químicas que tienen lugar en el organismo. Su correcta concentración y osmolaridad mantiene un pH adecuado para el buen funcionamiento orgánico.
		Sustancias nitrogenadas no proteínicas (creatinina, ácido úrico, urea…)	Son aquellas sustancias que contienen nitrógeno pero que no son proteínas. Son sustancias de desecho metabólico originadas en el catabolismo de las proteínas y de los ácidos nucleicos. Se utilizan para evaluar la función renal entre otras condiciones clínicas (como la función hepática en el caso del amoniaco).
		Hidratos de carbono, lípidos, vitaminas, aminoácidos.	Sustancias nutritivas que proceden de la digestión.
		Gases sanguíneos (oxígeno, dióxido de carbono, nitrógeno)	Intervienen en la fisiología respiratoria y en el equilibrio ácido-básico.
		Sustancias reguladoras (hormonas, enzimas)	Utilizan la sangre como transporte para llegar a las zonas donde deben ejercer su acción.

Algunos componentes del plasma, como las hormonas, los lípidos, las proteínas de menor calibre, los electrolitos y las moléculas de agua se difunden constantemente entre la sangre y el líquido extracelular de las diferentes estructuras hísticas corporales para cumplir determinadas funciones o para ser movilizadas a otras regiones anatómicas, para lo cual utilizan la sangre como medio de transporte.

PARA SABER MÁS

La albúmina es la proteína responsable del gradiente de concentración entre la sangre y el líquido intercelular, pues mantiene la presión osmótica (presión coloidosmótica u oncótica) adecuada para que exista una proporción correcta de volumen sanguíneo con respecto al volumen extracelular. Si la cantidad de esta proteína disminuye considerablemente en los vasos sanguíneos, la presión coloidosmótica de la sangre disminuye, y aumenta la proporción del líquido intersticial a nivel tisular (edema).

Una de las prácticas más habituales que se realizan con fines diagnósticos es la extracción de muestras de sangre mediante lo que se conoce como *técnica de venopunción* (extracción sanguínea a partir de una vena). Suele ser la técnica de elección, puesto que las extracciones arteriales y las gasometrías capilares requieren cuidados especiales. La analítica de los diferentes componentes sanguíneos es una forma idónea de examinar numerosas funciones corporales y, en determinados casos, es la única opción posible para establecer el diagnóstico.

Una vez que la sangre está fuera de los vasos sanguíneos, se coagula rápidamente. Por ello, es necesario utilizar anticoagulantes en algunas muestras de sangre con el fin de prevenir su coagulación.

El suero es el plasma sanguíneo que carece del fibrinógeno y de los factores de la coagulación. En algunas pruebas de laboratorio puede utilizarse en lugar del plasma; de este modo, los anticoagulantes presentes en el plasma no interfieren con los resultados.

La composición sanguínea (figura 1.1) se puede apreciar perfectamente al someter una muestra de sangre con anticoagulante a la acción de una fuerza centrífuga (lo cual permite separar partículas de diferente tamaño y densidad suspendidas en un fluido). Tras este proceso, se podrán apreciar en el tubo tres fracciones diferenciadas:

- ✓ Una capa o columna de color rojo donde se depositan los eritrocitos compactados. Esta proporción, que equivale al volumen de eritrocitos, se denomina *hematocrito*.
- ✓ Una fracción delgada situada entre los eritrocitos y el plasma que contiene leucocitos y plaquetas, de color blanquecino.
- ✓ Una tercera fracción sobrenadante que se compone de un líquido de color ambarino y que se corresponde con el plasma sanguíneo.

RECUERDA

- ✓ El plasma sanguíneo sin el fibrinógeno y los factores de la coagulación recibe el nombre de *suero*. En ocasiones, puede utilizarse en algunas pruebas en lugar del plasma, para evitar que los anticoagulantes interfieran en los resultados.

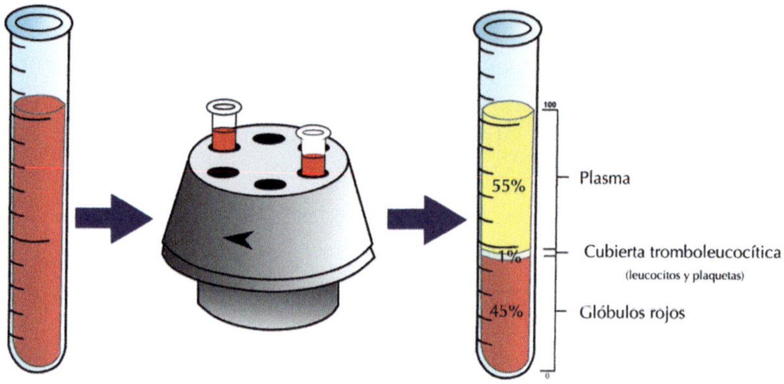

Figura 1.1
Composición de la sangre

Una variación en el color del plasma o del suero puede indicar la existencia de una patología subyacente. Este cambio debe ser considerado, puesto que puede ocasionar alteraciones y errores en los resultados obtenidos en diferentes parámetros de las determinaciones analíticas. Existen distintas alteraciones en la coloración normal de estos componentes, como las siguientes:

- *Plasma o suero ictérico:* adquiere una coloración amarillenta intensa y, por lo general, indica una mayor concentración de bilirrubina. Este hallazgo, junto a un hematocrito normal, puede ser indicador de una enfermedad hepática.
- *Plasma o suero hemolizado:* presenta una coloración rojiza debido a la destrucción de los elementos formes, concretamente de los eritrocitos, lo que supone una liberación del contenido intraeritrocitario, la cual altera la composición plasmática o serológica. La hemólisis puede estar originada a nivel intravascular (consiste en la destrucción del eritrocito dentro de la circulación, como sucede en la anemia hemolítica, en determinados procesos infecciosos…) o extravascular (la hemólisis se produce fuera del vaso sanguíneo, como en el sistema mononuclear fagocítico, principalmente en el bazo, debido, por ejemplo, a la incompatibilidad del factor Rh).
- *Lipemia:* aspecto blanquecino y opaco provocado por el exceso de lípidos (quilomicrones y lipoproteínas de muy baja densidad). Esta alteración puede tener diferentes orígenes, desde una comida reciente (lipemia posprandial), a una diabetes *mellitus* o una pancreatitis, entre otras afecciones.

Actividades propuestas

1.1. ¿En qué dos componentes se divide la sangre? Indica cuáles son los principales constituyentes del plasma y explica cuál es la diferencia entre la fracción líquida de la sangre y el suero.

1.2. Explica qué fracciones se pueden diferenciar al someter una muestra de sangre a la acción de la fuerza centrífuga y razona por qué se separan los componentes en distintas capas.

B) Elementos formes

Los elementos formes (figura 1.2) son el conjunto de células y derivados celulares de la sangre y se dividen en tres clases: glóbulos rojos (eritrocitos o hematíes), glóbulos blancos (leucocitos) y trombocitos (plaquetas).

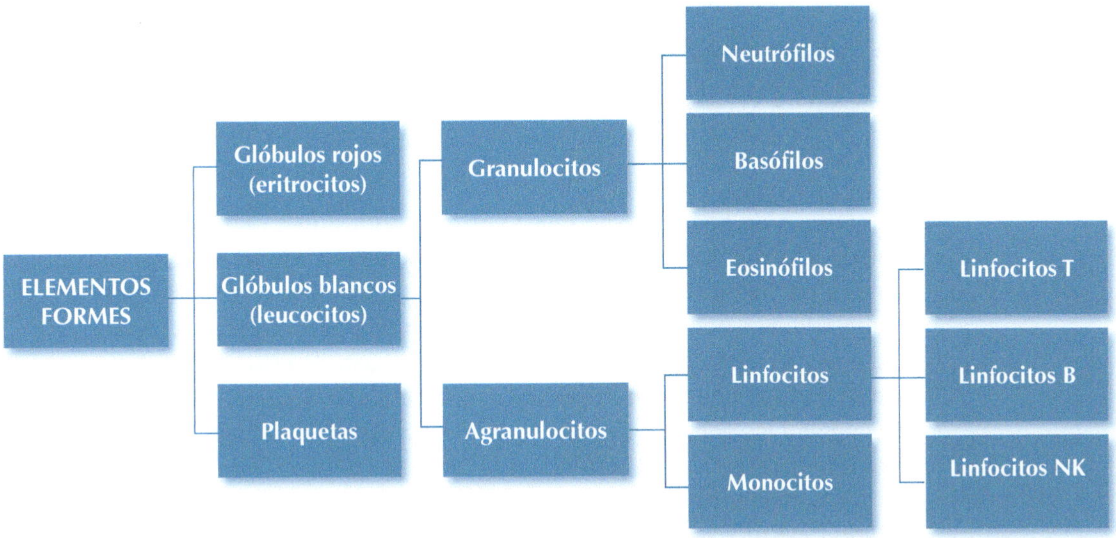

Figura 1.2
Elementos formes de la sangre

1. Eritrocitos

Los eritrocitos (hematíes o glóbulos rojos) maduros normales presentes en la circulación sanguínea son pequeños discos bicóncavos anucleados con un diámetro aproximado de 7,8 µm (figura 1.3). No disponen de los orgánulos típicos presentes en otras células; en cambio, presentan un constituyente principal característico, denominado *hemoglobina*, que confiere a la sangre el color rojo típico y es responsable de la función principal de los hematíes: transportar oxígeno fijado para liberarlo en los tejidos y fijar dióxido de carbono para eliminarlo de los mismos.

Los eritrocitos tienen una vida media de 120 días. A partir de este momento, son eliminados de la circulación sanguínea debido a la senescencia (envejecimiento). Por ello, la médula ósea produce de forma ininterrumpida nuevos eritrocitos que reemplazan a los que van siendo retirados.

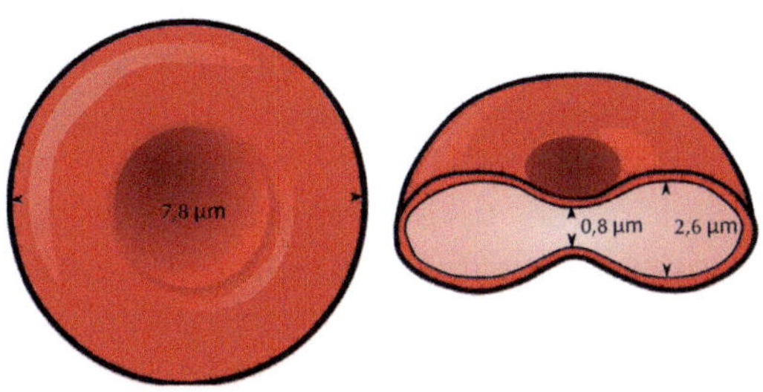

Figura 1.3
Eritrocitos

Las características intrínsecas del eritrocito le proporcionan la estabilidad mecánica y la flexibilidad necesarias para su capacidad de deformación; algo imprescindible para hacer frente a las fuerzas de fricción a las que se ve expuesto durante su circulación a través de la extensa red de vasos sanguíneos que conforma el sistema circulatorio.

Actividad resuelta 1.1

Describe brevemente la composición de la molécula de hemoglobina.

SOLUCIÓN

La molécula de hemoglobina consta de dos partes: una proteína denominada globina y un grupo prostético que contiene hierro y recibe el nombre de hemo. Cada molécula de hemoglobina está formada por cuatro cadenas polipeptídicas, iguales dos a dos (dos cadenas α y dos cadenas no α, que pueden ser β, γ o δ). Cada una de estas cadenas se une a un grupo hemo, con capacidad para combinarse de forma reversible con una molécula de O_2, por lo que cada molécula de hemoglobina puede transportar cuatro moléculas de oxígeno.

En el adulto, aproximadamente el 96 % del total de hemoglobina es de tipo HbA (dos cadenas α y dos β).

PARA SABER MÁS

La mayoría de los eritrocitos envejecidos se eliminan mediante fagocitosis por macrófagos localizados en el hígado, el bazo y la médula ósea. Un pequeño porcentaje (aproximadamente el 10 %) se desintegra por vía intravascular.

2. Leucocitos

Existen diferentes tipos de células en este grupo y se clasifican en dos grupos generales en función de la presencia o ausencia de gránulos intracitoplasmáticos:

a) *Granulocitos.* Son aquellos tipos de leucocitos que presentan gránulos específicos en su citoplasma. A su vez, se clasifican en neutrófilos, eosinófilos y basófilos (cuadro 1.2).
b) *Agranulocitos.* Carecen de gránulos intracitoplasmáticos y son de dos tipos: linfocitos y monocitos (cuadro 1.3).

CUADRO 1.2
Clasificación de los granulocitos

Tipo de granulocito	Descripción	Imagen
Neutrófilos	Su nombre se debe a que los gránulos de su citoplasma se tiñen de un color púrpura muy claro con los colorantes neutros, como la Giemsa. También se denominan *polimorfonucleares* o *polimorfos,* puesto que sus núcleos presentan múltiples lobulaciones. Son los leucocitos más abundantes y su valor oscila entre el 60-70 % del total de glóbulos blancos en una muestra normal. En los frotis de sangre, estas células miden de 10 µm a 12 µm de diámetro. Son células muy móviles, lo que les permite abandonar la circulación y desplazarse o migrar hacia el lugar de lesión tisular, y fagocitos muy activos. Sus gránulos contienen potentes lisosomas con diversas enzimas capaces de destruir los antígenos fagocitados, aunque también pueden ser eliminados por los intermediarios reactivos del oxígeno que se originan durante el "estallido respiratorio" en el interior de los fagolisosomas.	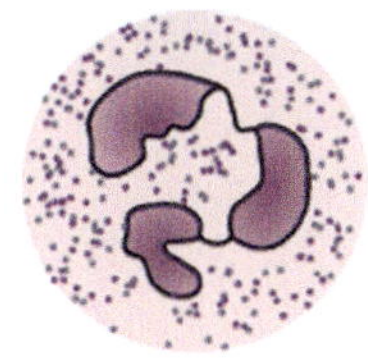
Eosinófilos	Sus numerosos gránulos intracitoplasmáticos son grandes y se tiñen de color rojo-naranja con los colorantes ácidos como la eosina. Los eosinófilos tienen un tamaño similar al de los neutrófilos y su núcleo es generalmente bilobulado. Los eosinófilos constituyen un porcentaje pequeño (2-5 %) de los leucocitos circulantes. Son numerosos en algunas zonas susceptibles de inflamación crónica potencial, como en el recubrimiento de los sistemas respiratorio e intestinal. Son fagocitos débiles, destacan por su protección frente a los parásitos y por su intervención en procesos inflamatorios crónicos, así como en las reacciones alérgicas.	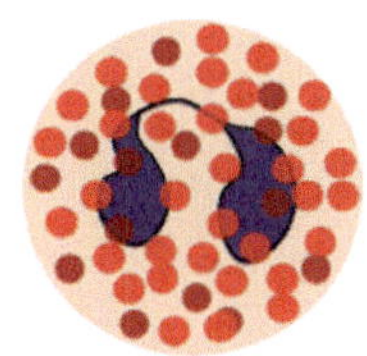
Basófilos	Contienen abundantes gránulos de gran tamaño que se tiñen de color púrpura oscuro con los colorantes básicos, como el azul de metileno. Los basófilos son los leucocitos menos numerosos: representan menos del 0,5 % del volumen total. Tienen más o menos el mismo tamaño que los neutrófilos y su núcleo lobulado presenta una característica forma de S, pero suele quedar oculto por los gránulos. Participan de forma muy activa en las reacciones de hipersensibilidad y anafilaxia.	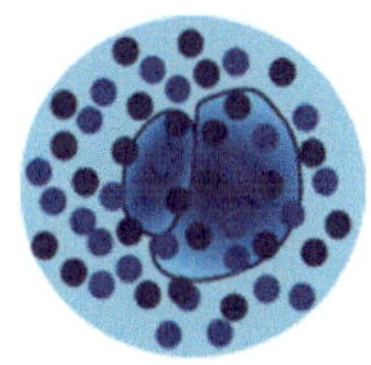

Actividad propuesta 1.3

Cita los principales tipos de linfocitos y señala las principales características y funciones de cada uno de ellos.

CUADRO 1.3
Clasificación de los agranulocitos

Tipo de agranulocito	Descripción	Imagen
Linfocitos	Son los glóbulos blancos de menor tamaño y los agranulocitos más comunes, ya que constituyen aproximadamente el 25-40 % del total de leucocitos sanguíneos. En un frotis sanguíneo, el tamaño de un linfocito pequeño se asemeja al de un eritrocito. Generalmente poseen un núcleo grande, esférico, rodeado por un citoplasma pequeño y redondeado, que se tiñe de azul claro. Los linfocitos se diferencian en varios aspectos de otros glóbulos blancos: • No son células completamente diferenciadas. Una vez estimuladas pueden sufrir diversas divisiones y diferenciaciones en otras células efectoras. • Pueden salir desde el sistema circulatorio hacia los diferentes tejidos y el sistema linfático y, posteriormente, volver a los vasos sanguíneos (recirculación linfocitaria). • Se originan tanto en la médula ósea como fuera de esta, en los diferentes tejidos asociados con el sistema inmune.	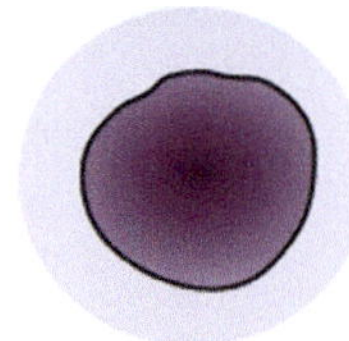
Monocitos	Son los leucocitos de mayor tamaño (unos 18 µm de diámetro) y representan un 2-10 % de los glóbulos blancos. Su núcleo es grande, oscuro, generalmente con forma de herradura, rodeado por un citoplasma amplio de color azul grisáceo. Son células con gran movilidad y muy fagocíticas. Una vez que el monocito abandona el torrente circulatorio (aproximadamente en unos tres días) hacia los tejidos se diferencia en los diversos macrófagos del sistema mononuclear fagocítico, como es el caso de los osteoclastos en el tejido óseo o las células de Kupffer en la zona perisinusoidal hepática, entre otros. Además, los macrófagos actúan como células presentadoras de antígenos en la defensa orgánica.	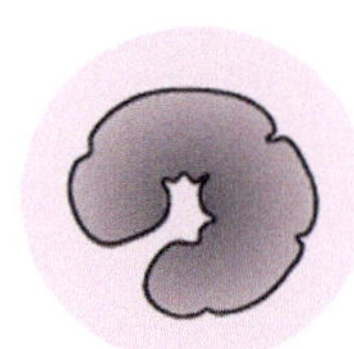

En los cuadros 1.2 y 1.3 se ha explicado la clasificación de los granulocitos y los agranulocitos. Dentro de los agranulocitos se explicará la clasificación funcional de los linfocitos, que es la siguiente:

a) *Linfocitos T:* participan en la respuesta inmunológica celular o mediada por células. Los linfocitos T citotóxicos ($CD8^+$) pueden lisar células infectadas o que han sufrido una transformación neoplásica marcadas por el complejo mayor de histocompatibilidad (HLA). Los linfocitos T cooperadores ($CD4^+$) colaboran con otras células defensivas y son decisivos para la inducción de una respuesta inmune frente a un antígeno, reconociendo el complejo antígeno-MHCII. Los linfocitos T reguladores (o supresores) pueden suprimir una reacción inmunitaria influyendo sobre la actividad de otras células defensivas. Los linfocitos T γ/δ aparecen principalmente en diferentes epitelios (sin recirculación), por lo que se conocen con el nombre de *linfocitos intraepiteliales*, con funciones en la primera línea de defensa y participación en enfermedades alérgicas y autoinmunes.

b) *Linfocitos B:* participan en la respuesta inmunológica mediada por anticuerpos. Una vez activados, pueden diferenciarse en células plasmáticas productoras de anticuerpos y en células B de memoria. Los linfocitos B y T no se pueden diferenciar en frotis de sangre o cortes histológicos, pero se pueden identificar utilizando técnicas inmunocitoquímicas en función de sus moléculas de superficie. Sin embargo, los linfocitos NK (*natural killer*) pueden identificarse en el microscopio óptico, debido a su tamaño, configuración nuclear y presencia de pequeños gránulos intracitoplasmáticos.

c) *Linfocitos NK:* son responsables de la inmunidad antitumoral y de las células infectadas por virus.

3. Plaquetas

Los trombocitos o plaquetas (figura 1.4) son fragmentos citoplasmáticos anucleados derivados de otras células, los megacariocitos. Son los elementos formes de menor tamaño en la sangre (entre 2 µm y 4 µm de diámetro) y adoptan la forma de discos casi incoloros. Forman parte del sistema hemostático e intervienen en el proceso de coagulación y reparación del tejido lesionado en el vaso sanguíneo dañado.

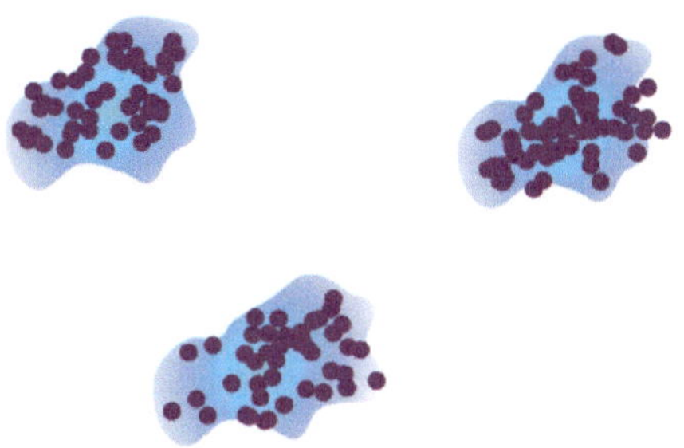

Figura 1.4
Trombocitos

Actividad resuelta 1.2

Busca información y explica en qué se basa el "estallido respiratorio".

SOLUCIÓN

Durante la fagocitosis, la utilización de glucosa y de oxígeno por el neutrófilo aumenta en forma notable y se conoce como *estallido respiratorio.* Su resultado es la síntesis de varios compuestos oxigenados llamados *especies reactivas del oxígeno* (ROS). Estos incluyen radicales libres como el superóxido y el hidroxilo que se utilizan en la inmovilización y destrucción de bacterias vivas dentro de los fagolisosomas.

Fuente: Ross, M. y Pawlina, W. (2013)

1.1.2. Circulación sanguínea

La sangre circula de forma constante por las distintas regiones corporales a través de los diferentes vasos sanguíneos siguiendo un "circuito" cerrado. Después del nacimiento, en el organismo humano se diferencian dos circuitos (figura 1.5):

- ✓ Circulación menor o pulmonar.
- ✓ Circulación mayor o sistémica.

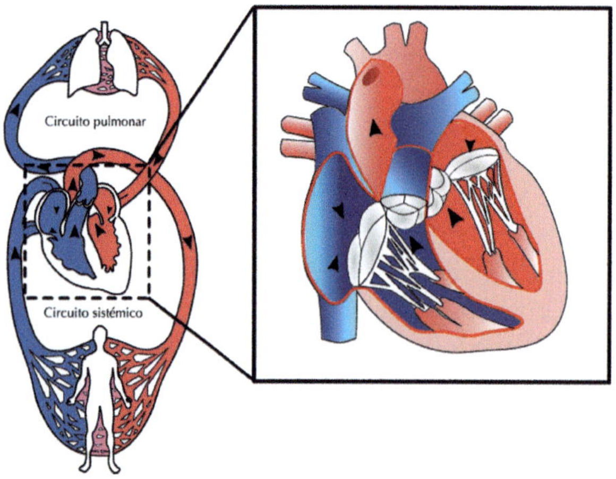

Figura 1.5
Circuitos cardiacos

A) Circulación menor

La circulación pulmonar comienza en el ventrículo derecho, que, mediante su contracción, expulsa la sangre rica en dióxido de carbono hacia la arteria pulmonar, la cual se bifurca en dos ramas, una para cada pulmón. Cada arteria pulmonar se va ramificando y va disminuyendo su calibre, hasta llegar a arteriolas, que drenan su sangre en los capilares sanguíneos adyacentes a los alveolos pulmonares. Aquí es donde tiene lugar el intercambio gaseoso entre la sangre capilar no oxigenada y el aire alveolar. La sangre rica en oxígeno drena desde los capilares a las vénulas, que van convergiendo entre sí hasta formar venas de mayor calibre. Finalmente, cuatro venas pulmonares (dos de cada pulmón) con sangre oxigenada desembocan en la aurícula izquierda (figura 1.6).

TOMA NOTA

La mayoría de las arterias, después del nacimiento, llevan sangre rica en oxígeno, a excepción de la arteria pulmonar y de las arterias umbilicales.

B) Circulación mayor

La circulación sistémica es la encargada de transportar la sangre rica en oxígeno y nutrientes a todas las células del organismo. Comienza en el ventrículo izquierdo, que expulsa la sangre hacia la arteria aorta. Sus sucesivas ramificaciones repartirán la sangre oxigenada por el organismo. Una vez que la sangre de los capilares cede el oxígeno y recoge los productos derivados del metabolismo celular (entre ellos el dióxido de carbono), continuará su trayecto a través de las venas, en lo que se conoce como *retorno venoso*. Las vénulas irán convergiendo y formando venas de mayor calibre hasta que, finalmente, terminan desembocando en la gran vena cava (una superior y otra inferior). Ambas venas cavas drenan su contenido en la aurícula derecha, donde finaliza la circulación sistémica (figura 1.7).

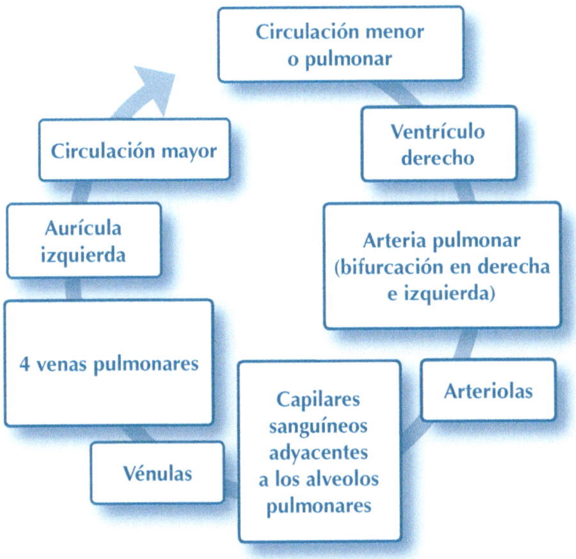

Figura 1.6
Esquema de la circulación menor

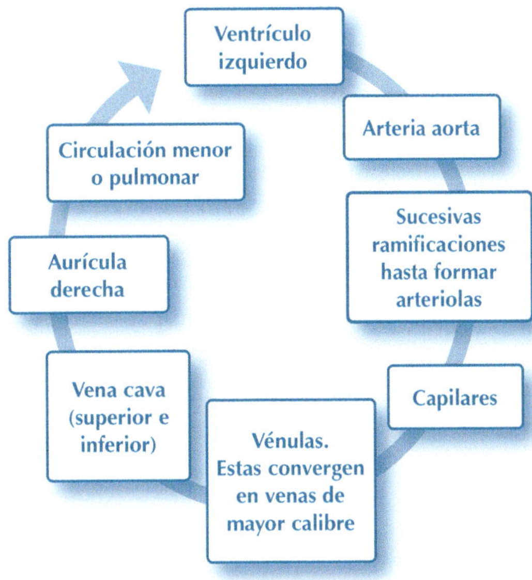

Figura 1.7
Esquema de la circulación mayor

Actividad propuesta 1.4

Describe brevemente la circulación menor o pulmonar y razona cuál es la finalidad de este circuito dentro del sistema cardiovascular.

1.1.3. Características fisicoquímicas de la sangre

La sangre es un líquido de color rojizo debido a la elevada presencia de glóbulos rojos en su composición.

El volumen total de sangre circulante en un individuo se denomina *volemia* y su valor, en condiciones de normalidad (normovolemia), equivale a un 7-8 % del peso corporal, es decir, unos 75 cm^3/kg aproximadamente. Este valor puede verse alterado por diferentes causas y estar incrementado (hipervolemia) o disminuido (hipovolemia).

La densidad de la sangre es ligeramente superior a la del agua y se sitúa entre 1,05 g/mL y 1,06 g/mL. Este valor puede variar según el número de elementos formes y la composición plasmática.

La viscosidad, según el *Diccionario* de la Real Academia Española, es la "propiedad de los fluidos que caracteriza su resistencia a fluir, debida al rozamiento entre sus moléculas". En el caso de la sangre, la viscosidad es aproximadamente unas cinco veces mayor que la del agua. Esta propiedad puede variar en función de diversos factores, como por ejemplo:

a) *Contenido y tamaño de las células sanguíneas:* un aumento en el número o tamaño de los elementos formes en relación con el plasma provocará un incremento de la viscosidad.
b) *Temperatura:* el aumento de la temperatura disminuye esta propiedad.
c) *Concentración proteínica:* una elevación en la concentración normal de proteínas en la sangre incrementará la viscosidad de la misma.
d) *Alto contenido en* CO_2*:* aumenta la viscosidad sanguínea.

La velocidad de sedimentación globular (VSG) es el tiempo que tardan los eritrocitos en sedimentar en un reposo de una o dos horas en sangre no coagulada. El rango de referencia de la VSG es muy variable y depende de numerosos factores, como la edad, el sexo o el laboratorio encargado de determinar su valor.

La osmolaridad hace referencia a la medida del número total de solutos en una solución. En la sangre, la osmolaridad se corresponde con la concentración de moléculas osmóticamente activas en el plasma y oscila aproximadamente entre 280-295 mOsM/kg. La osmorregulación se basa, en gran medida, en el desplazamiento controlado de solutos entre los líquidos intracelular e intercelular, y el movimiento de agua inherente debido al proceso de ósmosis. Por norma general, la osmolaridad sanguínea, la liberación de la hormona ADH y la reabsorción de agua a nivel renal están estrechamente relacionadas para contribuir a mantener la homeostasis corporal.

SABÍAS QUE...

Se denomina *ósmosis* al proceso de difusión de agua a través de una membrana semipermeable selectiva dependiente del gradiente de concentración, desde la zona más diluida a la zona con mayor cantidad de solutos (más concentrada).

La presión osmótica equivale al grado de presión que es necesario ejercer para detener completamente el proceso de ósmosis. En sentido estricto, la presión osmótica está determinada por osmoles por kilogramo de agua (osmolalidad). Sin embargo, para las soluciones diluidas, como las que se encuentran en el cuerpo humano, las diferencias entre la osmolalidad y la osmolaridad (osmoles por litro de solución) son menores del 1 %, por lo que se suele utilizar esta última de forma habitual en casi todos los estudios fisiológicos, puesto que es más sencillo expresar las cantidades de líquido corporal en litros que en kilogramos de agua.

El pH mide la concentración de iones hidrógenos en una solución e indica el grado de acidez o alcalinidad de un medio determinado. La concentración de iones H^+ libres en el plasma sanguíneo se mantiene en unos 40-45 nanomoles/litro, lo que da un valor de pH sanguíneo de 7,4. La regulación del equilibrio ácido-base es esencial para mantener una adecuada funcionalidad celular, puesto que la concentración de H^+ influye en casi todos los sistemas enzimáticos del organismo.

1.1.4. Funciones de la sangre

La sangre circula por todo el organismo a través del sistema cardiovascular y realiza importantes funciones entre las que se pueden destacar las siguientes:

a) *Transporte de distintas sustancias (nutritivas, gases, desechos metabólicos, hormonas...).* La sangre transporta el oxígeno desde los alveolos pulmonares y los nutrientes absorbidos en el tracto gastrointestinal hasta las células. Del mismo modo, recoge las sustancias de desecho metabólico producidas en el metabolismo celular (CO_2, ácido úrico, creatinina, etc.) y las traslada hacia los órganos excretores implicados en su eliminación. Además, también porta otros componentes implicados en la regulación corporal, como las hormonas y las enzimas.

b) *Protección.* La sangre protege al organismo frente a diferentes procesos patológicos, puesto que contiene células, anticuerpos y otros componentes del sistema inmunitario.

c) *Participa en el proceso de hemostasia y coagulación.* De este modo evita, dentro de unos límites, su salida de los vasos sanguíneos (hemorragia).

d) *Interviene en la regulación de diferentes factores (temperatura, agua, pH y electrolitos).* Mantiene la homeostasis corporal permitiendo el intercambio constante de moléculas entre el sistema circulatorio, el espacio intercelular y cada una de las células que conforman el organismo humano. Así se establece una situación de equilibrio dinámico que permite el buen funcionamiento de las diferentes estructuras corporales.

Práctica n.° 1

Separación de los hemocomponentes	
Introducción y fundamento de la práctica	El fraccionamiento de la sangre es el proceso mediante el que se efectúa la separación de los componentes de una muestra de sangre anticoagulada en diferentes capas. La composición sanguínea se puede apreciar perfectamente al someter la muestra a la acción de una fuerza centrífuga. Tras este proceso, se podrán observar en el tubo tres fases o fracciones diferenciadas: en el fondo, los glóbulos rojos; justo por encima se situará la cubierta tromboleucocítica y, por último, el plasma sanguíneo.
Material	– Sangre anticoagulada. – Tubo de centrífuga. – Centrífuga. – Material para sellar el tubo (tapón con rosca o parafilm).
Protocolo	– Añadir la muestra de sangre al tubo de centrífuga y sellar el tubo. – Centrifugar durante 15 minutos a 1500 g.
Resultados	Al centrifugar la muestra, se obtienen las tres fases mencionadas. El siguiente paso es observar y medir el resultado para valorar y comentar las características de cada una de las fracciones.
Conclusiones	Comenta brevemente las conclusiones obtenidas en la práctica.

Resumen

- La hematología es la rama de la medicina que se ocupa del estudio de la sangre y del de los órganos encargados de su producción (órganos hematopoyéticos), así como de las alteraciones de cualquiera de estos elementos que puedan desembocar en un proceso patológico.

- La sangre, al igual que otros tejidos conectivos, presenta células inmersas en una matriz extracelular. Es una mezcla de dos componentes: una fracción líquida, denominada *plasma*, y otra de elementos formes (eritrocitos, leucocitos y trombocitos).
- La sangre circula de forma constante por las distintas regiones corporales a través de los diferentes vasos sanguíneos siguiendo un "circuito" cerrado. Después del nacimiento, en el organismo humano se diferencian dos circuitos (pulmonar y sistémico).
- La sangre presenta distintas propiedades fisicoquímicas tales como la viscosidad, la velocidad de sedimentación globular o la osmolaridad, entre otras.
- La sangre circula por todo el organismo a través del sistema cardiovascular y realiza importantes funciones que ayudan a mantener el equilibrio interno.

Ejercicios propuestos

1. Describe brevemente qué es la sangre y cuáles son los dos componentes principales en los que se divide.
2. Indica cuáles son las principales funciones de las proteínas plasmáticas y qué puede suceder si hay una alteración que disminuya su concentración.
3. Explica en qué componentes se divide una muestra de sangre con anticoagulante una vez que ha sido centrifugada.
4. Dentro de los elementos formes, indica las principales características de los neutrófilos y explica cómo funciona el "estallido respiratorio".
5. Describe brevemente los monocitos, los eosinófilos y las plaquetas y cita cuáles son sus principales funciones.
6. Indica cuáles son los principales tipos de linfocitos T. ¿En qué se diferencian de los linfocitos B?
7. ¿Por qué existen dos circuitos cardiacos? Describe brevemente la circulación mayor o sistémica.
8. Explica qué es la viscosidad y cómo es en el caso de la sangre. ¿Esta propiedad se mantiene siempre estable o puede variar? Razona la respuesta.
9. Define *ósmosis*. Busca información y explica por qué es necesario que las células mantengan un equilibrio osmótico.
10. Comenta las principales funciones de la sangre.

Lee y debate en clase

Lee el artículo "La sangre. Importancia en la práctica médica", del que se ofrece un extracto a continuación. Debate con tus compañeros en clase sobre los temas propuestos. Puedes acceder al artículo completo mediante la consulta del QR adjunto.

Todas y cada una de las células del cuerpo le deben la vida a la sangre. La sangre es un tejido conjuntivo líquido, cuyas células fluyen rodeadas de una matriz denominada *plasma,* a través de un sistema cerrado de vasos sanguíneos. Permite la nutrición, comunicación, protección y reparación de los diversos tejidos del organismo.

Mediante los análisis se puede detectar la presencia de muchas enfermedades habituales y frecuentes como pueden ser la anemia, la diabetes, infecciones, pero también pueden dar a conocer otras menos frecuentes y más graves, como la leucemia.

(*Fuente:* revista Portalesmedicos.com)

Temas para debatir:

- ¿Consideras que el análisis de sangre debería seguir siendo una de las pruebas complementarias más solicitadas? ¿Por qué?
- ¿Crees que en algunos casos se abusa de este tipo de análisis clínico? Explica cómo realizarías un uso eficiente de este recurso.

ACTIVIDADES DE AUTOEVALUACIÓN

1. La sangre:
   - ☐ *a)* Es un tipo de tejido conectivo.
   - ☐ *b)* Se divide en tres fracciones diferenciadas: plasma, sustancia fundamental y elementos formes.
   - ☐ *c)* Circula por todo el organismo a través de un circuito abierto de vasos sanguíneos.
   - ☐ *d)* Tiene como única función el transporte de oxígeno.
2. En la composición plasmática:
   - ☐ *a)* Las proteínas son el principal componente; entre ellas, la albúmina es la más numerosa.
   - ☐ *b)* El agua actúa como disolvente y termorregulador.
   - ☐ *c)* El fibrinógeno es un electrolito que participa en la coagulación sanguínea mediante conversión a fibrina.
   - ☐ *d)* La creatinina o el ácido úrico son proteínas originadas en el proceso de desecho metabólico.
3. Los componentes de la sangre, después de su centrifugación, son:
   - ☐ *a)* Glóbulos rojos, leucocitos y plaquetas.
   - ☐ *b)* Suero, glóbulos rojos y leucocitos.
   - ☐ *c)* Plasma, glóbulos rojos y plaquetas.
   - ☐ *d)* Plasma, cubierta tromboleucocítica y glóbulos rojos.
4. El suero:
   - ☐ *a)* Es el plasma sanguíneo una vez que la sangre ha sido centrifugada.
   - ☐ *b)* Es la sangre coagulada.
   - ☐ *c)* Es el plasma sanguíneo que carece de los factores de la coagulación pero que contiene fibrinógeno.
   - ☐ *d)* Es el plasma sanguíneo que carece de fibrinógeno y de los factores de la coagulación.

5. Un plasma ictérico:
   - ☐ *a)* Indica una destrucción de elementos formes, concretamente de eritrocitos.
   - ☐ *b)* Muestra una coloración amarillenta y, por norma general, indica una mayor concentración de bilirrubina.
   - ☐ *c)* Presenta un aspecto blanquecino y opaco provocado por el exceso de lípidos.
   - ☐ *d)* Indica un incremento de la fibrina, que produce un color amarillento intenso.
6. Los eritrocitos:
   - ☐ *a)* Son pequeños discos bicóncavos nucleados.
   - ☐ *b)* Además de los orgánulos presentes en otras células, tienen un constituyente característico, denominado *hemoglobina*.
   - ☐ *c)* Tienen una vida media de 120 días.
   - ☐ *d)* Presentan una escasa capacidad de deformación, debido a sus características intrínsecas.
7. En relación con los leucocitos, es correcto afirmar que:
   - ☐ *a)* Se dividen en granulocitos y agranulocitos.
   - ☐ *b)* Los neutrófilos son los leucocitos menos abundantes, y fagocitos muy activos.
   - ☐ *c)* Los basófilos destacan por su protección frente a los parásitos.
   - ☐ *d)* Los eosinófilos presentan un núcleo con forma de S que suele quedar oculto por los numerosos gránulos intracitoplasmáticos.
8. ¿Cuál de las siguientes afirmaciones es verdadera?
   - ☐ *a)* Los linfocitos son los glóbulos blancos de menor tamaño, y los agranulocitos más comunes.
   - ☐ *b)* Los linfocitos T participan en la respuesta inmunológica humoral.
   - ☐ *c)* Los linfocitos B activados pueden diferenciarse en células plasmáticas o en linfocitos T cooperadores.
   - ☐ *d)* Los linfocitos NK se encargan principalmente de suprimir la respuesta inmunitaria.
9. En relación con la circulación mayor es cierto que:
   - ☐ *a)* Se transporta la sangre rica en nutrientes y oxígeno hacia la arteria pulmonar.
   - ☐ *b)* La vena cava, con la sangre rica en productos derivados del metabolismo celular, desemboca en la aurícula izquierda.
   - ☐ *c)* La sangre poco oxigenada es transportada hacia los pulmones para que se produzca el intercambio gaseoso.
   - ☐ *d)* Ninguna de las opciones anteriores es correcta.
10. Indica cuál de las siguientes afirmaciones no es cierta:
    - ☐ *a)* El volumen total de sangre circulante en un individuo se denomina *volemia*.
    - ☐ *b)* La densidad de la sangre en condiciones normales es ligeramente inferior a la del agua.
    - ☐ *c)* La velocidad de sedimentación globular es el tiempo que tardan los eritrocitos en sedimentar en un reposo de una o dos horas en sangre no coagulada.
    - ☐ *d)* La osmolaridad hace referencia a la medida del número total de solutos en una solución.

SOLUCIONES:

1. **a**
2. **b**
3. **d**
4. **d**
5. **b**
6. **c**
7. **a**
8. **a**
9. **d**
10. **b**

2

Hematopoyesis

Objetivos

- ✓ Aprender en qué consiste la hematopoyesis.
- ✓ Localizar y describir los principales órganos hematopoyéticos.
- ✓ Clasificar los distintos precursores de las diferentes células sanguíneas.
- ✓ Profundizar en los métodos de estudio de la médula ósea.

Mapa conceptual

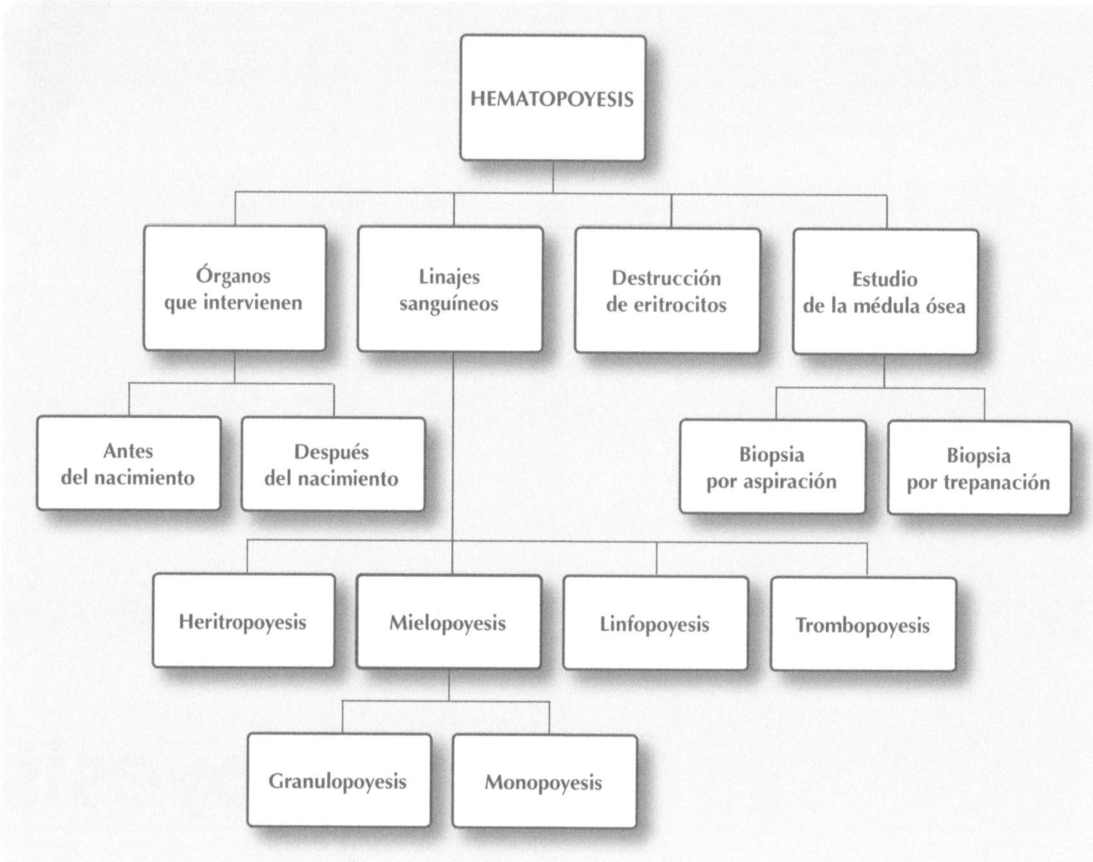

Glosario

Antígenos leucocitarios humanos (HLA, *human leukocyte antigen*). Moléculas de naturaleza proteínica que se encuentran en la membrana de las células humanas y que son capaces unir antígenos para presentarlos a los linfocitos T. Estas moléculas son las que determinan la compatibilidad en los trasplantes de órganos.

Apoptosis. Proceso de muerte celular programada genéticamente que utiliza el organismo para controlar tanto el desarrollo y crecimiento celulares como distintos procesos fisiológicos.

Biopsia. Extracción de tejido de un individuo vivo para realizar algún tipo de análisis clínico.

Célula madre hematopoyética (HSC, *hemopoietic stem cell*). A partir de esta célula se pueden generar los distintos linajes de células sanguíneas.

Endomitosis. División de los cromosomas sin que se produzca cariocinesis ni citocinesis.

Hematopoyesis. Proceso mediante el cual se producen las distintas células sanguíneas.

Médula ósea amarilla. Es la médula ósea hematopoyéticamente inactiva. Está compuesta mayoritariamente por adipocitos.

Médula ósea roja. Es la médula ósea hematopoyéticamente activa. Está compuesta por células hematopoyéticas, por lo que se encargará de realizar la hematopoyesis.

2.1. Órganos que intervienen en la hematopoyesis

Los distintos elementos formes de la sangre (los distintos tipos celulares) tienen un periodo de vida limitado, por lo que es necesario que se produzcan y se destruyan de manera continua. La renovación de estos elementos formes se realiza mediante la hematopoyesis.

La *hematopoyesis* o *hemopoyesis* consiste en la formación de los distintos elementos formes de la sangre. Este proceso comprende la *eritropoyesis* (formación de los eritrocitos o glóbulos rojos), la *leucopoyesis* (formación de los leucocitos o glóbulos blancos) y la *trombopoyesis* (formación de trombocitos o plaquetas).

En el individuo adulto, las distintas células sanguíneas se producen en la médula ósea roja, salvo los linfocitos, que también proliferan en los tejidos linfáticos. Sin embargo, durante la vida embrionaria y fetal las células sanguíneas se producen en otros órganos, antes del desarrollo de la médula ósea.

2.1.1. Órganos hematopoyéticos antes del nacimiento

Se pueden distinguir tres etapas hematopoyéticas a lo largo del desarrollo embrionario (figura 2.1):

a) *Primera etapa o fase del saco vitelino:* esta etapa comienza a partir de la tercera semana de gestación y continúa durante el primer trimestre de gestación. Durante esta etapa, la hematopoyesis tiene lugar en los "islotes sanguíneos" de la pared del saco vitelino del embrión.

b) *Segunda etapa o fase hepática:* esta fase comienza en los inicios del desarrollo fetal. Durante el segundo trimestre de gestación, la generación de células sanguíneas tiene lugar en el hígado; aunque el bazo también participa en la generación de células sanguíneas de forma muy limitada.

c) *Tercera etapa o fase medular ósea:* esta etapa comienza a mediados del segundo trimestre de la gestación. En esta etapa, la médula ósea roja (y otros tejidos linfáticos) comienza a realizar la hematopoyesis.

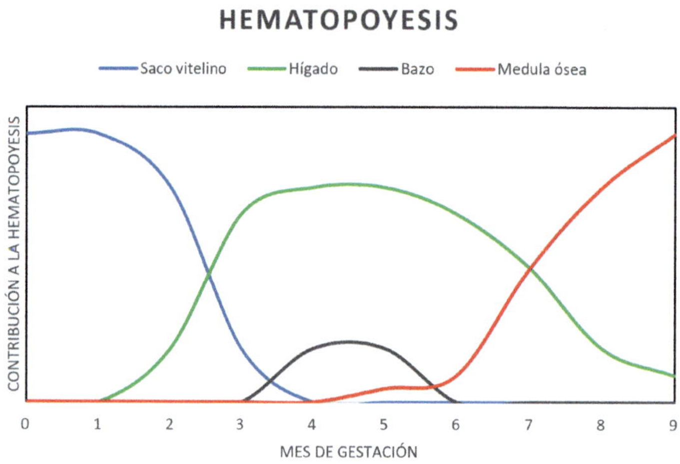

Figura 2.1
Contribución a la hematopoyesis de los distintos órganos hematopoyéticos a lo largo de la vida fetal

2.1.2. Órganos hematopoyéticos después del nacimiento

Después del nacimiento, la hematopoyesis únicamente tiene lugar en la médula ósea y en los tejidos linfáticos, al igual que sucede en el individuo adulto.

A) *Médula ósea roja*

Se encuentra en el interior de los huesos, principalmente entre las trabéculas del hueso esponjoso. Está compuesta por dos tipos de estructuras:

1. *Sinusoides de la médula ósea:* son estructuras vasculares especializadas que comunican con la circulación sanguínea y que se sitúan en la posición de los capilares, es decir, entre arterias y venas. Los sinusoides constituyen un sistema cerrado, por lo que las células sanguíneas formadas en la médula ósea deberán atravesar las paredes de los sinusoides para pasar a la circulación general. Las paredes de los sinusoides están formadas por células endoteliales. Estas células endoteliales permitirán el paso de las células hematopoyéticas maduras al sinusoide, mientras que bloquearán el paso de las células inmaduras.
2. *Malla de células hematopoyéticas:* donde se encuentran las células hematopoyéticas de la médula ósea. Estas células se sitúan en forma de cordones celulares. Los tipos específicos de células se forman en cúmulos o nichos. Cuando las células alcanzan la madurez migran hasta los sinusoides, donde se incorporan a la circulación sanguínea.

B) *Timo*

Es un órgano bilobulado que se sitúa en el mediastino anterior, encima del corazón y anterior a los grandes vasos. Este órgano se encarga de propiciar la maduración y diferenciación de las células madre en linfocitos T, proceso que se conoce con el nombre de *maduración timocítica.*

Así pues, las células madre linfoides multipotenciales cuyo destino es convertirse en linfocitos T migran al timo para completar su maduración y convertirse en linfocitos T maduros.

El timo presenta una fina cápsula de tejido conjuntivo. Desde esta cápsula se proyectan prolongaciones –denominadas *trabéculas*– hacia el parénquima del órgano. Las trabéculas delimitan distintas zonas del parénquima denominadas *lobulillos tímicos*. El parénquima que forma estos lobulillos estará formado por dos zonas bien diferenciadas:

1. *Corteza tímica:* es la porción externa del parénquima del timo. Presenta una gran cantidad de linfocitos T en desarrollo (o timocitos). Esto hace que la corteza del timo sea una zona muy basófila en los cortes teñidos con hematoxilina y eosina. En esta parte del timo hay tres tipos de células epiteliorreticulares (numeradas, mediante números romanos, del I al III) que participan en las primeras fases de la maduración de los linfocitos T.
2. *Médula tímica:* es la porción interna del parénquima del timo. Esta parte del timo se tiñe con menos intensidad en las tinciones de hematoxilina y eosina porque contiene linfocitos grandes, que poseen más citoplasma. Al igual que la corteza, presenta tres tipos de células epiteliorreticulares (numeradas, mediante números romanos, del IV al VI) que continúan con la maduración de los linfocitos T iniciada en la corteza.

Una vez los timocitos han madurado hasta convertirse en linfocitos T maduros en la médula del timo, abandonan este órgano y se incorporan a la circulación sanguínea.

C) Bazo

Es el órgano linfoide más grande y está situado en el cuadrante superior izquierdo de la cavidad abdominal.

La región más externa del bazo es una cápsula de tejido conjuntivo, que presenta prolongaciones –denominadas *trabéculas*– hacia el parénquima del órgano. Este parénquima presenta dos zonas claramente diferenciadas:

1. *Pulpa roja:* contiene una gran cantidad de eritrocitos.
2. *Pulpa blanca:* contiene gran cantidad de linfocitos T y B.

RECUERDA

✓ El bazo puede generar eritrocitos durante la segunda fase hematopoyética del desarrollo fetal.

El bazo participa en las funciones inmunológicas y en las funciones hematopoyéticas.

Las funciones hematopoyéticas del bazo incluyen:

a) Destrucción de las plaquetas y los eritrocitos alterados, viejos o dañados.
b) Recuperación del hierro presente en la hemoglobina de los eritrocitos reciclados.
c) Almacenamiento de eritrocitos.

Actividad propuesta 2.1

Realiza un esquema que incluya los distintos tipos de órganos hematopoyéticos en el adulto e indica sus funciones principales.

2.2. Linajes sanguíneos

Todas las células sanguíneas pueden generarse a partir de un único tipo celular conocido como *célula madre hematopoyética* (HSC, *hemopoietic stem cell*) o célula madre pluripotencial.

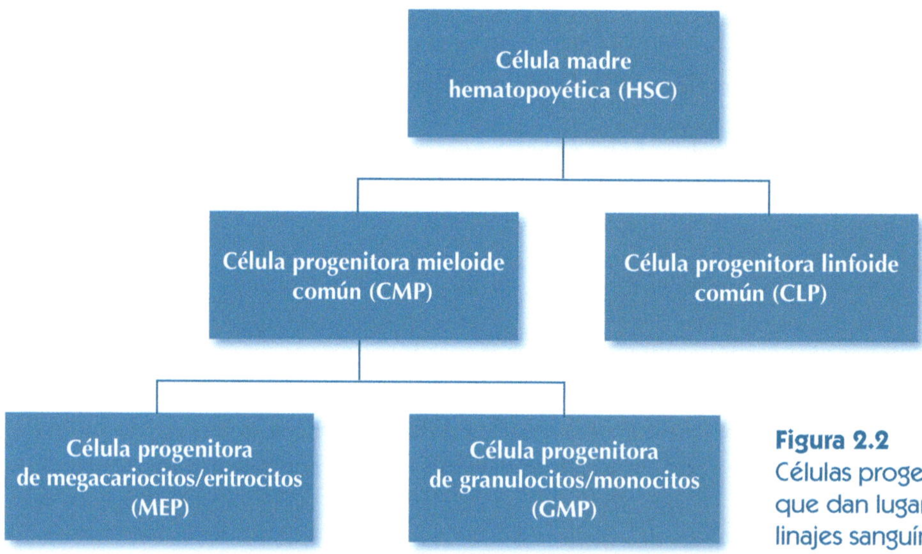

Figura 2.2
Células progenitoras que dan lugar a los distintos linajes sanguíneos

Existen diversos estudios que indican que estas células madre hematopoyéticas pueden diferenciarse en múltiples linajes de células no sanguíneas, por lo que pueden contribuir a regenerar otros tejidos y órganos.

A partir de las células madre hematopoyéticas se generan en la médula ósea las distintas células madre progenitoras que darán lugar a las diferentes células sanguíneas maduras. De las células madre hematopoyéticas derivan directamente las siguientes células (figura 2.2):

1. *Célula progenitora mieloide común (CMP):* a partir de este tipo células se producirán los siguientes tipos celulares:

   a) *Célula progenitora de megacariocitos/eritrocitos (MEP):* esta célula dará lugar a las plaquetas y a los eritrocitos.
   b) *Célula progenitora de granulocitos/monocitos (GMP):* a partir de este tipo celular se originan las células progenitoras de los monocitos, los neutrófilos, los basófilos y los eosinófilos. Además, este tipo de célula pluripotencial puede dar origen a las células dendríticas (DC).

2. *Célula progenitora linfoide común (CLP):* a partir de estas células progenitoras se producirán los linfocitos T, los linfocitos B y los linfocitos NK.

Actividad propuesta 2.2

¿Qué son las células dendríticas (DC)? ¿Cuál es su función en el sistema inmune? Desarrolla tus respuestas de manera razonada.

2.3. Eritropoyesis

La eritropoyesis es el proceso mediante el cual se originan los eritrocitos (glóbulos rojos) en la médula ósea.

En la eritropoyesis se produce una serie de transformaciones de unos precursores celulares en otros hasta que, al final, se forma el eritrocito maduro (figura 2.3).

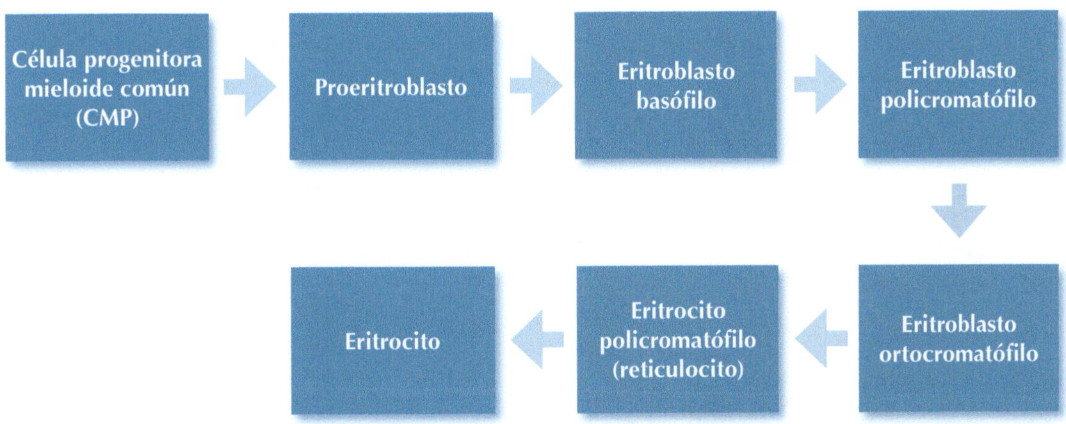

Figura 2.3
Etapas de la eritropoyesis

RECUERDA

✓ Los eritrocitos se producen a partir de las células progenitoras de megacariocitos/eritrocitos (MEP), que, a su vez, proceden de las células progenitoras mieloides comunes (CMP).

La producción de eritrocitos en la médula ósea está controlada por la eritropoyetina (EPO), una hormona liberada por el riñón en respuesta a la disminución de la presión parcial de oxígeno (PaO2) sanguínea. Esta hormona se puede utilizar como sustancia dopante para incrementar la capacidad de transporte de oxígeno de la sangre.

Las células precursoras de los eritrocitos son las siguientes:

1. *Proeritroblasto:* es el primer precursor de los eritrocitos que se forma a partir de las células progenitoras de megacariocitos/eritrocitos. Es una célula voluminosa que presenta un núcleo grande. Además, debido a su gran intensidad biosintética, esta célula presenta gran cantidad de ribosomas libres, lo que proporciona a su citoplasma una ligera basofilia. Esta célula presenta aún capacidad mitótica.
2. *Eritroblasto básofilo:* es el siguiente precursor de los eritrocitos, el cual se genera a partir de los proeritroblastos. En esta célula se empieza a acumular la hemoglobina que es sintetizada en los ribosomas que se encuentran en abundancia en su citoplasma. La acumulación gradual de la hemoglobina comienza a convertir el citoplasma de esta célula en acidófilo. Al igual que el anterior precursor, esta célula conserva su capacidad mitótica.
3. *Eritroblasto policromatófilo:* proviene de la maduración del eritroblasto basófilo. El núcleo celular de este precursor es más pequeño que el del eritroblasto basófilo en el que empiezan a aparecer zonas amplias de heterocromatina. Su citoplasma presenta regiones basófilas y acidófilas debido a la acumulación de ribosomas y de hemoglobina, respectivamente. Como sucedía en los anteriores precursores, esta célula sigue conservando la capacidad de dividirse.
4. *Eritroblasto ortocromatófilo:* procede del eritroblasto policromatófilo, el tamaño del núcleo se ha reducido considerablemente y la célula ha perdido la capacidad de división. El citoplasma de la célula es totalmente acidófilo por la gran acumulación de hemoglobina. Este precursor ha perdido totalmente la capacidad mitótica.
5. *Eritrocito policromatófilo (reticulocito):* se genera cuando el eritroblasto ortocromatófilo pierde su núcleo. La célula sigue produciendo hemoglobina gracias a los polirribosomas que aún conserva en su citoplasma. El destino del eritrocito policromatófilo es pasar al sinusoide vascular de la médula ósea para incorporarse a la circulación general. Esta célula madurará ya en la circulación general hasta convertirse en eritrocito maduro.

Actividad propuesta 2.3

Los eritrocitos contienen una alta cantidad de hemoglobina. Busca y resume el proceso de síntesis de hemoglobina, que tiene lugar durante la generación de los eritrocitos.

INTERESANTE

Normalmente, en sangre periférica, los reticulocitos representan entre el 1 % y el 2 % del total de eritrocitos circulantes. Este porcentaje aumenta si la médula ósea debe incrementar el ritmo de producción de eritrocitos (como sucede cuando hay una hemorragia).

2.4. Mielopoyesis

La mielopoyesis consiste en la generación de los granulocitos y de los monocitos. La formación de los granulocitos se conoce como *granulopoyesis*; la de los monocitos, como *monopoyesis*.

2.4.1. Granulopoyesis

La granulopoyesis o formación de los granulocitos se produce a partir de la célula progenitora de granulocitos/monocitos (GMP). A partir de esta célula se podrán producir los precursores de los diferentes granulocitos: los progenitores de neutrófilos (NoP), de eosinófilos (EoP) y de basófilos (BaP) (figura 2.4).

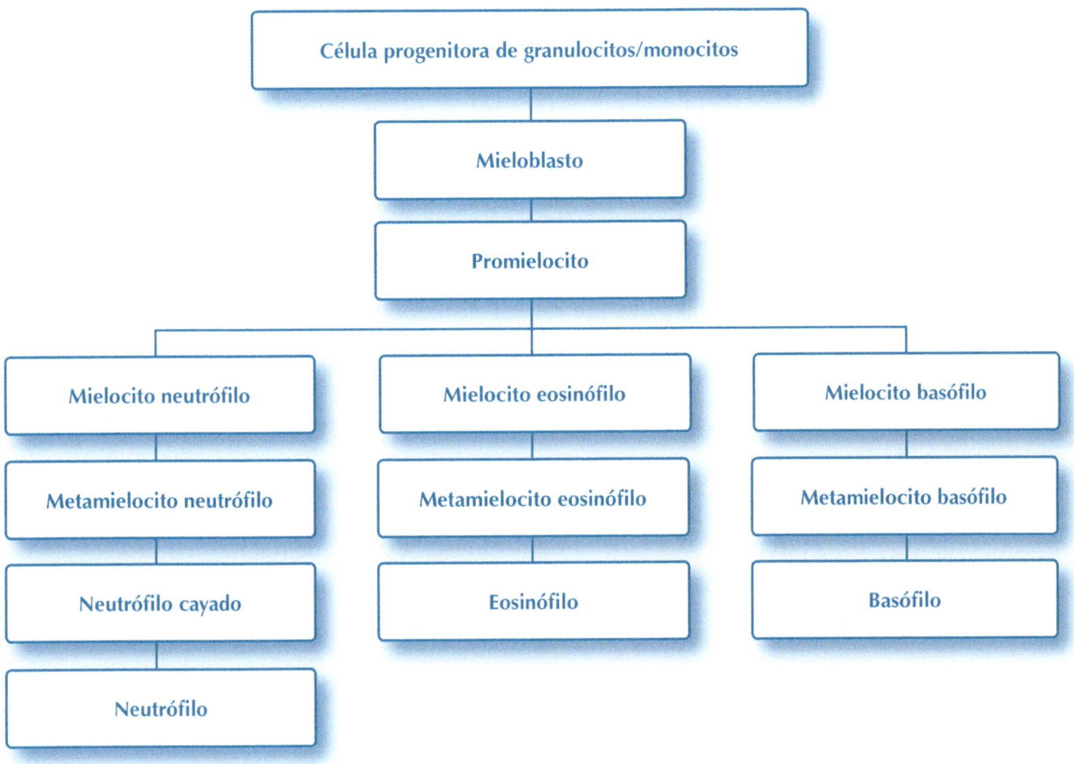
Célula progenitora de granulocitos/monocitos
Mieloblasto
Promielocito
Mielocito neutrófilo
Mielocito eosinófilo
Mielocito basófilo
Metamielocito neutrófilo
Metamielocito eosinófilo
Metamielocito basófilo
Neutrófilo cayado
Eosinófilo
Basófilo
Neutrófilo

Figura 2.4
Etapas de la granulopoyesis

La formación de neutrófilos, eosinófilos y basófilos sigue fases similares, por lo que se realizará una revisión de dichas fases en conjunto para todos los granulocitos indicando las particularidades de cada tipo de granulocito. Las células precursoras de los granulocitos serán las siguientes:

1. *Mieloblasto:* es la primera célula precursora de los granulocitos que deriva directamente del progenitor de granulocitos/monocitos. Posee un núcleo esferoidal que ocupa la mayor parte del volumen celular. El citoplasma no presenta gránulos, pero tiene un ca-

rácter marcadamente basófilo. Esta célula conserva su capacidad de división celular. En esta fase no se puede distinguir en qué tipo de granulocito se convertirá en el futuro.

2. *Promielocito:* célula derivada del mieloblasto que presenta un núcleo esferoidal grande y gránulos primarios (también llamados *azurófilos*) en su citoplasma. En esta etapa aún no se puede diferenciar a qué linaje de granulocito pertenece la célula. Este tipo celular aún puede continuar realizando la mitosis.
3. *Mielocito:* esta célula deriva del promielocito y conserva intacta su capacidad de dividirse. Aunque aún presenta gránulos primarios, esta célula comienza a desarrollar gránulos específicos. Así pues, en esta etapa se puede comenzar a distinguir la línea de granulocito a la que pertenece la célula (mielocito neutrófilo, mielocito eosinófilo o mielocito basófilo).
4. *Metamielocito:* el núcleo de esta célula tiene forma de riñón, mientras que en el citoplasma se pueden observar más gránulos específicos que primarios. Por esta razón, el metamielocito es la primera célula precursora donde se puede distinguir claramente linaje celular (metamielocito neutrófilo, metamielocito eosinófilo o metamielocito basófilo). Este precursor ha perdido la capacidad mitótica, por lo que ya no es capaz de dividirse.

   En el caso de los metamielocitos eosinófilo y basófilo se formarán los eosinófilos y basófilos maduros, respectivamente. Sin embargo, el metamielocito neutrófilo dará lugar a otra célula inmadura: *la célula cayado.*
5. *Célula cayado (en banda):* a partir de esta célula, también conocida como *célula en banda*, se formarán los neutrófilos maduros. Presenta un núcleo en forma de C, en vez del típico núcleo lobulado de los neutrófilos maduros. La célula cayado se puede encontrar en la circulación periférica, aunque en un porcentaje reducido (del 0 % al 3 % de los neutrófilos).

INTERESANTE

La médula ósea tiene un reservorio de neutrófilos que es entre 5 y 30 veces mayor que el total de neutrófilos circulantes. Este reservorio podrá ser liberado en respuesta a una inflamación o a una infección.

2.4.2. Monocitopoyesis

La monocitopoyesis se produce a partir de la célula progenitora de granulocitos/monocitos. Esta célula progenitora se diferenciará de la célula progenitora de los monocitos (MoP), que, a su vez, madurará hasta convertirse en el monocito maduro.

FUNDAMENTAL

El monocito se produce a partir de las células progenitoras de granulocitos/monocitos (GMP), que, a su vez, proceden de la célula progenitora mieloide común (CMP).

El monocito maduro pasará a la circulación sanguínea, donde permanecerá unas 16 horas de media. El destino final del monocito es extravasarse a los tejidos para convertirse en osteoclasto (si migra al tejido óseo), en célula de Langerhans (si migra a la piel), en célula de Kupffer (si migra al hígado) o en macrófago (si migra a cualquier otro tejido) (figura 2.5).

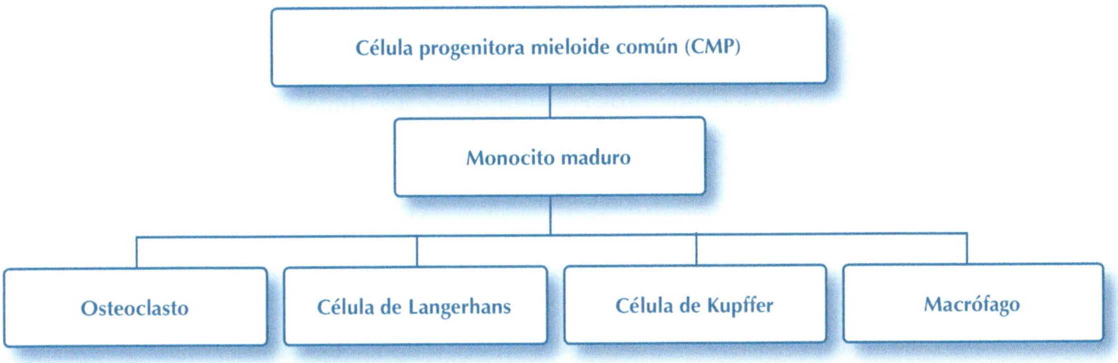

Figura 2.5
Etapas de la monocitopoyesis

PARA SABER MÁS

El progenitor de granulocitos/monocitos también puede madurar para convertirse en células dendríticas (DC). Estas células se encargan de la presentación de antígenos y son esenciales para el inicio de la respuesta inmune adaptativa. Se las puede encontrar realizando labores de vigilancia inmunitaria en el bazo y los ganglios linfáticos.

2.5. Linfopoyesis

La linfopoyesis es el proceso por el que se desarrollan los linfocitos. El proceso comienza con la formación de las células progenitoras linfoides comunes (CLP) a partir de las células madre hematopoyéticas (HSC).

La célula progenitora linfoide común podrá diferenciarse en los tres tipos de linfocitos:

1. *Linfocitos B:* este tipo celular se convierte en célula inmunocompetente (célula madura) en los órganos bursoequivalentes, como la médula ósea, el bazo y el tejido linfático asociado al intestino (GALT).
2. *Linfocitos NK:* en los adultos, estos tipos de linfocitos se originan y maduran en la médula ósea, aunque se ha detectado que, durante el desarrollo fetal, se pueden originar en el timo y en los ganglios linfáticos.
3. *Linfocitos T:* se originan en la médula ósea en forma de linfocitos pre-T. Estos linfocitos T inmaduros viajan a través de la circulación sanguínea hasta el timo, donde completan su desarrollo.

Una vez llegan al timo, los linfocitos T inmaduros se pasan a llamar *timocitos*. Estas células entrarán en el timo a través de la corteza tímica. En el timo existe una barrera hematotímica que impide a los timocitos entrar en contacto con antígenos externos a dicho órgano. Este hecho será esencial para que la educación tímica ocurra correctamente. Los timocitos sufrirán dos procesos de selección durante su maduración en el timo:

a) *Selección positiva:* este mecanismo de selección tendrá lugar en la corteza tímica. En este proceso, las células reticuloepiteliales presentarán moléculas HLA cargadas con antígenos propios y ajenos a los timocitos. Aquellos timocitos que reconozcan estas moléculas sobrevivirán y pasarán a la médula. Las células supervivientes representan únicamente el 2 % del total que ha llegado al timo, el 98 % restante entrará en apoptosis y será fagocitado por los macrófagos.
b) *Selección negativa:* este proceso de selección tendrá lugar en la médula tímica y lo sufrirán los timocitos que han pasado la selección positiva. En esta fase, las células retículoepiteliales presentarán a los timocitos moléculas HLA cargadas con antígenos propios. Aquellas células que reconozcan estas moléculas cargadas con antígenos propios entrarán en apoptosis. Sin embargo, las células que no reconozcan estas moléculas sobrevivirán y pasarán a la circulación sanguínea como linfocitos T maduros.

Para saber más

Los órganos bursoequivalentes son los órganos de los mamíferos equivalentes a la bolsa de Fabricio, que se localiza en las cloacas de las aves. En estos órganos se produce la maduración de los linfocitos B.

Actividad propuesta 2.4

Indica los tipos de moléculas de HLA que se pueden encontrar en las células humanas y resume las funciones que puede desempeñar cada una de ellas.

2.6. Trombopoyesis

La trombopoyesis es el proceso mediante el cual se generan las plaquetas (trombocitos). Las plaquetas tienen su origen en la célula progenitora de megacariocitos/eritrocitos (MEP), que a su vez tiene su origen en la célula madre mieloide común (CMP).

La trombopoyetina dirige el ritmo de formación de plaquetas. Su carencia genera trombocitopenia, mientras que su exceso genera trombocitosis.

A partir de la célula madre de megacariotcitos/eritrocitos se generan los precursores de las plaquetas:

a) *Célula progenitora predestinada a convertirse en megacariocito (MKP o CFU-Meg):* esta célula tiene su origen en la célula progenitora de megacarioitos/eritrocitos y a partir de ella se diferenciará el siguiente progenitor de las plaquetas.

b) *Megacarioblasto:* esta célula se originará a partir de las células MKP. Es una célula grande con un núcleo con lóbulos. El megacarioblasto duplicará sus cromosomas sin dividirse mediante endomitosis sucesivas.

c) *Megacariocito:* célula de gran tamaño que se forma a partir del megacarioblasto. Presenta un núcleo multilobulado y gránulos primarios (azurófilos) dispersos. En la periferia de esta célula aparecerán canales de demarcación plaquetaria que delimitarán zonas pequeñas del citoplasma. Las fusiones constantes de las membranas de los canales de demarcación liberarán fragmentos citoplasmáticos para formar las plaquetas.

SABÍAS QUE...

La médula ósea roja del ser humano adulto produce habitualmente 10^{11} plaquetas al día. Esta producción puede incrementarse hasta diez veces cuando es necesario.

Actividad resuelta 2.1

Define en qué consiste la trombocitopenia y enumera las causas por las que se puede producir.

SOLUCIÓN

La trombocitopenia es una disminución de los niveles de plaquetas en la sangre, que aumenta el riesgo de sufrir hemorragias. Se puede producir por enfermedades del sistema inmunitario y por cáncer.

2.7. Destrucción de los eritrocitos

Los eritrocitos tienen una vida media de unos 120 días. Cuando alcanzan esta edad se vuelven viejos y son fagocitados y degradados por los macrófagos que se encuentran en la médula ósea, el bazo o el hígado. La parte proteínica de la hemoglobina se hidroliza en forma de aminoácidos, mientras que el grupo hemo sufrirá un proceso de eliminación y reciclaje más complejo. El hierro del grupo hemo se añade a un *pool* que se encuentra en forma de hemosiderina o ferritina en el bazo. Este hierro se reutilizará para sintetizar nueva hemoglobina. El resto del grupo hemo se degradará a bilirrubina, que se transportará al hígado a través de la circulación sanguínea. Esta bilirrubina se elimina en la bilis en forma de glucurónido de bilirrubina.

Interesante

Las afecciones hepáticas pueden comprometer la función del hígado al impedir que se elimine correctamente la bilirrubina. Si esto sucede, la bilirrubina se acumulará primero en la sangre, causando hiperbilirrubinemia, y después en distintos tejidos. La acumulación de bilirrubina en la piel y las mucosas hace que estas adquieran un color amarillento. Este síntoma se denomina ictericia.

Actividad resuelta 2.2

Indica dos causas por las que se puede producir hiperbilirrubinemia.

Solución

Puede darse por el aumento de la degradación de los eritrocitos; también, si el ritmo de producción de la bilirrubina es superior al ritmo de eliminación de la misma por parte del hígado.

2.8. Estudio de la médula ósea

Para poder estudiar la médula ósea es necesario llevar a cabo biopsias de dicha médula. Las biopsias de la médula ósea se pueden realizar mediante tres procedimientos: aspiración a través de una aguja, trepanación percutánea o biopsia quirúrgica. De forma rutinaria, la obtención de médula ósea se lleva a cabo, fundamentalmente, por los dos primeros métodos. Ambas técnicas son complementarias en la investigación clínica, aunque presentan sus ventajas y desventajas.

Toma nota

En personas con trastornos de la coagulación, como la hemofilia, es necesario observar precauciones adicionales cuando se use esta técnica.

- En niños nunca se debe practicar la punción del esternón para realizar una biopsia de médula ósea.
- La aspiración de la médula ósea la debe ejecutar un operador cualificado. Se le aplicará anestesia local al paciente y la zona se desinfectará con alcohol. Únicamente se podrán utilizar agujas diseñadas específicamente para esta labor.
- Se suelen emplear jeringuillas de 1 mL o 2 mL para realizar la extracción, aunque se pueden emplear agujas de 5 mL o 10 mL si las pruebas posteriores requieren un mayor volumen de muestra.

El método de aspiración a través de una aguja presenta la ventaja de que las células individuales quedan bien conservadas, lo que permite apreciar las diferencias sutiles durante su estudio. Además, es una técnica muy sencilla de realizar. La desventaja de esta técnica radica en que la disposición de las células y la relación entre ellas quedan distorsionadas por el proceso de aspiración.

La trepanación percutánea presenta la ventaja de que aporta información sobre la disposición de las células en fragmentos relativamente grandes al tiempo que permite identificar características morfológicas de las células individuales. Como desventaja se puede señalar que es una técnica más compleja e invasiva que la aspiración.

2.8.1. Biopsia por aspiración a través de una aguja

La biopsia de la médula ósea por aspiración es una técnica muy segura que se puede realizar de forma ambulatoria. Además, si fuera necesario, puede repetirse en numerosas ocasiones.

Las biopsias por aspiración de la médula ósea se suelen practicar en la cresta ilíaca o en la espina ilíaca tanto anterior como posterior. La realización de este proceso en las espinas ilíacas tiene la ventaja de que, en el caso de no poder hacer la aspiración, se puede ejecutar la biopsia por trepanación inmediatamente. En este procedimiento se suele emplear anestesia local.

Esta técnica puede ser complicada de llevar a cabo en sujetos obesos o inmovilizados. En estos pacientes puede haber dificultades para efectuar la biopsia en la zona ilíaca. Si este fuera el caso, se podría realizar la punción en el esternón. La punción de esternón es más peligrosa que la de la zona ilíaca porque es posible perforar vasos sanguíneos importantes o, incluso, el corazón. En niños pequeños se puede extraer la médula de la cara medial del extremo proximal de la tibia.

Cuando sea necesario realizar una extensión de médula ósea, habrá que realizarla rápidamente, ya que la médula ósea se coagula rápidamente. Se suele utilizar metanol para fijar estas extensiones, las cuales se pueden teñir utilizando diversas técnicas, como las basadas en el método de Romanowsky (estas tinciones se explican con más profundidad en el capítulo 3).

Si no fuera necesario aplicar esta técnica, la médula ósea se puede conservar en tubos con anticoagulante con base de ácido etilendiaminotetraacético (EDTA).

SABÍAS QUE...

Puede existir cierta variación en la composición celular según la zona donde se haya hecho la extracción de la médula ósea, por lo que la aspiración en una sola localización puede dar información engañosa.

Las extensiones de aspirados de la médula ósea permiten:

a) Determinar la celularidad.
b) Identificar agregados de células procedentes de la metástasis de un tumor.
c) Examinar los macrófagos para determinar si están presentes distintos agentes infecciosos.
d) Analizar todas las células precursoras para identificar anomalías en la generación de las células sanguíneas.
e) Realizar distintos tipos de recuentos celulares (como los que se enumeran más abajo).

f) Determinar si existen zonas necrosadas de la médula ósea.
g) Valorar el contenido en hierro de los macrófagos.

Como ya se ha afirmado, se pueden realizar varios tipos de recuentos que se pueden realizar sobre los aspirados sobre la médula ósea. Los distintos recuentos posibles se enumeran a continuación:

a) *Recuentos celulares cuantitativos:* estos recuentos permiten determinar la celularidad de la médula ósea.

   La cuantificación de las células de la médula ósea aspirada no es fiable por la tendencia de esta a formar partículas de diferente tamaño. Por tanto, la interpretación de los recuentos celulares cualitativos es complicada.

   En la práctica, para determinar el porcentaje de celularidad de la médula ósea se analizan extensiones teñidas que contengan grumos celulares. Por lo general, si las células hematopoyéticas representan menos del 15 % del grupo, este se considera hipocelular; mientras que si representan más del 80 %, se considera hipercelular.

b) *Recuentos celulares diferenciales:* este tipo de recuento se utiliza en pacientes con algunos tipos de alteraciones tales como los síndromes mielodisplásicos o las leucemias. En estos recuentos se comparan extensiones de seguimiento de la médula ósea de los pacientes con extensiones previas para determinar el pronóstico y, por tanto, valorar el tratamiento de estas afecciones.

   En general no se suele determinar la proporción de cada célula precursora de la médula ósea. Habitualmente, se suele realizar el recuento diferencial utilizando las siguientes categorías celulares: eritroide, mieloide, linfoide y plasmática. Sin embargo, en el diagnóstico de algunas patologías es necesario realizar un recuento más detallado (cuadro 2.1).

c) *Cocientes celulares:* son cocientes entre los valores de los recuentos de distintas categorías. Los cocientes más utilizados son los siguientes:

   - *Cociente mieloide/eritroide:* neutrófilos y precursores de neutrófilos con respecto a precursores de eritrocitos. En personas sanas oscila entre 2 y 4.
   - *Cociente leucoeritroide:* en este cociente se excluyen las células maduras. En personas sanas varía entre 0,56 y 2,67.
   - *Cociente mieloide/linfoide:* en personas sanas varía entre 1 y 17.
   - *Cociente linfoide eritroide:* en personas sanas varía entre 0,2 y 4.

Fundamental

Los recuentos celulares diferenciales varían mucho en los sujetos normales debido a la disposición diferencial de las distintas células en la médula ósea, la distribución irregular de estas células en las extensiones y la contaminación con sangre. Además, existe variación en estos recuentos entre lactantes, niños, adultos jóvenes y mujeres gestantes.

CUADRO 2.1
Rangos normales en recuentos celulares diferenciales en la médula ósea aspirada

Tipo celular	Rango de porcentaje
Eritroblastos	5-35
Mieloblastos	0-3
Promielocitos	3-12
Mielocitos (neutrófilo)	2-13
Mielocitos (eosinófilo)	0-3
Metamielocito (neutrófilo)	2-6
Neutrófilos	22-46
Eosinófilos	0,3-4
Basófilos	0-0,5
Monocitos	0-3
Macrófagos	0-2
Linfocitos	5-20
Células plasmáticas	0-3,5
Megacariocitos	0-2

Fuente: datos de Lewis, S. M., Bain, B. J., y Bates, I., *Dacie y Lewis. Hematología práctica*, 10.ª ed., 2007

Tras el análisis de las extensiones es necesario realizar informes donde se muestre la información obtenida. Es necesario que, en los informes, se muestre la información organizada y que esta sea perfectamente inteligible para los clínicos que no sean especialistas en hematología (figura 2.6).

2.8.2. Biopsia por trepanación percutánea

Este tipo de biopsia de la médula ósea se realizará cuando:

a) Sea necesario determinar la arquitectura de la médula ósea.
b) Sea necesario diagnosticar trastornos que no se pueden observar en biopsias por trepanación.

Para realizar la biopsia por trepanación es necesario insertar la aguja en el hueso para extraer un fragmento de tejido. Las punciones se realizan preferentemente en la espina ilíaca posterior, aunque, en ocasiones, también se practican en la espina ilíaca anterior.

Apellidos:	Nombre:	Sexo:
Fecha de nacimiento:	Especialista:	Fecha de extracción:
Hospital:	Laboratorio:	
Detalles clínicos:		
Recuento eritrocitario:	Hb:	VCM:
Recuento leucocitario:		
Recuento plaquetario:		
Extensión sanguínea:		
Realizada por:	Sitio de aspiración:	
Tinción realizada:		
Descripción de las partículas:		
Celularidad global:	Cociente M:E:	
Recuento celular y valoración en los distintos procesos hematopoyéticos: – Eritropoyesis: – Granulopoyesis: – Monopoyesis: – Macrófagos: – Linfopoyesis: – Células plasmáticas: – Trombopoyesis: – Otras células:		
Depósitos de hierro:		
Observaciones:		
Conclusiones:		
Fecha:		

Figura 2.6
Ejemplo de formulario de informe para las extensiones de médula ósea

INTERESANTE

La biopsia por trepanación percutánea es un procedimiento muy seguro. Se producen efectos adversos en el 0,05 % de los casos. El efecto adverso más común es el sangrado, que se suele producir como consecuencia de alteraciones en la coagulación sanguínea.

Una vez ejecutada la biopsia es necesario fijar, descalcificar y deshidratar el tejido. Después es necesario realizar la inclusión en parafina o metacrilato para practicar los cortes en el tejido.

Por último, es necesario teñir los cortes para proceder a su observación. Las tinciones más utilizadas son las siguientes:

a) *Tinción de Romanowsky:* ideal para identificar los distintos precursores hematopoyéticos.
b) *Hematoxilina y eosina:* excelentes para investigar la célularidad y para determinar la arquitectura de la médula ósea. Esta tinción permite observar alteraciones patológicas, como la fibrosis o la presencia de células tumorales.
c) *Impregnación argéntica:* permite observar la reticulina (precursor del colágeno). El aumento de reticulina en la médula ósea se puede producir en los trastornos del tejido óseo y en los trastornos mieloproliferativos, así como en reacciones inflamatorias y en distintos tipos de cáncer.

Actividad resuelta 2.3

Explica qué es la celularidad.

SOLUCIÓN

Uno de los factores más importantes para evaluar la función de la médula ósea es la celularidad. La celularidad determina la proporción de células hematopoyéticas con respecto a la de adipocitos. Este valor únicamente se puede estimar de forma semicuantitativa.

En individuos adultos sanos el porcentaje del componente celular oscila entre el 48 % y el 79 %, aunque varía dependiendo de diferentes condiciones fisiológicas, como la edad (la celularidad disminuye con la edad) o la gestación (las embarazadas experimentan un incremento en la celularidad).

Una médula ósea con un una celularidad que se encuentre dentro de los parámetros normales se conoce como *normocelular.* La desviación de estos valores normales puede indicar una patología en la médula ósea.

La médula ósea hipocelular puede aparecer después de sufrir una anemia aplásica o de recibir quimioterapia.

La médula ósea hipercelular aparece en pacientes que presentan tumores generados por células hematopoyéticas.

Resumen

- En el adulto, la mayor parte de la hematopoyesis se produce en la médula ósea. Sin embargo, hay otros órganos implicados en este proceso.
- Todos los linajes sanguíneos proceden de la célula madre hematopoyética, a partir de la cual se generan los distintos precursores hematopoyéticos.
- En la eritropoyesis se producen los eritrocitos a partir de las células progenitoras de megacariocitos/eritrocitos.
- La mielopoyesis es el proceso mediante el cual se generan los monocitos y los distintos tipos de granulocitos. Todas estas células procederán de célula progenitora de granulocitos/monocitos.
- Los linfocitos se generan mediante la linfopoyesis, que comienza en la médula ósea, a partir de las células progenitoras linfoides comunes, y continúa en los órganos linfoides.
- La trombopoyesis es el proceso por el cual se generan las plaquetas a partir de la célula progenitora de megacariocitos/eritrocitos.
- Para estudiar la médula ósea es necesario practicar biopsias. Estas biopsias se pueden realizar mediante aspiración o trepanación percutánea.

Ejercicios propuestos

1. ¿Qué órganos pueden realizar la hematopoyesis en el adulto?
2. Cita los órganos que presentan capacidad hematopoyética durante el desarrollo prenatal.
3. Indica cuáles son las células hematopoyéticas que darán lugar a los distintos linajes celulares de la sangre.
4. Cita los distintos procesos que comprende la hematopoyesis, indicando en qué consiste cada uno de ellos.
5. Realiza un esquema donde se indique la diferenciación celular desde la célula madre hematopoyética hasta la formación de los elementos formes maduros de la sangre.
6. Resume el proceso por el cual se generan las plaquetas.
7. ¿Qué órgano se encarga de degradar la bilirrubina (producto de degradación de la hemoglobina)? ¿Qué síntoma aparece cuando dicho órgano no puede realizar esta degradación adecuadamente?
8. ¿Qué tipos de linfocitos existen? ¿Dónde madura cada uno de ellos?
9. Indica los métodos que se pueden utilizar para analizar la médula ósea. ¿Qué ventajas y desventajas tiene cada uno de ellos?
10. ¿En qué se diferencian los recuentos celulares cuantitativos y diferenciales en la médula ósea? ¿Qué utilidad tiene cada uno de ellos?

Supuesto práctico

Tinción vital de reticulocitos en sangre periférica.

Es una tinción especial que permite teñir eritrocitos policromatófilos, también conocidos como reticulocitos, para realizar su recuento en sangre periférica.

Materiales:

- Microscopio óptico.
- Reactivos:
  - Solución madre de azul brillante de cresilo:
    Sal doble de azul brillante de cresilo y cloruro de cinc al 1,5 % (p/v).
    Cloruro de sodio al 0,85 % (p/v).
    Agua hasta el volumen total.
  - Solución de trabajo de azul brillante de cresilo:
    Diluir la solución madre de azul brillante de cresilo 1,5 veces con una solución de cloruro de sodio al 0,9 %

Técnica

- Mezclar la sangre con la solución de trabajo de azul brillante de cresilo en una proporción 1:1 en un eppendorf.
- Esperar 30 minutos.
- Realizar una extensión de sangre y observarla al microscopio. En esta tinción, los reticulocitos, al contrario que los eritrocitos, presentarán estructuras de color azul oscuro en su interior.

Lee y debate en clase

En ciertos casos es necesario realizar un trasplante de médula ósea. Lee los siguientes textos disponibles en los QR adjuntos y después debate en clase con tus compañeros sobre los temas propuestos:

1. Trasplante de médula ósea.
2. Ley Conservación de Células Madre del Cordón Umbilical.

Temas para debatir:

- ¿Qué tipos de trasplante de médula ósea hay?
- ¿Cuál crees que es el mejor tipo de trasplante de médula ósea?
- La preservación del cordón umbilical, ¿debería realizarse siempre en bancos públicos o deberían conservarse los cordones en bancos privados?

3. Real Decreto 1301/2006, de 10 de noviembre, por el que se establecen las normas de calidad y seguridad para la donación, la obtención, la evaluación, el procesamiento, la preservación, el almacenamiento y la distribución de células y tejidos humanos y se aprueban las normas de coordinación y funcionamiento para su uso en humanos.

ACTIVIDADES DE AUTOEVALUACIÓN

1. ¿Cuál es el órgano hematopoyético que se encarga de realizar la mayor parte de la hematopoyesis durante la primera etapa hematopoyética del desarrollo embrionario?
   - ☐ *a)* La pared del saco vitelino.
   - ☐ *b)* El hígado.
   - ☐ *c)* El bazo.
   - ☐ *d)* Las opciones *b)* y *c)* son correctas.
2. ¿Qué órgano se encarga de la "educación timocítica"?
   - ☐ *a)* La médula ósea.
   - ☐ *b)* El bazo.
   - ☐ *c)* El timo.
   - ☐ *d)* El hígado.
3. ¿Qué célula progenitora dará lugar a los neutrófilos?
   - ☐ *a)* La célula progenitora de megacariocitos/eritrocitos (MEP).
   - ☐ *b)* La célula progenitora de granuloctios/monocitos (GMP).
   - ☐ *c)* La célula progenitora linfoide común (CLP).
   - ☐ *d)* La célula dendrítica (DC).
4. ¿Qué precursor de los eritrocitos puede pasar a la circulación general?
   - ☐ *a)* Eritrocito policromatófilo.
   - ☐ *b)* Eritroblasto basófilo.
   - ☐ *c)* Eritrocito maduro.
   - ☐ *d)* Eritroblasto ortocromatófilo.

5. ¿A partir de qué etapa se pueden distinguir los distintos linajes de granulocitos al microscopio?

- ☐ *a)* Promielocito.
- ☐ *b)* Mielocito.
- ☐ *c)* Metamielocito.
- ☐ *d)* Mieloblasto.

6. ¿Qué tipo de linfocito se diferencia a célula inmunocompetente en los órganos bursoequivalentes como el bazo?

- ☐ *a)* Linfocito B.
- ☐ *b)* Linfocito NK.
- ☐ *c)* Linfocito T.
- ☐ *d)* Ningún tipo de linfocito madura en estos órganos.

7. ¿Cuántas plaquetas produce al día la médula ósea de un individuo adulto normal?

- ☐ *a)* 10^3.
- ☐ *b)* 10^5.
- ☐ *c)* 10^7.
- ☐ *d)* 10^{11}.

8. ¿Cuál es la vida media de los eritrocitos?

- ☐ *a)* 10 días.
- ☐ *b)* 90 días.
- ☐ *c)* 120 días.
- ☐ *d)* 200 días.

9. ¿Dónde se suele realizar la biopsia por aspiración de la médula ósea?

- ☐ *a)* Esternón.
- ☐ *b)* Cabeza del fémur.
- ☐ *c)* Escápula.
- ☐ *d)* Espina ilíaca posterior.

10. La extensión de los aspirados de la médula ósea permite:

- ☐ *a)* Determinar la celularidad.
- ☐ *b)* Valorar el contenido en hierro de los macrófagos.
- ☐ *c)* Identificar anomalías en células precursoras.
- ☐ *d)* Todas las opciones anteriores son correctas.

SOLUCIONES:

1.	**a**	b	c	d
2.	a	b	**c**	d
3.	a	**b**	c	d
4.	**a**	b	c	d
5.	a	b	**c**	d
6.	**a**	b	c	d
7.	a	b	c	**d**
8.	a	b	**c**	d
9.	a	b	c	**d**
10.	a	b	c	**d**

Parte II

Técnicas de laboratorio para el estudio de la sangre

3

Extensiones sanguíneas y técnicas hematológicas

Objetivos

- ✓ Aprender técnicas para la realización de extensiones y tinciones hematológicas.
- ✓ Diferenciar las partes de una extensión para la visualización microscópica.
- ✓ Conocer las diferentes tinciones hematológicas.
- ✓ Identificar y clasificar los elementos formes de la sangre.

Mapa conceptual

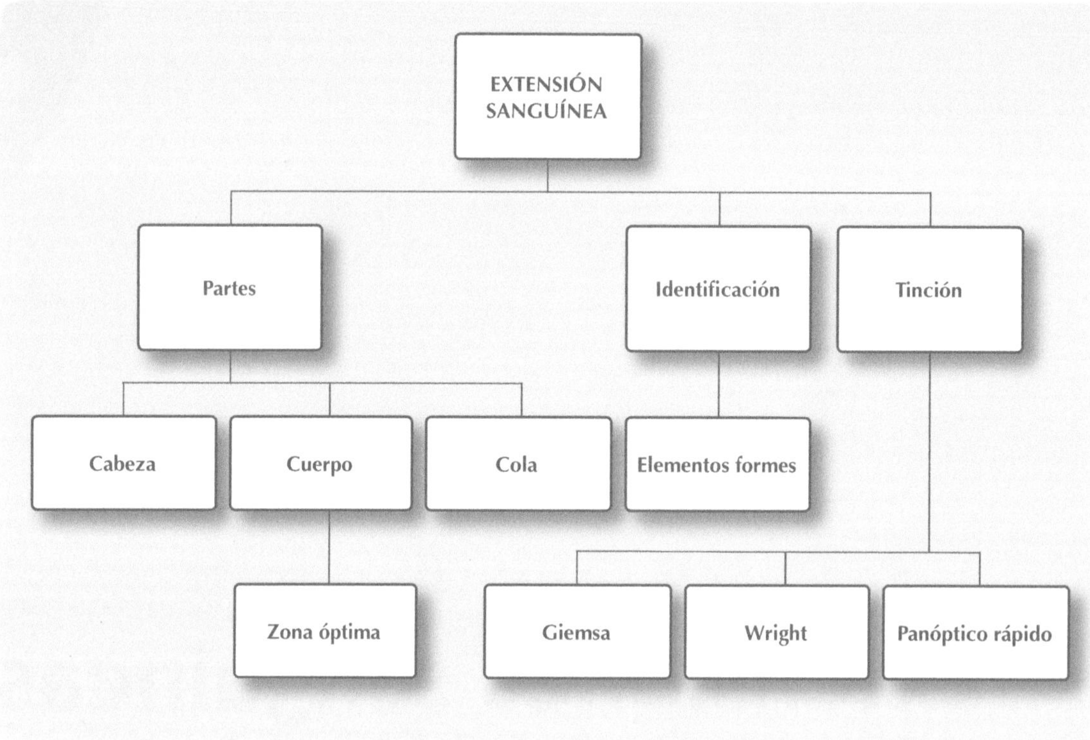

Glosario

Anticoagulante. Sustancia que inhibe la coagulación normal de la sangre.

Antiglucolítico. Sustancia que impide el consumo de glucosa por las células sanguíneas.

Artefacto. Estructura o cambio en células o tejidos que no son componentes reales de las muestras sino que están provocados por algún factor ajeno. Se suelen producir durante la toma o procesamiento de las muestras.

Pseudotrombocitopenia. Falsa disminución del número de plaquetas por debajo del valor normal al realizar la determinación en contadores automáticos. Se debe a diferentes causas, como la formación de agregados plaquetarios y la agregación plaquetar por EDTA.

Venopunción. Proceso mediante el cual se extrae sangre o se inyecta alguna sustancia en una vena.

3.1. Extensiones sanguíneas

La extensión sanguínea o frotis es una técnica utilizada para la visualización de una muestra de sangre periférica y médula ósea mediante microscopía. La técnica consiste en extender una gota de sangre sobre un portaobjetos para obtener una capa muy fina (una sola capa de células ligeramente separadas entre sí) en la que se puedan ver los diferentes elementos sanguíneos de una forma muy homogénea (figura 3.1). Esto permite hacer un estudio sobre el número y la morfología de los diferentes tipos celulares. El frotis de sangre es un elemento crucial en el diagnóstico de laboratorio, de ahí la importancia de una correcta ejecución.

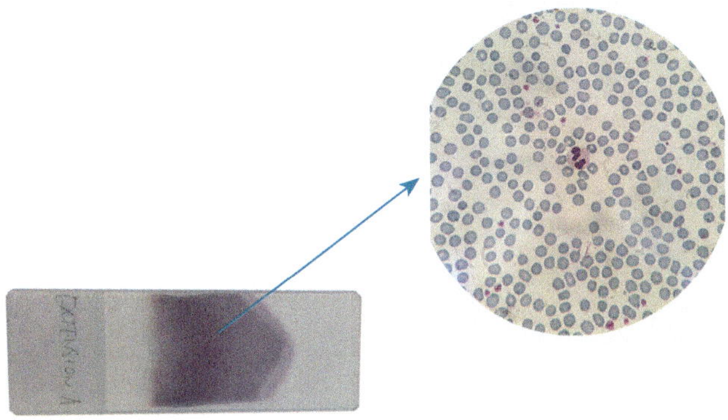

Figura 3.1
Extensión sanguínea y elementos de la sangre a microscopía

Respecto a la muestra, se suele utilizar sangre (obtenida mediante venopunción) recogida en tubos con anticoagulante EDTA (ácido etilendiaminotetraacético), que se emplea por ser el que mejor preserva la morfología celular. Solo en casos aislados se puede producir agregación plaquetar por EDTA, lo cual se traduce en una *pseudotrombocitopenia* ("falsa" disminución del número de plaquetas). En este caso se observan los agregados plaquetares en la extensión o adheridos a la superficie de neutrófilos.

La recogida de muestras de sangre se realiza en una serie de tubos con aditivos (cuadro 3.1). De esta forma se obtienen muestras sanguíneas adecuadas a cada tipo de análisis. Los aditivos aparecen en una cantidad preestablecida y los tubos suelen estar recubiertos de silicona para evitar la hemólisis.

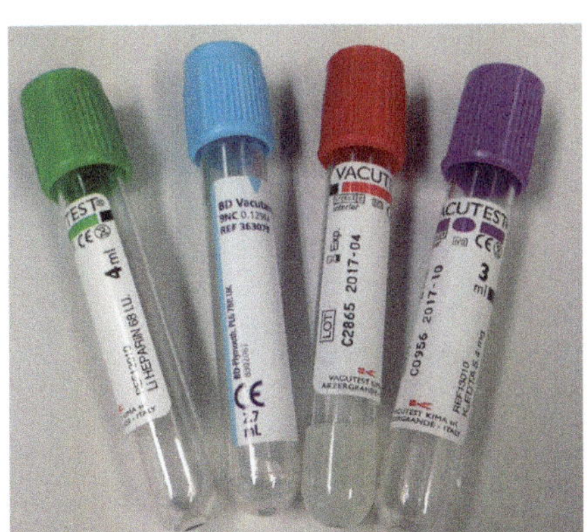

Figura 3.2
Tubos para la recogida de muestras de sangre

Para identificar fácilmente los aditivos se utilizan tapones de diferente color (figura 3.2). Los fabricantes suelen respetar el código de color universal que se recoge en el cuadro 3.1.

CUADRO 3.1
Aditivos

Aditivo	Características
Anticoagulante EDTA (tapón violeta)	Se utiliza para determinaciones en sangre entera en hematología.
Anticoagulante heparina (tapón verde)	Se usa para determinaciones plasmáticas en química.
Anticoagulante citrato de sodio (tapón celeste)	Se utiliza para pruebas de coagulación.
Tubos sin aditivos (tapón marrón)	Se utiliza para pruebas químicas en suero y serologías.
Gel separador (tapón dorado o rojo)	Es un material inerte y viscoso que, tras la centrifugación de la sangre, se sitúa separando el coágulo del suero. Se utiliza para pruebas químicas en suero.
Agente antiglucolítico (fluoruro de sodio) (tapón gris)	Inhibe el consumo de glucosa por las células para mantener los niveles de glucosa si se demora el análisis. Normalmente se combina con un anticoagulante (oxalato de potasio).

WWW **Recurso web**

Para obtener más información sobre la gran variedad de tubos disponibles en el mercado para la recogida de muestras sanguíneas puedes consultar el código QR adjunto, que te conducirá al catálogo de una casa comercial en el que se presentan todas las características de este material.

3.1.1. Técnica para realizar una extensión sanguínea

Generalmente, se utilizan muestras de sangre anticoagulada con EDTA. El procedimiento consta de los siguientes pasos (figura 3.3):

1. Con la ayuda de una pipeta, se deposita una gota de sangre en el extremo de un portaobjetos (aproximadamente a 1 cm del borde).
2. Se coloca otro portaobjetos delante de la gota de sangre y se arrastra hasta tocar la gota.

3. Una vez que el portaobjetos toca la muestra, la sangre difunde por todo el ancho del portaobjetos. Justo cuando la sangre está llegando al final de los bordes, se empuja rápida y cuidadosamente hacia el otro extremo para extender la muestra sanguínea.
4. Se rotula la extensión escribiendo el nombre del paciente en el extremo del portaobjetos (en la zona más cercana a la parte gruesa del extendido).

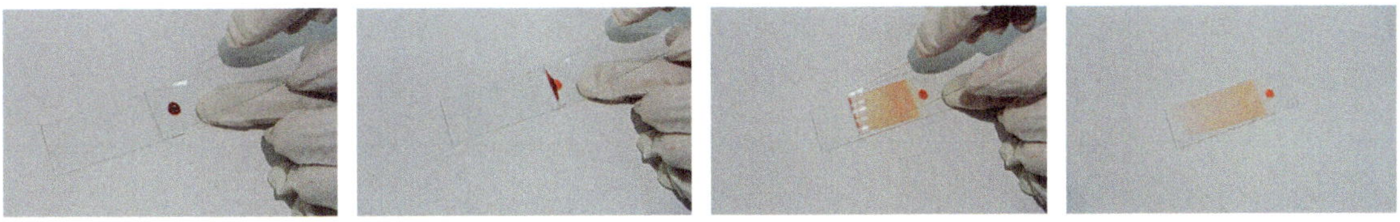

Figura 3.3
Técnica para realizar una extensión sanguínea

Tanto la presión ejercida como el ángulo con el que se sostiene el portaobjetos van a influir en la distribución celular. Para obtener una buena extensión se recomienda colocar el portaobjetos a un ángulo aproximado de 30-45° y realizar la extensión sujetando el portaobjetos con firmeza, pero ejerciendo una presión moderada y uniforme a lo largo del todo el extendido.

Recurso web www

El código QR adjunto te conducirá a un vídeo sobre la técnica del extendido de una muestra de sangre periférica.

Para que una extensión sanguínea (figura 3.4) se considere adecuada para su estudio en el laboratorio ha de contar con una serie de características. A continuación se detallan algunas de estas características que permiten identificar una "buena extensión":

a) Debe tener forma de dedo (el borde final debe presentar una forma redondeada y uniforme).
b) Ha de darse una transición gradual desde la zona más gruesa a la más fina.
c) En el último tramo de la extensión se aprecia que el extendido se hace cada vez más fino, por lo que es progresivamente más transparente.
d) Cuando se observa a contraluz, sobre la zona más fina de la extensión aparece un efecto en "arco iris".

Figura 3.4
Extensión sanguínea

FUNDAMENTAL

El tamaño de la gota es muy importante para conseguir un buen resultado, ya que la finalidad de la extensión es obtener una zona (monocapa de células) donde visualizar la morfología celular y poder realizar el recuento de los diferentes tipos celulares.

- ✓ *Gota muy grande:* se va a obtener un extendido muy largo y grueso.
- ✓ *Gota muy pequeña:* se obtiene un extendido corto y delgado.

Una vez realizada la extensión, se debe secar lo más rápido posible para evitar la formación de artefactos. Normalmente, se deja secar al aire o se agita suavemente el portaobjetos. También se puede secar utilizando un ventilador pequeño, para que el proceso sea más rápido.

En la figura 3.5 se muestran varias imágenes con extensiones sanguíneas inaceptables.

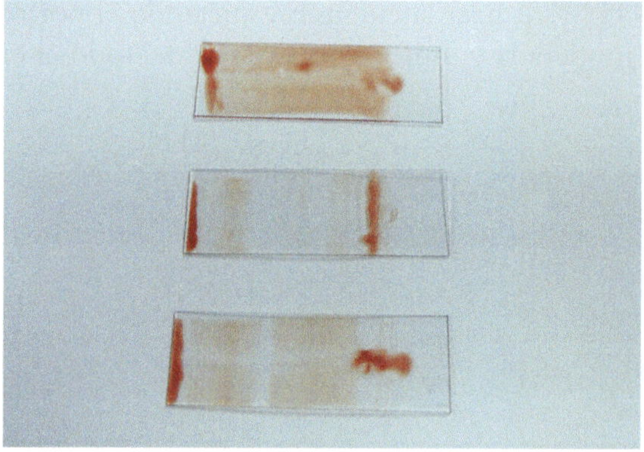

Figura 3.5
Ejemplos de extensiones inaceptables

PARA SABER MÁS

Para el estudio de muestras de médula ósea, además de las extensiones finas realizadas con dos portaobjetos, se suelen realizar preparados por presión. Para ello se depositan los grumos de médula ósea en un portaobjetos y, con la ayuda de otro portaobjetos colocado transversalmente, se presiona con cuidado sobre la muestra y se arrastra sobre la superficie del portaobjetos.

3.1.2. Partes de una extensión sanguínea

La extensión sanguínea se caracteriza por presentar una degradación progresiva en su grosor. Se pueden diferenciar tres zonas en función del grado de concentración celular (figura 3.6):

1. *Cabeza:* zona inicial, caracterizada por su gran grosor. En esta zona hay una cantidad tan grande de células que no permite realizar un análisis adecuado (evaluación de la

morfología celular y recuento diferencial). Al amontonarse las células unas encima de otras puede darse una distorsión de su morfología, por lo que la clasificación celular y la evaluación morfológica pueden ser erróneas si el análisis se realiza en esta zona.

2. *Cuerpo:* corresponde a una zona intermedia en la que las células se van separando progresivamente. A su vez, existe una zona al final del cuerpo y justo antes de la cola en la que las células aparecen separadas y distribuidas de manera uniforme, con algunas tocándose entre sí pero sin apilarse. Es conocida como *zona óptima* o *zona ideal* de observación por ser la recomendada para el estudio morfológico y el recuento diferencial.
3. *Cola:* es la parte final de la extensión; en ella, el grosor de la muestra es demasiado delgado. Aparecen células muy separadas, con agujeros en el extendido y cierta distorsión celular que hacen que esta zona sea inadecuada para el estudio.

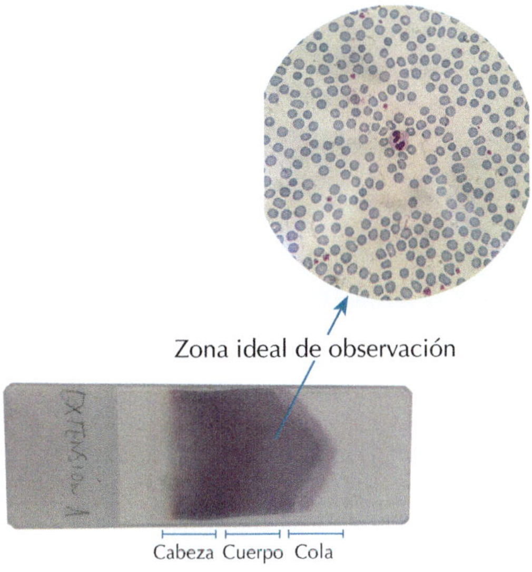

Figura 3.6
Diferentes partes de una extensión

INTERESANTE

La finalidad de una buena extensión es obtener una amplia *zona óptima* o *zona ideal* de observación en la que las células sanguíneas aparecen separadas de manera uniforme, con algunas tocándose entre sí pero sin apilarse. Esta zona es la recomendada para el estudio morfológico y el recuento de los diferentes tipos celulares porque no se da distorsión celular y las células están lo suficientemente separadas como para examinar su morfología con facilidad.

Para las muestras sospechosas de contener parásitos sanguíneos (p. ej., malaria, tal como se ilustra en la figura 3.7) se recomienda hacer, además de la extensión fina, otra denominada *extensión de gota gruesa.* Para ello se colocan tres gotas pequeñas de sangre sobre un portaobjetos. Con la esquina de otro portaobjetos se mezclan las tres gotas mediante movimientos circulares (durante unos 30 segundos) sobre una superficie de, aproximadamente, 2 cm de diámetro. Se deja secar y, sin fijar, se tiñe con Giemsa diluido en agua durante 30 minutos. Al no fijar la preparación, los eritrocitos se lisan con la solución de Giemsa diluida en agua; de esta forma se ven más parásitos por campo.

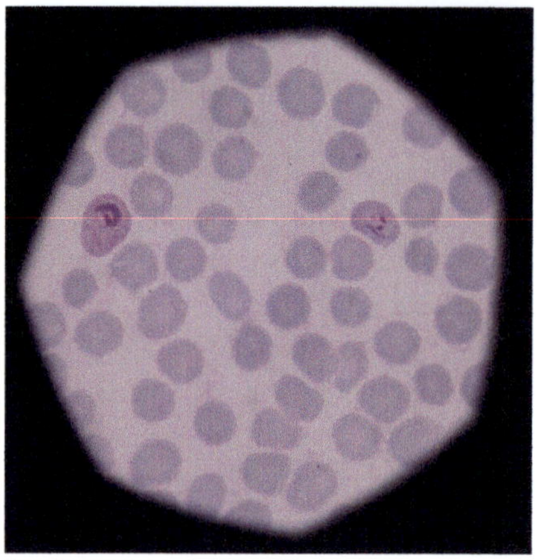

Figura 3.7
Parásito de malaria en una extensión sanguínea

Recurso web

Con este QR puedes acceder a un vídeo de la Fundación EHAS (Enlace Hispanoamericano de Salud) en el que se realiza una extensión en *gota gruesa* y tinción de Giemsa para el diagnóstico de malaria.

3.1.3. Precauciones en la recogida y procesamiento de las muestras

Los procedimientos de recogida y procesamiento de las muestras son fundamentales para la obtención de unos resultados fiables. A continuación aparecen algunas de las recomendaciones más importantes que se han de tener en cuenta:

1. *Anticoagulante insuficiente o en exceso.* Los tubos tienen marcado un nivel que indica el volumen correcto de llenado (figura 3.8). Por ejemplo, el llenado del tubo con EDTA, por debajo de lo normal (exceso de EDTA), afecta a hematíes y leucocitos (produce tanto encogimiento como cambios degenerativos). Uno de estos cambios es la *espiculación* o *crenación* (los bordes celulares no aparecen redondeados sino en forma estrellada) de eritrocitos a las pocas horas. Las plaquetas también se ven afectadas; el exceso de EDTA hace que se hinchen y se fragmenten (fragmentos suficientemente grandes para clasificarlos como plaquetas) por lo que el recuento de plaquetas aparece falsamente elevado.

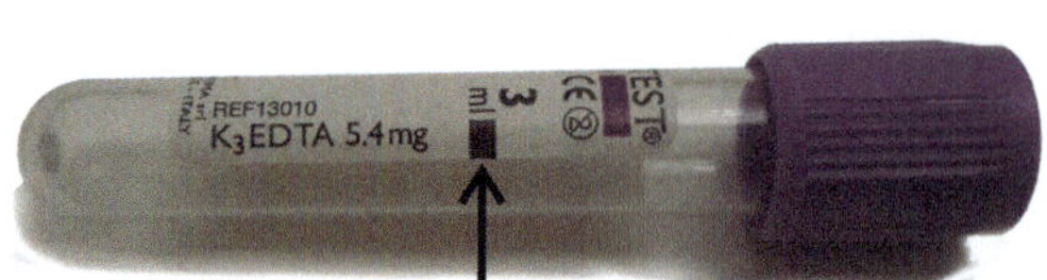

Figura 3.8
Nivel de llenado de los tubos

2. *Mezcla inadecuada de la sangre con el anticoagulante.* Tras el llenado de los tubos, es necesario realizar una serie de inversiones repetidas para asegurarse de que la sangre se mezcla adecuadamente con el anticoagulante.
3. *Efectos del almacenamiento.* Pasadas 3 horas de la recogida de la muestra comienzan a darse cambios morfológicos que tras 12-18 horas son especialmente llamativos. Este efecto se puede retardar manteniendo la sangre refrigerada a 4 °C. Los cambios producidos son, generalmente, hematíes *espiculados* o núcleos lobulados.
4. *Proceso de extensión en sí.* Provoca un ligero daño mecánico a las células. Durante el secado se produce un cierto aplanamiento celular y durante el proceso de fijación y tinción se exponen las células a metanol y agua, lo que puede alterar la morfología celular. Si se realiza una buena técnica se pueden reducir al mínimo estas alteraciones. Además es muy importante realizar el estudio en la *zona óptima* y evitar las zonas gruesas o demasiado finas; si bien es cierto que para determinados tipos de estudios se utilizan las zonas gruesas (cabeza) y la cola de la extensión (p. ej., para la identificación de parásitos, macroplaquetas o agregados plaquetarios).
5. *Orden de llenado inadecuado.* Las normas básicas establecen un orden de llenado de los tubos para evitar contaminaciones de aditivos de unos tubos a otros. Normalmente se recogen en el siguiente orden:

   a) Hemocultivos.
   b) Tubo para suero (sin anticoagulante).
   c) Tubo con anticoagulante citrato, para pruebas de coagulación.
   d) Tubos restantes con anticoagulantes: EDTA, heparina, etc.

Actividad propuesta 3.1

Comenta de forma resumida cuál es la importancia de obtener una buena extensión sanguínea y qué rasgos distintivos ayudan a identificarla. Indica qué tipos de zonas se obtienen y cuál de ellas es la de mayor utilidad en el diagnóstico de laboratorio.

Actividad resuelta 3.1

Se examina una extensión sanguínea en la que la mayor parte de los eritrocitos aparecen espiculados. Antes de realizar un diagnóstico es importante considerar posibles alteraciones debidas a una mala recogida o procesamiento de las muestras sanguíneas. ¿Qué factores de la recogida y el procesamiento de la muestra pueden producir espiculación de los glóbulos rojos?

Solución

Tanto el exceso de EDTA como un tiempo prolongado del almacenamiento de las muestras pueden producir espiculación de los hematíes, por lo que es necesario tenerlo en cuenta antes de hacer un diagnóstico.

3.2. Tinciones hematológicas

Para visualizar las muestras sanguíneas es necesario realizar tinciones. Los hematíes tienen un color rojo característico debido a la presencia de hemoglobina, pigmento que da color a la sangre. Sin embargo, los glóbulos blancos y las plaquetas carecen de pigmentos, por lo que es necesaria su coloración para poder identificarlos al microscopio.

Las tinciones más utilizadas para teñir extensiones sanguíneas y de médula ósea son las de Giemsa, May Grünwald-Giemsa, Wright y panóptico rápido. Estas tinciones son modificaciones de las tinciones de Romanowsky, las cuales contienen colorantes ácidos (eosina) y colorantes básicos (azul de metileno y sus derivados, estos últimos corresponden a los colorantes tipo *azur*). Los colorantes básicos tiñen las estructuras ácidas, como los núcleos y los gránulos de los basófilos; mientras que los colorantes ácidos tiñen las estructuras alcalinas de las células, como la hemoglobina y los gránulos de los eosinófilos.

3.2.1. Tipos de tinciones

Las tinciones que más comúnmente se utilizan en hematología son las de panóptico rápido, Giemsa y Wright. Las tres son tinciones diferenciales y basadas en el método de Romanowsky. Son tinciones diferenciales aquellas que utilizan varios colorantes y ponen de manifiesto estructuras diferentes en función de su afinidad por estos colorantes. A continuación se describe cada una de ellas.

A) Panóptico rápido

Es una de las tinciones más utilizadas en la actualidad porque combina la calidad de los métodos clásicos (Giemsa, etc.) con una gran rapidez (tan solo 15 segundos). El procedimiento se basa en realizar una serie de inmersiones sucesivas de la extensión en las diferentes soluciones, de una manera rápida y sencilla.

SABÍAS QUE...

Las estructuras *ácidas* de la célula (ADN, ARN, etc.) se tiñen con colorantes básicos (p. ej., azul de metileno). A estas estructuras se las denomina *basófilas* y adquieren un color azulado tras la tinción. Los colorantes tipo azur tiñen las estructuras basófilas de color púrpura o lila.

Las estructuras *básicas* de la célula (p. ej., la hemoglobina) se tiñen con colorantes ácidos (p. ej., eosina, en cuyo caso se llaman *eosinófilas*). En general, se las denomina *acidófilas* y adquieren un color rosado tras la tinción.

El método consta de tres soluciones diferentes. La solución n.° 1 corresponde al fijador (contiene metanol). La solución n.° 2 (color rojo) contiene eosina rápida y la solución n.° 3 (color azul) contiene azul rápido (figura 3.9).

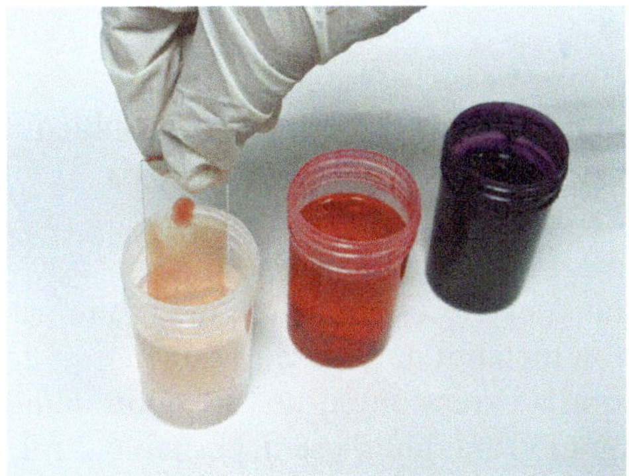

Figura 3.9
Tinción panóptico rápido

La técnica es la siguiente:

1. Preparar la extensión de sangre del modo habitual y dejar secar al aire.
2. Preparar 3 cubetas con cada solución.
3. Sumergir 5 veces (1 segundo cada inmersión) el portaobjetos en la cubeta con la solución n.º 1.
4. Sumergir 5 veces (1 segundo cada inmersión) el portaobjetos en la cubeta con la solución n.º 2. Escurrir el exceso de colorante.
5. Sumergir 5 veces (1 segundo cada inmersión) el portaobjetos en la cubeta con la solución n.º 3.
6. Lavar con agua destilada y dejar secar en una posición inclinada para que escurran los restos de colorante.
7. Observar al microscopio.
8. Recomendaciones sobre su uso:

   - Las cubetas que contienen las soluciones colorantes deben guardarse tapadas, especialmente la 1, para evitar la evaporación de algunos de sus componentes.
   - Para mantener un nivel adecuado de colorante se añade nueva cantidad de la solución cuando se considere oportuno. Cada cierto tiempo hay que renovar el contenido para evitar la formación de artefactos sobre las muestras.

Recursos web

WWW

En las siguientes direcciones web puedes encontrar información ofrecida por diferentes casas comerciales sobre los colorantes empleados en la técnica del panóptico rápido.

B) Giemsa

La solución colorante de esta tinción es también conocida como *azur-eosina-azul de metileno según Giemsa* o, simplemente, *solución de Giemsa.*

La técnica es la siguiente:

1. Preparar la extensión de sangre del modo habitual y dejar secar al aire.
2. Fijar con metanol durante 3 minutos.
3. Sumergir la extensión en una solución diluida de Giemsa y tampón (pH 7,2) durante 25 minutos. Para diluirla se depositan 0,2 mL de Giemsa por cada 2 mL de tampón.
4. Lavar con agua y dejar secar en una posición inclinada para que escurran los restos de colorante.

TOMA NOTA

Tras la tinción de una extensión, y una vez seca, se recomienda pasar un algodón humedecido con alcohol por el dorso del portaobjetos, con el fin de eliminar cualquier resto de colorante.

Existe una variante de esta tinción que utiliza, además de la solución de Giemsa, la solución de May Grünwald. En este caso se denomina *May Grünwald-Giemsa* (MGG).

La técnica es la siguiente:

- ✓ Sumergir la extensión sanguínea en solución May Grünwald durante 3 minutos.
- ✓ Diluir sobre el portaobjetos con agua destilada durante 3 minutos.
- ✓ Escurrir el colorante y sumergir el portaobjetos en solución de Giemsa diluida en agua destilada (1:20) durante 20 minutos.
- ✓ Lavar con abundante agua y dejar secar en una posición inclinada para que escurran los restos de colorante.

C) Wright

La solución colorante de esta tinción es también conocida como *azur-eosina-azul de metileno según Wright* o, simplemente, *solución de Wright.*

La técnica es la siguiente:

1. Preparar la extensión de sangre del modo habitual y dejar secar al aire.
2. Sumergir la extensión en solución de Wright durante 1-3 minutos.
3. Lavar con una solución tampón pH 7,2.
4. Sumergir la extensión en una solución de Wright diluida con tampón pH 7,2 (1:1) durante 3-5 minutos.
5. Lavar con agua y seguidamente con solución tampón pH 7,2.
6. Dejar secar en una posición inclinada para que escurran los restos de colorante.

Estos tres tipos de tinciones diferenciales y basadas en el método de Romanowsky (panóptico rápido, Giemsa y Wright) dan lugar a una coloración característica de los diferentes elementos y estructuras presentes en una extensión sanguínea (cuadro 3.2). La coloración permite identificar y clasificar los diferentes elementos formes de la sangre.

CUADRO 3.2

Coloraciones obtenidas con las tinciones panóptico rápido, de Giemsa y de Wright

Elementos o estructuras	Color
Núcleos	Azul o violeta oscuro.
Citoplasmas	Azul o violeta claro.
Eritrocitos	Rosa pálido.
Plaquetas	Violeta claro.
Basófilos	Gránulos de color azul o violeta muy intenso.
Eosinófilos	Citoplasma con gránulos rojizos o anaranjados.

3.2.2. Identificación de los diferentes elementos en un frotis sanguíneo

Para la identificación de los diferentes elementos formes presentes en un frotis sanguíneo es necesario conocer la morfología y las características diferenciales de cada uno de ellos. A continuación se describen las peculiaridades que permiten una adecuada diferenciación y clasificación de estos elementos:

Los *hematíes* manifiestan sus alteraciones a través de cambios en su forma y tamaño, en la distribución y concentración de la coloración, así como en la presencia de inclusiones. El eritrocito normal en una extensión sanguínea se caracteriza por ser una célula muy pequeña de color rosa, con forma de disco y con una zona pálida casi transparente en el centro (figura 3.10). La zona central adquiere menos coloración por su morfología bicóncava característica. Son las células más pequeñas y abundantes que aparecen en un frotis normal, puesto que las plaquetas son consideradas fragmentos celulares. Los eritrocitos normales se presentan en una extensión sanguínea con una distribución de tamaños muy uniforme (7,2-7,9 µm).

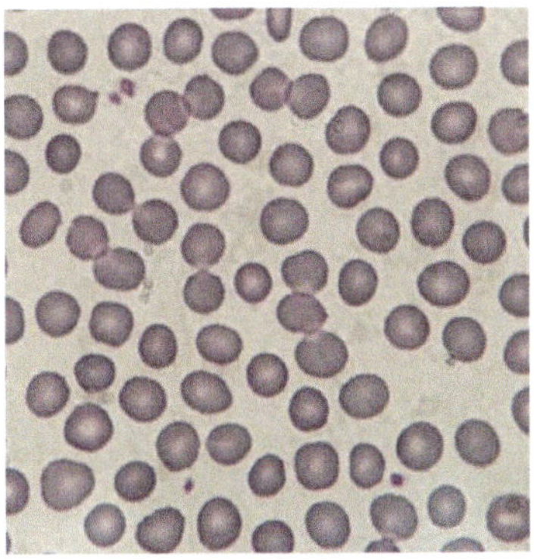

Figura 3.10
Hematíes

Si se visualizan hematíes en zonas que no se consideran óptimas para la identificación celular –como la cola de la extensión o zonas más gruesas– se pueden detectar variaciones en la morfología normal del eritrocito. Por ejemplo, en la cola aparecen hematíes más grandes sin centros pálidos, mientras que en las zonas gruesas son más pequeños, redondeados y sin centro pálido. Por otro lado, en determinadas ocasiones aparece un borde refringente sobre el área pálida central. Esto se produce como consecuencia de un secado inadecuado de la preparación, por lo que es considerado un artefacto y no debe confundirse con una alteración morfológica.

Los *neutrófilos* son células redondeadas, de mayor tamaño que los hematíes (10-12 μm). Para su identificación es necesario observar el núcleo polilobulado (o multilobulado), que los diferencia del resto de los glóbulos blancos (figura 3.11). Los precursores inmaduros de los neutrófilos, conocidos como *células en banda o cayado*, se caracterizan por tener un núcleo en forma de C o S; en ellos, la cromatina del núcleo está menos condensada que en los neutrófilos (figura 3.12).

RECUERDA

✓ En el capítulo 2 se estudió la célula en banda o cayado, precursora de los neutrófilos maduros. La célula cayado se puede encontrar en sangre periférica, aunque en un porcentaje reducido (del 0 % al 3 % de los neutrófilos).

Los *monocitos* se caracterizan por ser células grandes (es la de mayor tamaño), con forma irregular, citoplasma abundante y núcleo con una *hendidura* (en forma de *herradura* o *riñón*), que ayuda a su identificación. A veces, la hendidura no es muy evidente, por lo que puede confundirse con un linfocito. Para asegurarse de la correcta clasificación se puede comparar con un neutrófilo que se encuentre en una zona próxima. Normalmente, los monocitos son de mayor tamaño que los neutrófilos (figura 3.13).

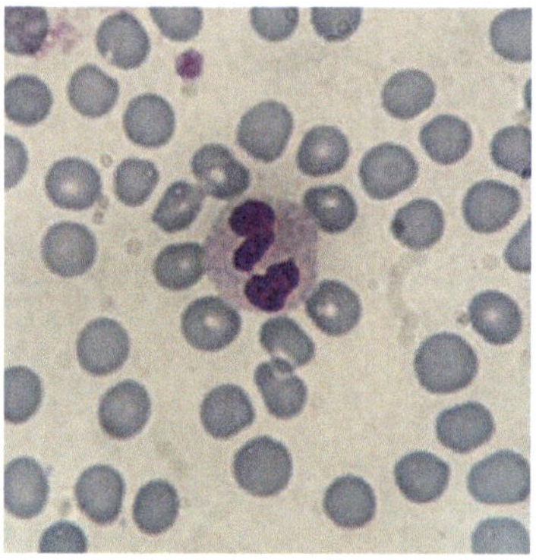

Figura 3.11
Neutrófilo

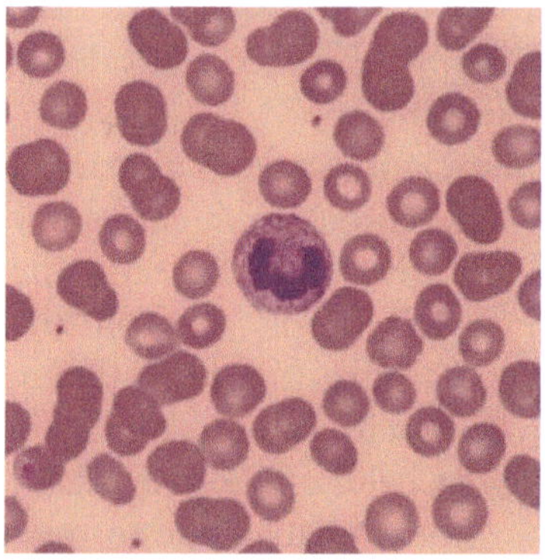

Figura 3.12
Neutrófilo en banda o cayado

Los *linfocitos* se caracterizan por presentar un núcleo redondeado que adquiere una coloración azul o violeta muy intensa, que ocupa casi toda la célula, por lo que el citoplasma es muy escaso. A veces, como se ha comentado anteriormente, se puede confundir con un monocito. Para asegurarse de la correcta clasificación se puede comparar con un neutrófilo cercano. Normalmente los linfocitos son, aproximadamente, del mismo tamaño o más pequeños que los neutrófilos (figura 3.14).

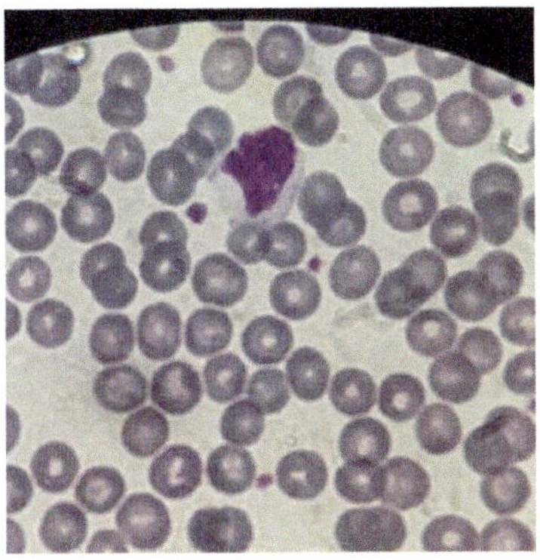

Figura 3.13
Monocito

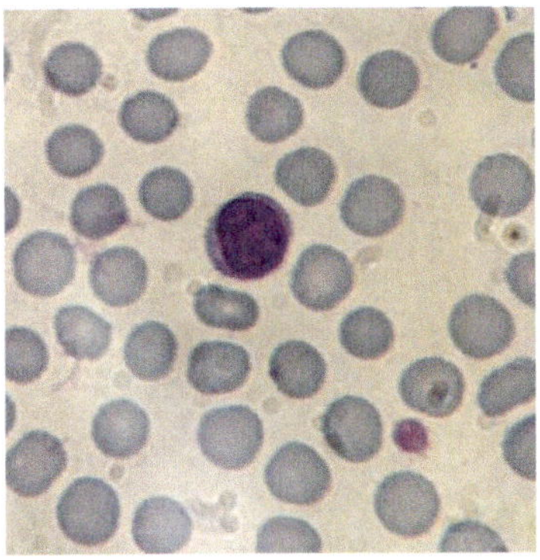

Figura 3.14
Linfocito

Los *eosinófilos* son muy característicos por presentar *gránulos de color anaranjado en el citoplasma* y un *núcleo bilobulado* (2 lóbulos) unidos por un filamento (lo que recuerda a unas gafas o anteojos) (figura 3.15A). Los *basófilos* son células que presentan gránulos de color azul muy intenso que aparecen por toda la célula. El núcleo no se aprecia porque los gránulos se disponen encima y no permiten su adecuada visualización (figura 3.15B).

Por último, las *plaquetas* son fragmentos celulares pequeños (diámetro de unos 2 μm de media) de color violeta claro y con una gran variedad de formas (figura 3.15C). A veces aparecen agregados plaquetarios que pueden ser indicativos de alguna patología, pero en muchos casos son debidos a una extracción o recolección inadecuada de la muestra. Lo que sucede es que las plaquetas se activan antes de entrar en contacto con el anticoagulante presente en el tubo de extracción. En estos casos, los agregados aparecen en la cola de la preparación. Puede suceder que una plaqueta quede adherida a la superficie de un eritrocito y se confunda con un parásito o una inclusión celular. Si se identifica un pequeño halo transparente alrededor del fragmento, ello indica que corresponde a una plaqueta que queda en un plano superior al glóbulo rojo.

En el cuadro 3.3 aparece un resumen de las principales características que permiten la identificación y clasificación de los elementos formes presentes en una extensión sanguínea.

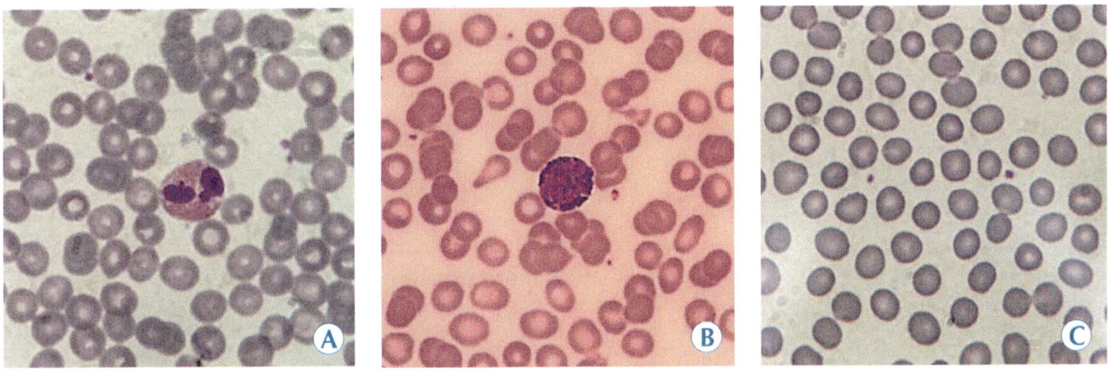

Figura 3.15
Eosinófilo (A), basófilo (B) y plaquetas (C)

CUADRO 3.3
Características diferenciales de los elementos formes de la sangre

Células	Imagen	Características diferenciales
Hematíes	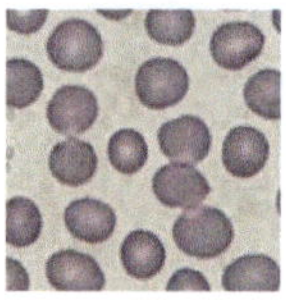	Células redondeadas de color rosa con el centro pálido.
Neutrófilos	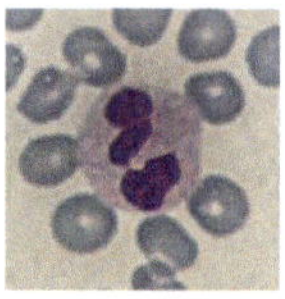	Núcleo polilobulado.
Neutrófilos en banda	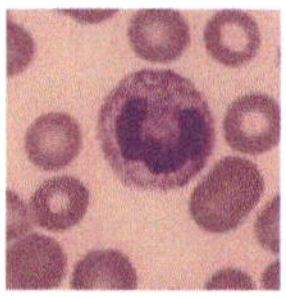	Núcleo en forma de C o S.
Monocitos	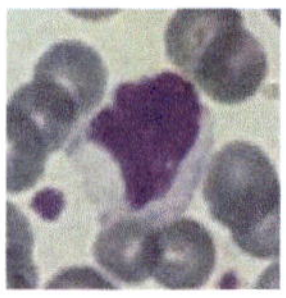	Núcleo con hendidura (forma de herradura o riñón). Tamaño mayor al del neutrófilo.
Linfocitos	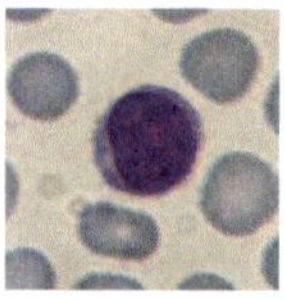	Núcleo redondeado de color azul o violeta muy intenso, que ocupa casi toda la célula; citoplasma escaso. Tamaño menor o igual al del neutrófilo.
Eosinófilos	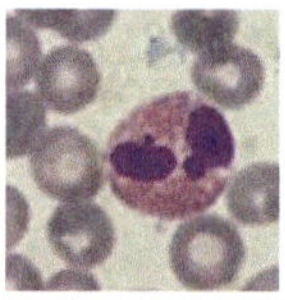	Gránulos anaranjados y núcleo bilobulado.
Basófilos	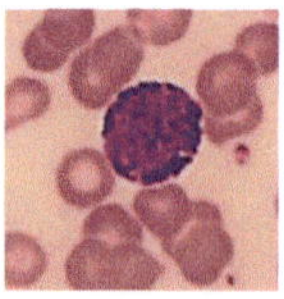	Gránulos de color azul o violeta muy intenso.
Plaquetas	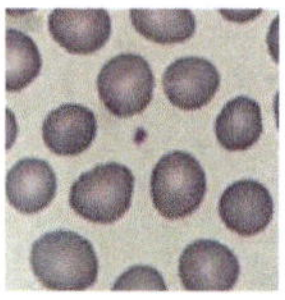	Fragmentos muy pequeños de color violeta claro.

3.2.3. Artefactos originados por las tinciones hematológicas

Los artefactos son aquellos componentes y cambios celulares provocados por factores ajenos a la muestra. Es decir, no pertenecen a la muestra en sí, sino que han aparecido durante el proceso de manipulación de la muestra, generalmente durante la extracción o el procesamiento. A continuación se detallan algunos ejemplos:

- Los precipitados de colorante pueden confundirse con bacterias o parásitos. Para saber si son o no precipitados, es necesario enfocar con el micrómetro. Si son precipitados del colorante, las células quedan ligeramente desenfocadas al enfocar los precipitados, mientras que si fuesen bacterias o parásitos quedarían enfocados en el mismo plano que las células. Para evitar la formación de este tipo de artefactos se debe filtrar y hacer recambios periódicos de las soluciones colorantes.
- Un tiempo prolongado o escaso de coloración puede provocar que las diferentes estructuras adquieran un color excesivo, o, por el contrario, que no adquieran la coloración esperada. Este mismo efecto puede estar provocado por un lavado excesivamente prolongado o insuficiente.
- El secado inadecuado de la extensión también puede producir artefactos en las extensiones. Los restos de agua forman unas estructuras en forma de anillos refringentes o manchas sobre los glóbulos rojos, que pueden confundirse con los parásitos del paludismo.

FUNDAMENTAL

En la práctica, a la hora de la identificación de los diferentes glóbulos blancos se puede dudar entre monocitos y linfocitos. Para asegurar una correcta clasificación se puede hacer uso de la relación de tamaños, comparando estas células con neutrófilos cercanos (los neutrófilos son muy abundantes, por lo que será fácil encontrar alguno en el mismo campo de visión). De tal manera que:

- ✓ Los monocitos son de mayor tamaño que los neutrófilos.
- ✓ Los linfocitos son de un tamaño aproximadamente igual o menor que los neutrófilos.

Actividad propuesta 3.2

¿Por qué los núcleos de las células teñidas con colorantes basados en el método de Romanowsky adquieren un color azul intenso?, ¿de qué color se tiñen los gránulos de los eosinófilos?, ¿por qué?

Práctica n.° 2

Extensión sanguínea de sangre capilar

Introducción y fundamento de la práctica

Tal y como se ha indicado en el capítulo, para realizar extensiones en el laboratorio se suelen utilizar muestras de sangre (obtenida mediante venopunción) recogida en tubos con anticoagulante EDTA. No obstante, existen otros métodos para obtener sangre para los extendidos, como las punciones digitales y del talón. Tras la punción se pueden hacer directamente extensiones a partir de una o varias gotas de sangre del dedo o del talón, o recogerla en tubos de microhematocrito heparinizado. Para realizar los extendidos de esta forma hay que hacerlos a la cabecera del paciente. Estos métodos tienen una serie de inconvenientes:

- Puede darse cierta aglutinación plaquetar.
- Solo puede hacerse un número determinado de extendidos (hasta que el dedo o el talón dejen de sangrar).

También existen en el mercado tubos para recolección de sangre capilar, diseñados para la recogida de pequeños volúmenes de sangre (p. ej., tubos BD Microtainer). Son utilizados para la extracción, el transporte y el procesamiento de muestras de sangre capilar en neonatos, niños y, en general, en pacientes en estado crítico. Tienen los colores estándares en los tapones y un colector integrado en la boca del tubo para facilitar la recogida de la muestra.

Hay que tener en cuenta que la sangre capilar es una mezcla de sangre venosa, arterial y líquido tisular, por lo que los resultados pueden ser diferentes a los de muestras de sangre venosa. Los recuentos de leucocitos en sangre obtenida por punción pueden ser en torno a un *15-20 % más elevados que en sangre venosa*. Debido a esto es importante informar en los casos en los que la muestra se ha obtenido por punción cutánea.

Material necesario

- Portaobjetos.
- Guantes.
- Lanceta.
- Algodón.
- Alcohol.
- Tinción panóptico rápido (soluciones números 1, 2 y 3).
- Microscopio.
- Aceite de inmersión.
- Papel de filtro.

Procedimiento

En adultos y en niños mayores se realiza la punción en la falange distal del dedo medio (recomendado) o anular de la mano. En neonatos se realiza en la superficie lateral o medial del talón; aunque también es aceptable la superficie del dedo gordo del pie, en aquellos que tienen los pies grandes.

- Preparar los portaobjetos e identificarlos escribiendo a lápiz un número de referencia o el nombre del paciente y la fecha en el extremo esmerilado del portaobjetos o en la zona más cercana a la parte gruesa del extendido.
- Desinfectar la zona con alcohol al 70 % y dejar secar al aire.
- Realizar la punción con lanceta o boli autoclip.
- Desechar la primera gota para eliminar la contaminación por restos de alcohol y de líquido tisular. Depositar una gota de sangre en el portaobjetos, tal y como indica la figura 3.16.

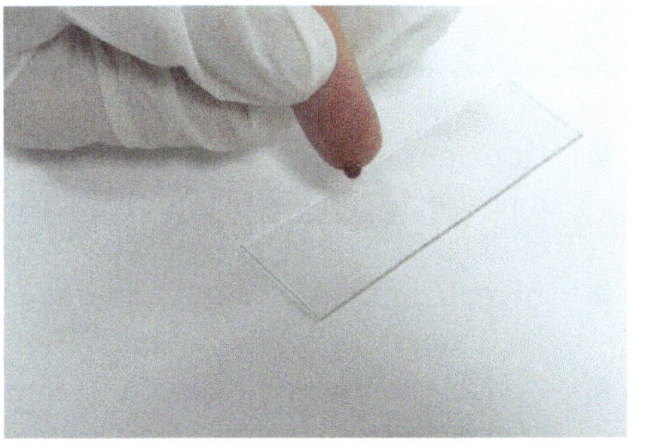

Figura 3.16
Gota de sangre capilar

- Se puede ejercer una ligera presión para que fluya mayor cantidad de sangre, pero sin exprimir, ya que esto incrementaría la hemólisis.
- Desechar el material punzante y biopeligroso.
- Realizar la extensión sanguínea (figura 3.17).

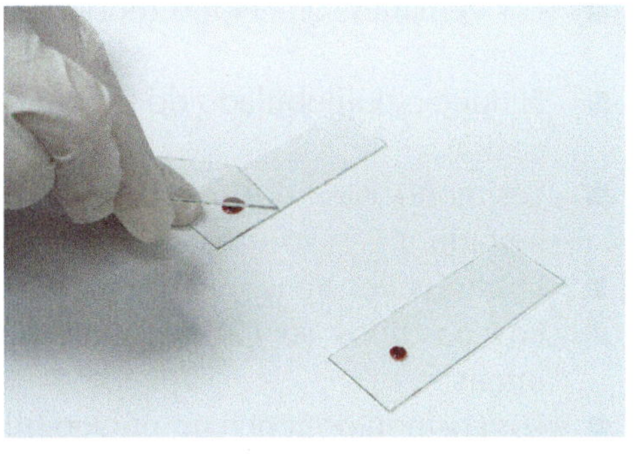

Figura 3.17

- Dejar secar al aire.
- *Teñir con panóptico rápido:* sumergir 5 veces en solución n.º 1, sumergir 5 veces en solución n.º 2, sumergir 5 veces en solución n.º 3 y lavar con agua. Dejar secar al aire (figura 3.18).

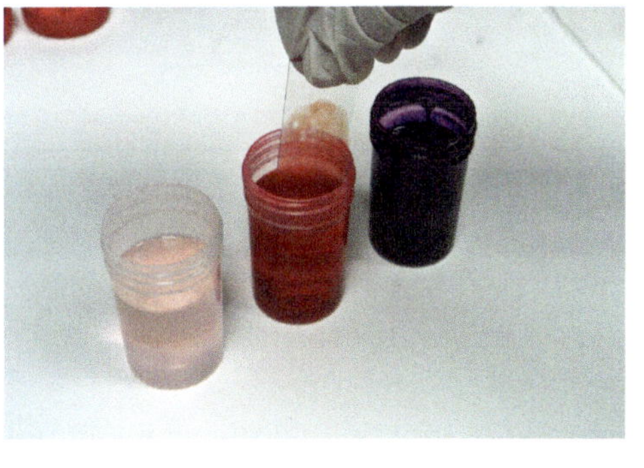

Figura 3.18
Tinción panóptico rápido

- *Examinar a microscopía:* con el objetivo de 40x examinar toda la superficie de la extensión identificando cada una de las zonas (cabeza, cuerpo, cola). Finalmente se debe localizar la zona óptima de identificación.
- Poner una gota de aceite de inmersión en una zona donde se identifiquen bien los elementos formes de la sangre y observar con el objetivo de 100x.
- Identificar la morfología de los diferentes elementos de la sangre.

Resumen

- La extensión sanguínea o frotis es una técnica utilizada para la visualización de una muestra de sangre mediante microscopía. El frotis de sangre es un elemento crucial en el diagnóstico de laboratorio.
- Al realizar la extensión aparecen tres zonas en función del grosor: cabeza (muy gruesa), cuerpo (donde se localiza la *zona ideal*) y cola (muy delgada).
- Con la extensión sanguínea se obtiene una zona óptima o ideal con una capa homogénea de células en la que se pueden ver los diferentes elementos sanguíneos y su morfología.
- Las tinciones más utilizadas en hematología son las de Giemsa, May Grünwald-Giemsa, Wright y panóptico rápido. Estas tinciones son modificaciones de las tinciones de Romanowsky, las cuales contienen colorantes ácidos (eosina) y colorantes básicos (azul de metileno y sus derivados).
- Los hematíes son células redondeadas de color rosa con el centro pálido casi transparente.
- El núcleo polilobulado de los neutrófilos es una característica que ayuda a su identificación.
- Los monocitos tienen un núcleo con una hendidura característica que recuerda a una herradura.
- Los linfocitos tienen un núcleo redondeado y grande que ocupa casi toda la célula.
- Los basófilos se caracterizan por presentar gránulos teñidos de un azul muy intenso.
- Los eosinófilos tienen un núcleo bilobulado (con forma de gafas o anteojos) y gránulos anaranjados en el citoplasma.
- Las plaquetas son pequeños fragmentos de color violeta claro.

Ejercicios propuestos

1. ¿Qué es una extensión sanguínea? ¿En qué consiste la técnica? ¿Qué permite estudiar?
2. ¿Qué tipo de muestra se suele utilizar para realizar una extensión sanguínea? ¿Qué sucede si el tubo que contiene la muestra no se ha llenado hasta el nivel indicado en el tubo?
3. ¿Cuáles son las características de una buena extensión?
4. ¿Qué consideraciones son fundamentales para obtener una buena extensión?
5. ¿Por qué se caracteriza el cuerpo de la extensión?, ¿qué otra zona contiene a su vez?
6. ¿Cuál es la finalidad de una buena extensión?
7. ¿Qué es la *extensión de gota gruesa*?, ¿en qué casos se realiza?

8. Indica a qué zona de la extensión corresponde la figura 3.19. Explica qué te ha hecho llegar a esta conclusión.

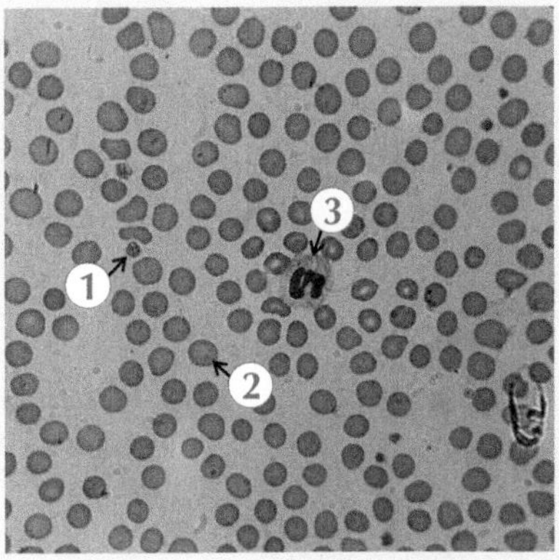

Figura 3.19
Elementos formes
Fuente: Fátima Díaz Rosa. Laboratorios Megalab

9. En la figura 3.19, ¿a qué corresponden los números 1, 2 y 3 indicados en la imagen?
10. Completa el siguiente cuadro:

Células	Imagen/dibujo	Características diferenciales
Hematíes		
Neutrófilos		
Neutrófilos en banda		
Monocitos		
Linfocitos		
Eosinófilos		
Basófilos		
Plaquetas		

Lee y debate en clase

Lee el artículo "Malaria: conceptos clínicos y terapéuticos", del que se recoge un extracto a continuación, y debate en clase con tus compañeros sobre los temas propuestos. Puedes acceder al texto completo a partir del QR adjunto..

La malaria es una enfermedad parasitaria con una amplia distribución en zonas tropicales y subtropicales, endémica en más de 100 países, producida por cuatro especies de plasmodios. Cada año se producen 300-500 millones de nuevos casos, de los que 1,5-2 millones fallecen, principalmente niños de menos de 5 años de edad de África Subsahariana. También es un proceso potencialmente mortal en viajeros sin ningún grado de inmunidad. Es una enfermedad que debe ser considerada como una urgencia médica por su potencial capacidad de producir la muerte rápidamente [...]. En la malaria se produce la destrucción de los eritrocitos con liberación de sustancias del parásito y de los hematíes a la circulación sanguínea [...].

El diagnóstico del paludismo se basa en la demostración de parásitos en sangre, detección de anticuerpos monoclonales frente a antígenos parasitarios o detección de ADN del parásito por medio de la reacción en cadena de la polimerasa (PCR). La serología convencional no es de valor diagnóstico. *La microscopía (gota gruesa y extensión sanguínea)* requiere experiencia y sigue siendo *la herramienta principal en la práctica diaria.* Permite el diagnóstico de especie y del grado de parasitemia. Se precisa personal experto y emplear muchos minutos para considerarla negativa. Presenta baja sensibilidad si la parasitemia es muy baja [...]

Fuente: Sabino Puente, Teresa García-Benayas, Germán Seseña, Juan M. González-Lahoz, "Malaria: conceptos clínicos y terapéuticos", Servicio Enfermedades Infecciosas. Hospital Carlos III. Madrid 2005

Temas para debatir:

- Tal y como indica el texto, la observación microscópica de extensiones sanguíneas y de gota gruesa es la principal herramienta en la detección de malaria en la práctica diaria. Esta técnica requiere personal experto para la detección del parásito. ¿Por qué consideras que puede haber una gran dificultad en la detección de este microorganismo?
- ¿Con qué otras partículas o artefactos se pueden confundir los parásitos? ¿Cómo se podría diferenciar?
- ¿Qué ventajas ofrece la preparación de gota gruesa frente a la extensión sanguínea en la detección de parásitos?

ACTIVIDADES DE AUTOEVALUACIÓN

1. Respecto a la muestra, se suele utilizar sangre (obtenida mediante venopunción) recogida en tubos con anticoagulante:
   - ☐ *a)* EDTA.
   - ☐ *b)* Citrato.
   - ☐ *c)* Fluoruro.
   - ☐ *d)* Ninguna de las opciones anteriores es correcta.

2. Una buena extensión se caracteriza por:
   - ☐ *a)* Presentar una transición gradual desde la zona más gruesa a la más fina.
   - ☐ *b)* Presentar un último tramo cada vez más fino y transparente.
   - ☐ *c)* Mostrar, a contraluz, un efecto en "arco iris" en la zona más fina de la extensión.
   - ☐ *d)* Todas las opciones anteriores son correctas.

3. La zona óptima de observación de una extensión sanguínea es aquella en la que las células aparecen:
   - ☐ *a)* Apiladas, así se puede hacer el recuento de un mayor número de células por campo.
   - ☐ *b)* Separadas y distribuidas de manera uniforme, con algunas tocándose entre sí pero sin apilarse.
   - ☐ *c)* Muy separadas, con agujeros en el extendido y cierta distorsión celular.
   - ☐ *d)* Ninguna de las opciones anteriores es correcta.

4. ¿En qué tipo de muestras se recomienda hacer, además de la extensión fina, otra denominada *extensión de gota gruesa*?
   - ☐ *a)* En muestras con agregación plaquetar.
   - ☐ *b)* En las que existe sospecha de infección vírica.
   - ☐ *c)* En aquellas sospechosas de contener parásitos sanguíneos (p. ej., malaria).
   - ☐ *d)* En aquellas procedentes de sangre capilar anticoagulada.

5. Los neutrófilos o linfocitos polimorfonucleares se caracterizan por:
   - ☐ *a)* Poseer un núcleo polilobulado (o multilobulado).
   - ☐ *b)* Tener gránulos anaranjados en el citoplasma que impiden ver el núcleo.
   - ☐ *c)* Presentar una hendidura en el núcleo.
   - ☐ *d)* Ninguna de las opciones anteriores es correcta.

6. Los precursores inmaduros de los neutrófilos son conocidos como:
   - ☐ *a)* Células eosinófilas: se caracterizan por tener un núcleo pentalobulado.
   - ☐ *b)* Células en banda o cayado: se caracterizan por no tener núcleo.
   - ☐ *c)* Células en banda o cayado: se caracterizan por tener un núcleo en forma de C o S.
   - ☐ *d)* Células en banda o cayado: se caracterizan por tener un núcleo en forma de T o L.

7. El exceso de EDTA puede provocar:
   - ☐ *a)* La formación de hematíes espiculados.
   - ☐ *b)* El aumento del número de hematíes y linfocitos.
   - ☐ *c)* La fragmentación de plaquetas.
   - ☐ *d)* Las opciones *a)* y *c)* son correctas.

8. Los monocitos se caracterizan por:
   - ☐ *a)* Ser células de pequeño tamaño.
   - ☐ *b)* Ser células grandes (son las de mayor tamaño en la extensión).
   - ☐ *c)* Presentar un núcleo en forma de riñón o herradura.
   - ☐ *d)* Las opciones *b)* y *c)* son correctas.

9. Sobre los artefactos se puede afirmar que:
   - ☐ *a)* Son componentes y cambios celulares provocados por enfermedades o factores internos del paciente.
   - ☐ *b)* Son componentes y cambios celulares provocados por factores ajenos a la muestra (p. ej., manchas de tinte).
   - ☐ *c)* Son componentes y cambios celulares que provienen exclusivamente del secado de la muestra.
   - ☐ *d)* Ninguna de las opciones anteriores es correcta.

10. Aquella célula que presenta gránulos de color azul muy intenso que aparecen por toda su superficie, incluso encima del núcleo (lo cual no permite su visualización), corresponde a un:
    - ☐ *a)* Basófilo.
    - ☐ *b)* Neutrófilo.
    - ☐ *c)* Eosinófilo.
    - ☐ *d)* Linfocito.

SOLUCIONES:

1.	**a** (marcada)	b	c	d
2.	a	b	c	**d** (marcada)
3.	a	**b** (marcada)	c	d
4.	a	b	**c** (marcada)	d
5.	**a** (marcada)	b	c	d
6.	a	b	**c** (marcada)	d
7.	a	b	c	**d** (marcada)
8.	a	b	c	**d** (marcada)
9.	a	**b** (marcada)	c	d
10.	**a** (marcada)	b	c	d

4

Recuentos celulares

Objetivos

- ✓ Aprender técnicas para la realización de recuentos celulares.
- ✓ Diferenciar las técnicas de recuento manuales y automáticas.
- ✓ Realizar el examen de la extensión sanguínea.
- ✓ Manejar las cámaras de recuento celular.
- ✓ Conocer los diferentes analizadores hematológicos.
- ✓ Familiarizarse con los diferentes parámetros del hemograma y con su utilidad en clínica.

Mapa conceptual

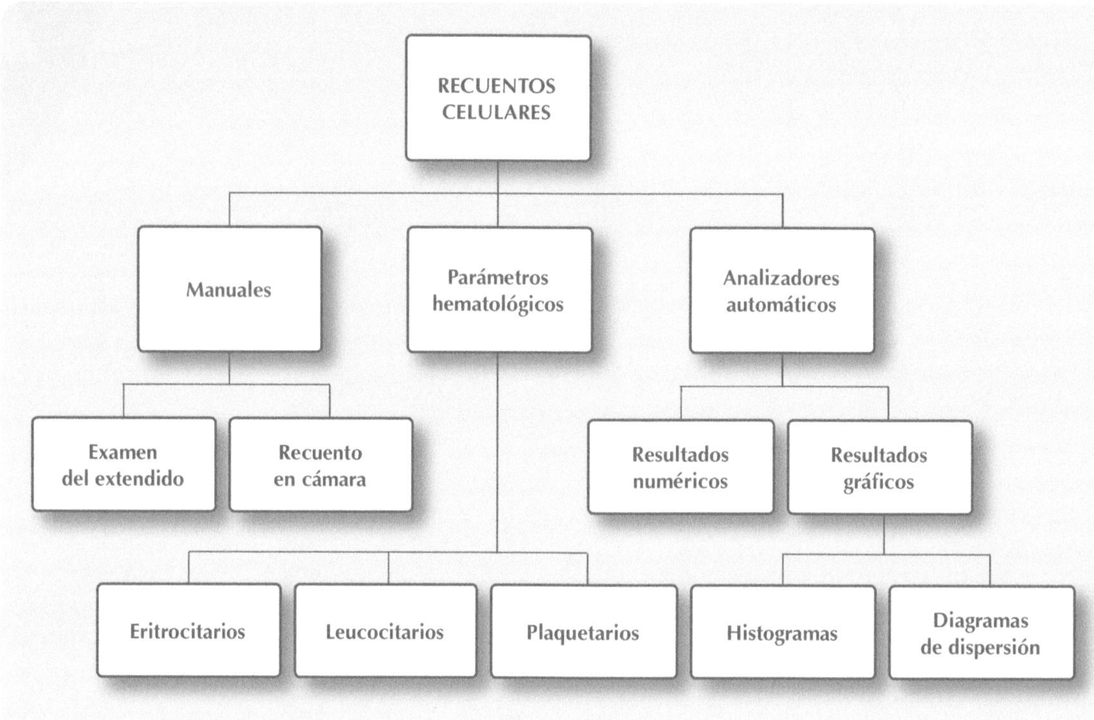

Glosario

Analizadores hematológicos. Son equipos automatizados que dan los resultados del hemograma completo y otros parámetros hematológicos.

Cámara de recuento. Placa gruesa de vidrio, del tamaño de un portaobjetos, que tiene grabada en el centro una cuadrícula o retículo para el recuento celular. Las cámaras se utilizan para determinar el número de partículas por unidad de volumen de un líquido (p. ej., cámara de Neubauer).

Hemograma. Es un conjunto de parámetros hematológicos (recuento de leucocitos, recuento de eritrocitos, hemoglobina, hematocrito, índices eritrocitarios, plaquetas y recuento de reticulocitos).

Índices eritrocitarios. Son un grupo de parámetros relacionados con el estado de los eritrocitos. Se utilizan para el diagnóstico y la clasificación de las anemias. Son los siguientes: VCM (volumen corpuscular medio), HCM (hemoglobina corpuscular media), CHCM (concentración de hemoglobina corpuscular media), ADE (amplitud de distribución eritrocitaria).

Poblaciones celulares. Una población celular es un subgrupo celular que tiene características particulares que lo diferencian del resto de las células del grupo.

4.1. Técnicas de recuento celular

Existen varias técnicas para el recuento de células sanguíneas; los recuentos se pueden realizar de forma manual o automática (la forma manual, a su vez, se puede efectuar mediante el examen de una extensión sanguínea o mediante el recuento en cámara). En la actualidad, los recuentos celulares se realizan, generalmente, en analizadores automáticos, pero en determinados casos es necesario utilizar técnicas manuales. Los recuentos automatizados son más precisos y tienen una serie de ventajas frente a los recuentos manuales; no obstante, si aparecen anomalías morfológicas, debe hacerse un examen de la extensión sanguínea teñida.

4.1.1. Examen de la extensión de sangre periférica y recuentos celulares

En primer lugar se hace un barrido del frotis con el objetivo de 10x para evaluar la calidad global de la extensión; lo cual permite ver la distribución celular, células anormales e incluso parásitos. A continuación se examina la muestra con el objetivo de 40x (o 50x), con el que se localiza una zona óptima de identificación, y se comienza con el recuento diferencial y con la evaluación de la morfología celular.

FUNDAMENTAL

Los recuentos celulares y la evaluación de la morfología celular se deben realizar en la zona conocida como *zona óptima de identificación*, ya que en aquellas zonas demasiado gruesas o delgadas puede darse una distorsión celular que desemboque en una clasificación incorrecta. En la zona óptima, con el objetivo de 100x suelen aparecer entre 200 y 250 eritrocitos por campo (en pacientes con un recuento eritrocitario normal).

Se puede determinar el número aproximado de leucocitos por milímetro cúbico. Para ello se determina el número medio de leucocitos por campo (tras visualizar entre 8 y 10 campos y calcular el número medio) y se multiplica por 2000 (en caso de usar 40x) o por 2500 (en caso de usar 50x).

N.º promedio de leucocitos por campo × 2000 (objetivo 40x) → n.º aproximado de leucocitos/mm^3.

Generalmente se utiliza el objetivo de 100x con aceite de inmersión para el *recuento celular*, la *fórmula leucocitaria* y la *evaluación morfológica*, ya que pueden diferenciarse con mayor facilidad las estructuras características de cada tipo celular.

La *fórmula leucocitaria* consiste en contar y clasificar 100 leucocitos (para aumentar la exactitud se pueden contar 200) y dar un resultado en porcentaje. Por ejemplo:

- Neutrófilos............. 60 %
- Monocitos.............. 26 %
- Linfocitos .... 10 %
- Eosinófilos.............. 3 %
- Basófilos................. 1 %

El recuento debe hacerse en la zona óptima siguiendo un patrón en almena (figura 4.1). De esta forma se minimizan errores de distribución entre el centro y el borde, debido a que los neutrófilos y los monocitos predominan en los márgenes y en la cola, mientras que los linfocitos predominan en el centro de la extensión.

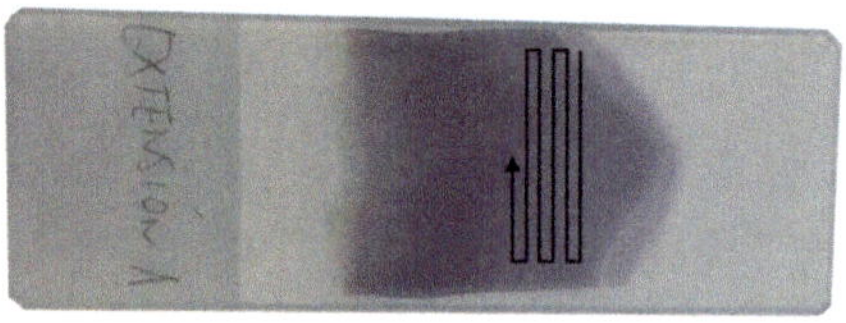

Figura 4.1
Examen del frotis sanguíneo siguiendo un patrón en almena

Con el objetivo de inmersión en aceite 100x también se puede estimar el número de plaquetas. Para ello se realiza el recuento del número de plaquetas presentes en unos 5-10 campos, se determina el promedio y se multiplica por 20.000. De esta forma se obtiene una estimación del número de plaquetas por milímetro cúbico.

4.1.2. Recuento manual en cámara

Para hacer recuentos manuales se utiliza una cámara de recuento o hemocitómetro. Este dispositivo consiste en una placa gruesa de vidrio, del tamaño de un portaobjetos, que tiene grabada en el centro una cuadrícula o retículo para el recuento celular (según el tipo de cámara, puede tener una o dos cuadrículas). Las cámaras se utilizan para determinar el número de partículas por unidad de volumen de un líquido (p. ej., 6500 leucocitos/mm^3). Existen varios tipos de cámaras, una de las más utilizadas es la Neubauer mejorada (*Neubauer improved*).

El volumen de la zona de recuento viene determinado por el área delimitada entre el portaobjetos y la base de la cámara. Tras colocar el cubreobjetos sobre la zona central queda una ranura o espacio de 0,1 mm. El área de la cuadrícula es de 9 mm^2 (3 mm × 3 mm) (figura 4.2).

La cuadrícula de recuento tiene, a su vez, 9 cuadrículas grandes de 1 mm^2. Las que están marcadas con la letra *L* se utilizan para recuentos de leucocitos (contienen 16 cuadrados cada una). El cuadrado grande central está dividido en 25 más pequeños. Los 5 señalados con la letra *E* se utilizan para recuentos de eritrocitos y plaquetas.

La fórmula general para el recuento celular es:

$$\text{Recuento} = \frac{\text{Células contadas} \times \text{factor de dilución}}{\text{Área (mm}^2) \times \text{profundidad (0,1)}} = \text{N.° células / mm}^3$$

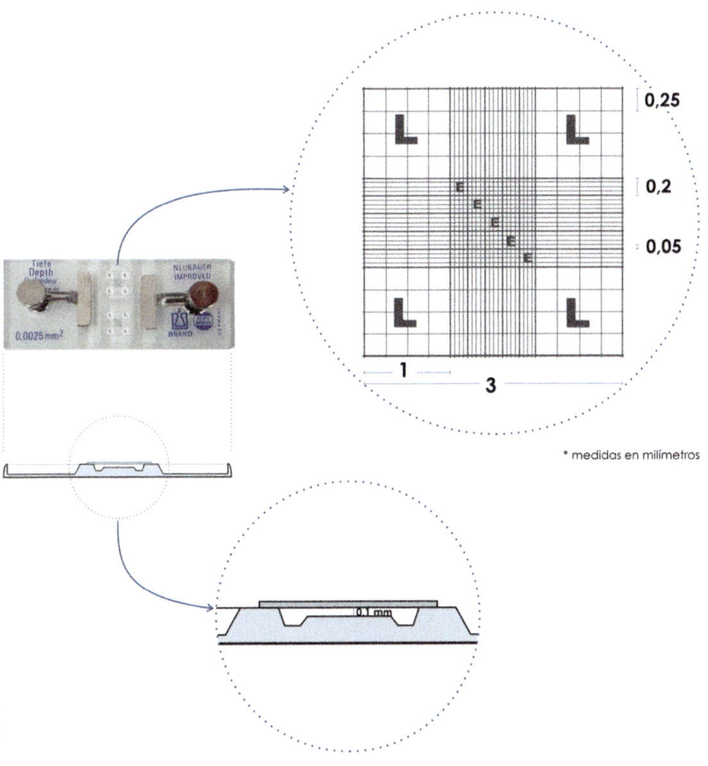

Figura 4.2
Cámara de Neubauer mejorada

A) Recuento de leucocitos

La muestra de sangre (capilar o anticoagulada con EDTA) se diluye (1:20) con un líquido que destruye los eritrocitos y tiñe el núcleo de los leucocitos (normalmente se utiliza líquido de Türk). Una vez diluida se deposita en la cámara y se realiza el recuento (véase la práctica n.º 3).

B) Recuento de glóbulos rojos

En este caso se diluye la sangre con un líquido isotónico (el más utilizado es el líquido de Hayem) que preserva la morfología y la lisis de los eritrocitos. A continuación se coloca la muestra en la cámara para realizar el recuento.

El recuento de glóbulos rojos en cámara se hace en raras ocasiones debido a su inexactitud y a la existencia de otros parámetros sanguíneos más fiables, como la determinación del microhematocrito o la hemoglobina.

C) Recuento celular en líquidos corporales

El análisis de los líquidos corporales –además de la determinación del color, la turbidez, la fórmula diferencial, etc.– también incluye recuentos celulares de leucocitos y eritrocitos.

La dilución depende de si el líquido es límpido, turbio o sanguinolento. En el caso de que sea límpido no es necesario realizar dilución. Sin embargo, si el líquido es turbio o sanguinolento se realizarán diluciones en función de la turbidez. Al igual que con las muestras sanguíneas, el líquido utilizado para el recuento de eritrocitos es una solución isotónica; para el recuento de leucocitos se emplea el líquido de Türk.

PARA SABER MÁS

El líquido de Türk contiene ácido acético, azul de metileno y agua. El ácido acético actúa como hemolizante de los eritrocitos, para facilitar el recuento de los leucocitos. Por otro lado, el azul de metileno actúa como colorante de los leucocitos.

4.1.3. Recuento en contadores automatizados

En la actualidad existen analizadores automatizados que dan resultados más exactos y precisos que los métodos de recuento celular manuales. Su rapidez permite agilizar enormemente la carga de trabajo en laboratorios con un elevado número de muestras. A pesar de su alta eficiencia, siempre es necesaria la actuación de personal experto (técnicos y analistas), el cual debe revisar el funcionamiento y los resultados obtenidos.

Generalmente, los analizadores determinan el hemograma completo: leucocitos, eritrocitos, hemoglobina, hematocrito, VCM, HCM, CHCM, ADE, plaquetas, recuento de reticulocitos y recuento diferencial de leucocitos (véase el apartado 4.2). Estos equipos automatizados pueden ser fabricados por diferentes compañías, como Abbott, Beckman Coulter, Sysmex, etc. Un ejemplo de ellos sería el CELL-DYN 3700 de Abbott (figura 4.3).

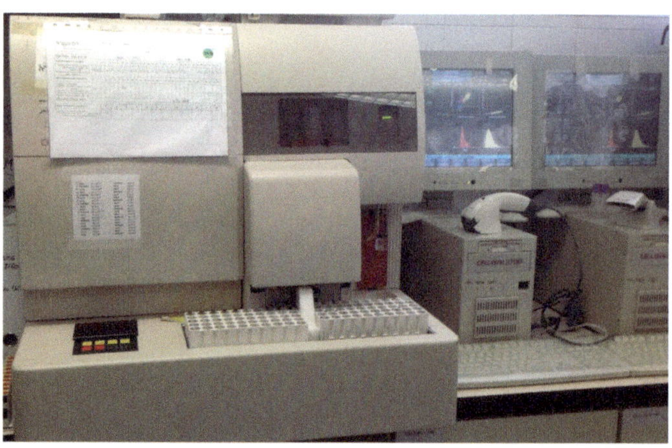

Figura 4.3
Analizador automático CELL DYN 3700

Normalmente, estos equipos constan de un lector que identifica cada una de las muestras y disponen de un sistema de muestreo en tubo cerrado para evitar el riesgo biológico (no habría que abrir o manipular la muestra para su análisis). Se recoge la cantidad necesaria de muestra y se realizan las determinaciones del hemograma mediante diferentes métodos analíticos. La pantalla del equipo muestra los resultados del hemograma (figura 4.4), los cuales también se pueden imprimir.

Recurso web

www

En el vídeo que encontrarás en el QR adjunto se puede ver el funcionamiento del analizador hematológico Mindray BC 5800. Se puede observar la identificación y aspiración de la muestra de forma automatizada y los diferentes sistemas de detección y diferenciación celular.

Los analizadores automáticos utilizados en hematología se basan en diferentes metodologías de medición para establecer los parámetros del hemograma. A pesar de la gran variedad de modelos existente en el mercado y de los diferentes niveles de complejidad y sofisticación, generalmente utilizan para su funcionamiento dos principios básicos:

A) Método de la impedancia eléctrica (principio de Coulter)

Este método fue descrito por Wallace Coulter en 1956; se basa en que las células sanguíneas son malas conductoras de la electricidad, mientras que determinados disolventes son buenos conductores. El sistema cuenta con un orificio, por el que pasa una corriente eléctrica constante, a través del cual va pasando la sangre diluida con el disolvente. Cuando una célula atraviesa el orificio, se produce un cambio de potencial que es registrado como una señal eléctrica (o pulso). El número de señales o pulsos será igual al número de células y la altura de la señal es proporcional al volumen celular.

B) Método de la dispersión óptica (citómetros de flujo)

Este método consiste en hacer pasar las células con el diluyente a través de una abertura que permite el paso de las células de una en una frente a un haz de luz. La fuente de luz puede ser halógena, de tungsteno o láser. Al paso de cada célula, parte de la luz se dispersa. Esta luz dispersada se detecta y se utiliza para calcular el volumen celular. A mayor dispersión de luz, mayor volumen celular. Este método también se utiliza en combinación con otras técnicas.

Aquellos citómetros que utilizan luz láser pueden detectar determinadas "interferencias" (debido a diferencias celulares o antigénicas) que caracterizan a cada tipo celular. De esta manera es posible diferenciar entre características morfológicas (tamaño celular, núcleo, etc.), así como entre características antigénicas de las diferentes estructuras celulares.

Además de la luz dispersada, los citómetros de flujo pueden detectar fluorescencia emitida por las células. Para ello se utilizan colorantes fluorescentes o anticuerpos marcados con moléculas fluorescentes que se unen específicamente a ciertas estructuras celulares. Esta técnica aumenta enormemente el espectro de análisis de los diferentes tipos celulares y el diagnóstico de enfermedades hematológicas.

Se utiliza, por ejemplo, para el recuento de reticulocitos mediante tinción del ADN residual de la célula.

TOMA NOTA

Los reticulocitos son eritrocitos jóvenes (anucleados) que se caracterizan por contener restos de ARN, el cual se presentaba en grandes cantidades en aquellas células con núcleo de las que proviene. Mediante la tinción de estas estructuras se pueden diferenciar de los eritrocitos maduros. Recuerda que, en condiciones normales, en sangre periférica los reticulocitos representan entre el 1 % y el 2 % del total de eritrocitos circulantes.

Aunque estos son los principios básicos de medición, los analizadores suelen combinar estos métodos con otros (p. ej., citoquímica, radiofrecuencia, uso de anticuerpos monoclonales, etc.) para la caracterización y detección celulares. La hemoglobina se determina mediante espectrofotometría; el método de referencia es el de la cianmetahemoglobina.

WWW — Recurso web

En el vídeo disponible en el QR adjunto se muestran diferentes métodos utilizados para el análisis hematológico en el equipo Mindray. El vídeo muestra el principio de Coulter y el uso de colorantes fluorescentes para la detección de diferentes tipos celulares.

Actividad propuesta 4.1

Imagina que te piden examinar una extensión sanguínea al microscopio para hacer un recuento manual y obtener la fórmula leucocitaria. Haz un resumen con los pasos que se deben seguir hasta obtener los resultados. Debes incluir en el desarrollo los siguientes puntos:

- Objetivos del microscopio utilizados y procedimientos realizados con cada uno de ellos.
- Zona en la que se han identificado las células.
- Patrón que se ha seguido para examinar la zona de recuento.
- Número total de células contadas.
- *Informe de resultados:* porcentaje obtenido de cada tipo celular y comparación con los valores de referencia (cuadro 4.2).

4.2. Hemograma

El hemograma es el análisis de un conjunto de parámetros en muestras de sangre periférica que se consideran fundamentales en el estudio hematológico. Los parámetros que se determinan son:

- Recuento total eritrocitario (RBC).
- Hemoglobina (Hb).
- Hematocrito (HCT).
- Volumen corpuscular medio (VCM).
- Hemoglobina corpuscular media (HCM).
- Concentración de hemoglobina corpuscular media (CHCM).
- Amplitud de distribución eritrocitaria (ADE).
- Recuento de reticulocitos.
- Recuento de leucocitos (WBC).
- Fórmula leucocitaria.
- Recuento total de plaquetas (PLT).
- Volumen plaquetar medio (VPM).

Los conocidos como *índices eritrocitarios* son VCM, HCM, CHCM y ADE. Estos índices se utilizan como guía para el diagnóstico y la clasificación de los diferentes tipos de anemias.

Actualmente, el hemograma se realiza mediante analizadores automáticos, como, por ejemplo, CELL-DYN 3700 de Abbott (figura 4.3).

4.2.1. Parámetros hematológicos básicos

Los parámetros hematológicos básicos constituyen un grupo de determinaciones realizadas en sangre periférica, también conocidos como *hemograma o biometría hemática*, que se consideran fundamentales para valorar el estado de un paciente. Estos parámetros son los siguientes:

A) Análisis eritrocitario

1. *Recuento total eritrocitario (RBC):* este parámetro da la cantidad de eritrocitos que hay por volumen de sangre (se expresa en millones por microlitro [µL]). En adultos, los valores normales son los siguientes: en hombres: 4,4-5,9 millones/µL y en mujeres 3,8-5,2 millones/µL.
2. *Hemoglobina (Hb):* mide la cantidad de proteína (hemoglobina) por unidad de volumen. El resultado se expresa en gramos por decilitro (g/dL). Este valor se utiliza para diagnosticar casos de anemia. Los valores normales en adultos son, en hombres 13-18 g/dL y en mujeres 12-16 g/dL.
3. *Hematocrito (HCT):* el hematocrito representa la proporción (en porcentaje) de eritrocitos respecto al total de la sangre. Se calcula a partir del número de eritrocitos y del volumen corpuscular medio (VCM). Los valores normales de adultos son los siguientes: en hombres 40-54 % y en mujeres 37-47 %. Tradicionalmente se ha calculado este valor

mediante centrifugación de una muestra de sangre; el porcentaje que representan los glóbulos rojos frente al total corresponde al hematocrito.

4. *Volumen corpuscular medio (VCM):* este índice eritrocitario corresponde al volumen medio de los eritrocitos. Su valor se expresa en femtolitros (fL). Los valores normales se encuentran en 80-100 fL.

   El cálculo se realiza mediante la siguiente fórmula:

   $$\text{VCM (fL)} = \text{Hto} \times 10/\text{Recuento eritrocitario} (\times 10^{12}/\text{L})$$

   Este parámetro se utiliza en el diagnóstico diferencial de anemias normocíticas, macrocíticas y microcíticas.

5. *Hemoglobina corpuscular media (HCM):* representa el peso promedio de hemoglobina que hay en cada eritrocito. El resultado se expresa en picogramos (pg). Los valores normales en adultos oscilan entre 26-34 pg.

   El cálculo se realiza mediante la siguiente fórmula:

   $$\text{HCM (pg)} = \text{Hb (g/dL)} \times 10/\text{recuento de eritocitos} (\times 10^{12}/\text{L})$$

6. *Concentración de hemoglobina corpuscular media (CHCM):* corresponde a la concentración media de hemoglobina que hay en los eritrocitos, expresada en gramos por decilitro. Los valores normales en adultos oscilan entre 32-37 g/dL.

   El cálculo se realiza mediante la siguiente fórmula:

   $$\text{CHCM (g/dL)} = \text{Hb (g/dL)} \times 100/\text{Hto (\%)}$$

7. *ADE (amplitud de distribución eritrocitaria)* o *RDW (del inglés, red blood cell distribution width):* cuantifica la *anisocitosis*, es decir, la variación del tamaño de los eritrocitos. Puede resultar de utilidad para la clasificación de anemias. Los valores normales oscilan entre 11,5-14,5 %.
8. *Reticulocitos:* indican la capacidad eritropoyética (capacidad para la regeneración de glóbulos rojos) de la médula ósea. Pueden expresarse en valores absolutos o relativos (porcentaje). Los valores normales oscilan entre 0,5-2 %.
9. *Velocidad de sedimentación globular (VSG):* indica la velocidad con la que las células de la sangre sedimentan. En casos de infección se sintetizan proteínas que hacen que los eritrocitos se unan y sedimenten a mayor velocidad. Se utiliza para monitorizar enfermedades inflamatorias (p. ej., está aumentada en fiebre reumática, artritis reumatoidea, etc.). Los valores normales son, en hombres, <15 mm/h; y en mujeres, <20 mm/h.

B) Análisis leucocitario

1. *Recuento total leucocitario (WBC):* el número de leucocitos en adultos sanos oscila entre 4000-10.000/µL. Cuando los valores aumentan por encima de valor normal se habla de *leucocitosis*, mientras que valores por debajo del rango normal indican *leucopenia*.

Los analizadores hematológicos también tienen la capacidad de realizar recuentos diferenciales de leucocitos (fórmula leucocitaria), clasificándolos en neutrófilos, monocitos, leucocitos, eosinófilos y basófilos. También pueden incluir recuento de células inmaduras o blastos.

2. La fórmula leucocitaria se puede expresar en porcentaje o en valores absolutos:

- *Neutrófilos:* 50-70 % (absoluto: 2000-6300/µL).
- *Neutrófilos en banda:* 0-4 % (absoluto: 0-360/µL).
- *Linfocitos:* 25-45 % (absoluto: 1000-4000/µL).
- *Monocitos:* 2-8 % (absoluto: 80-720/µL).
- *Eosinófilos:* 1-4 % (absoluto: 40-360/µL).
- *Basófilos:* 0-1 % (absoluto: 0-90/µL).

C) Análisis plaquetario

1. *Recuento total de plaquetas (PLT):* los valores normales de plaquetas en adultos oscilan entre 150-440.000/µL.
2. *Volumen plaquetar medio (VPM):* mediante este valor y el recuento de plaquetas (PLT) se pueden clasificar los diferentes trastornos plaquetarios. Los valores normales oscilan entre 8-12 fL.

INTERESANTE

Los valores de referencia son orientativos, ya que cada laboratorio debe establecer sus propios valores de referencia. Por ejemplo, los valores normales de hemoglobina pueden variar según la edad, el sexo o la altitud geográfica, entre otros factores.

Los analizadores hematológicos expresan los resultados de forma numérica y de forma gráfica. Los gráficos son de dos tipos: histogramas y diagramas de dispersión.

A continuación se muestra una imagen de la pantalla del analizador hematológico CELL-DYN 3700 donde aparecen los resultados del hemograma y las gráficas que reflejan estos valores.

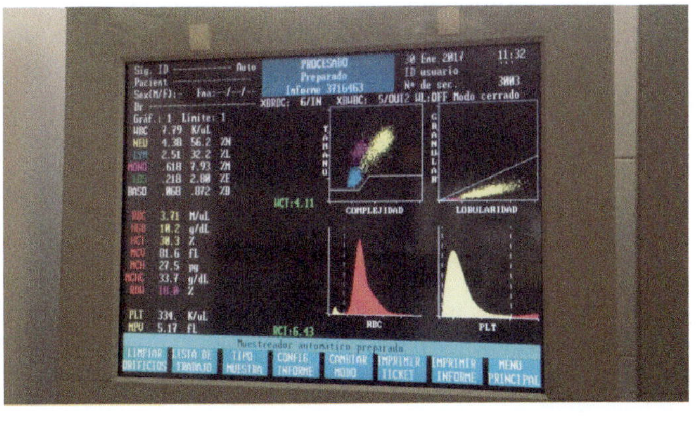

Figura 4.4
Pantalla del analizador hematológico CELL DYN 3700

Los *diagramas de dispersión* son gráficas que representan varios parámetros celulares para dar lugar a nubes de puntos correspondientes a los diferentes tipos celulares. Por ejemplo, en la figura 4.5 aparece un diagrama de dispersión que identifica a las diferentes poblaciones de leucocitos.

Los *histogramas* son representaciones gráficas que aparecen en la pantalla del analizador hematológico. Indican, de una forma gráfica, los resultados de un determinado parámetro (cada histograma corresponde a un solo parámetro). Además, mediante la alteración de la gráfica o histograma se pueden identificar determinadas patologías. Estos gráficos son de vital importancia para el personal que realiza las pruebas, ya que aportan una valiosa información para la interpretación de los resultados.

Por ejemplo, el resultado de los valores eritrocitarios se acompaña de un histograma que relaciona la cantidad de eritrocitos (RBC) (eje y) con el volumen celular en femtolitros (eje x) (figura 4.6).

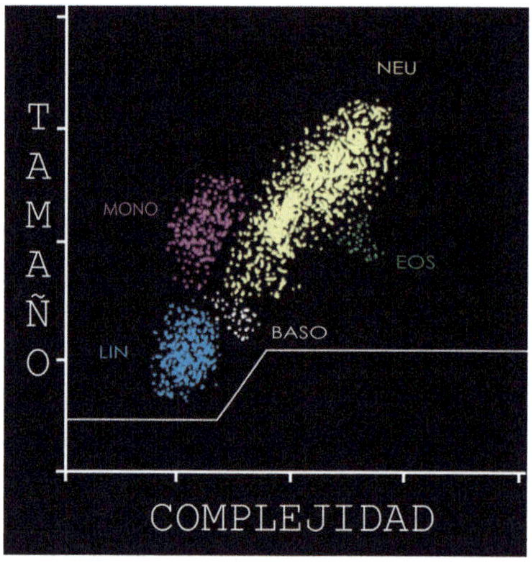

Figura 4.5
Diagrama de dispersión de leucocitos en el analizador CELL DYN

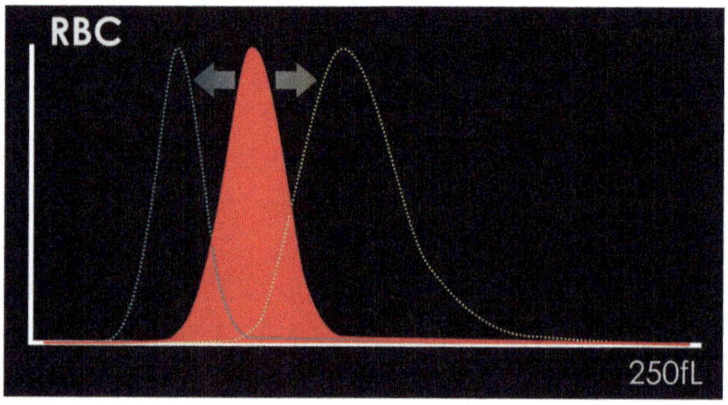

Figura 4.6
Histograma (RBC) y ejemplos de alteraciones. El histograma central (rojo) corresponde a un RBC normal. El desplazamiento hacia la izquierda puede deberse a población microcítica (células de tamaño pequeño); mientras que el desplazamiento hacia la derecha puede ser debido a una población macrocítica (células de gran tamaño)

4.2.2. Valores de referencia

Los valores hemáticos de referencia en adultos aparecen en los cuadros 4.1 y 4.2. Estos datos pueden variar en función de la edad, el sexo, la raza o el ambiente, por lo que cada laboratorio establece sus propios "valores normales" o de referencia según la población a la que presta sus servicios. A pesar de que se pueda dar una ligera variabilidad, estos rangos aportan una valiosa información para la interpretación clínica.

Actividad propuesta 4.2

¿Qué son los índices eritrocitarios?, ¿qué indica cada uno de ellos?, ¿qué parámetro del hemograma es fundamental para el diagnóstico de anemia?

CUADRO **4.1**
Fórmula leucocitaria y valores de referencia

Células	Imagen	Características diferenciales	Valores normales
Neutrófilo	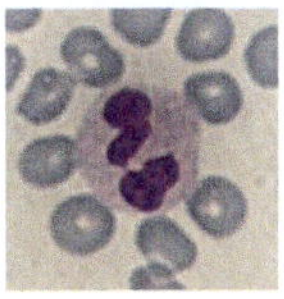	Núcleo polilobulado	50-70 % (absoluto: 2000-6300/μL).
Neutrófilo en banda	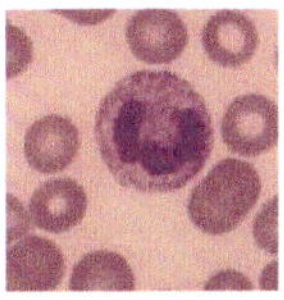	Núcleo en forma de C o S	0-4 % (absoluto: 0-360/μL).
Linfocito	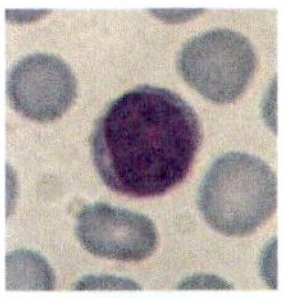	Núcleo redondeado que ocupa casi toda la célula. Tamaño ≤ neutrófilo	25-45 % (absoluto: 1000-4000/μL).
Monocito	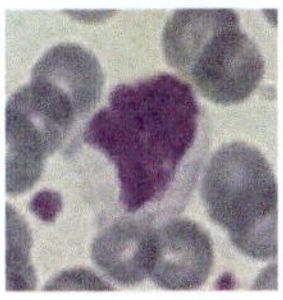	Núcleo con hendidura (forma de herradura o riñón) Tamaño ≤ neutrófilo	2-8 % (absoluto: 80-720/μL).
Eosinófilo	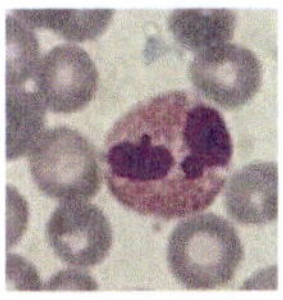	Gránulos anaranjados	1-4 % (absoluto: 40-360/μL).
Basófilo	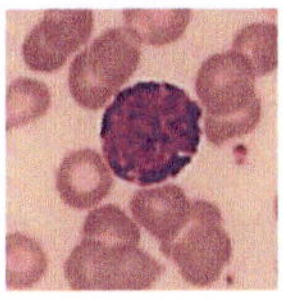	Gránulos de color azul o violeta muy intenso	0-1 % (absoluto: 0-90/μL).

CUADRO **4.2**
Hemograma y valores de referencia

Células	Parámetros	Valores normales hombres	Valores normales mujeres
Análisis eritrocitario	RBC	4,4-5,9 millones/μL	3,8-5,2 millones/μL
	Hb	13-18 g/dL	12-16 g/dL
	HCT	40-54 %	37-47 %
	VCM	80-100 fL	80-100 fL

CUADRO 4.2 (CONT.)

	HCM	26-34 pg	26-34 pg
	CHCM	32-37 g/dL	32-37 g/dL
	ADE o RDW	11,5-14,5 %	11,5-14,5 %
	Reticulocitos	0,5-2 %	0,5-2 %
	VSG	< 15 mm/h	< 20 mm/h
Análisis leucocitario	WBC	4000-10.000/µL	4000-10.000/µL
	Fórmula leucocitaria* (cuadro 4.1)		
Análisis plaquetario	PLT	150-440.000/µL	150-440.000/µL
	VPM	8-12 fL	8-12 fL

Práctica n.° 3

Reencuentro de leucocitos en cámara de Neubauer

Material

1. Cámara de Neubauer mejorada.
2. Líquido de Türk.
3. Microscopio.
4. Pipetas automáticas.
5. Tubos de ensayo.

Muestra: sangre anticoagulada; en casos excepcionales, sangre capilar.

Procedimiento

1. En un tubo de ensayo, dispendar 380 µL de líquido de Türk.
2. Tomar 20 µL (con pipeta automática) de la muestra de sangre y mezclarla bien con el líquido de Türk. Así se obtiene una dilución 1:20.
3. Colocar la laminilla de cuarzo (cubreobjetos) sobre la cámara de Neubauer.
4. Colocar la punta de la micropipeta entre la laminilla y la cámara. Descargar suavemente para que la mezcla entre por capilaridad.

Resultados

1. Con el objetivo de 40x, contar los 4 cuadrados grandes de las esquinas (indicados con una L en la figura 4.2).
2. Utilizar la fórmula general para el recuento:
3. $$\text{Recuento} = \frac{\text{Células contadas} \times \text{factor de dilución}}{\text{Área}\,(\text{mm}^2) \times \text{profundidad}\,(0,1)} = \text{N.° células / mm}^3$$

Ejemplo:

- Células contadas en los 4 cuadrados grandes = 100
- Factor de dilución = 20
- Área (mm^2) = 4 mm^2 (cada cuadrado tiene 1 mm^2)
- Profundidad = 0,1 mm

4. $$\text{Recuento} = \frac{100 \times 20}{4\ \text{mm}^2 \times 0{,}1\ \text{mm}} = 5000\ \text{leucocitos/m}^3$$

5. Recuérdese: 1 µL = 1 mm^3
6. Valores normales:

	N.º leucocitos/µL
Adultos	4000-10.000
Niños	8000-12.000
Neonatos	16.000-22.000

Resumen

- Existen varias técnicas para el recuento de células sanguíneas. Los recuentos se pueden realizar de forma manual o automática (la forma manual, a su vez, se puede realizar mediante el examen de una extensión sanguínea o mediante el recuento en cámara). En la actualidad, los recuentos celulares se realizan generalmente en analizadores automáticos, pero en determinados casos es necesario utilizar técnicas manuales. Los recuentos automatizados son más precisos y tienen una serie de ventajas frente a los recuentos manuales; no obstante, si aparecen anomalías morfológicas, debe hacerse un examen de la extensión sanguínea teñida.
- El recuento de células sanguíneas se puede hacer mediante recuentos manuales o automáticos.
- Se puede examinar la extensión sanguínea para hacer recuentos celulares (p. ej., se puede realizar la fórmula leucocitaria).
- Los recuentos en cámara permiten obtener valores del número de células por unidad de volumen.
- Actualmente, los recuentos celulares suelen hacerse en analizadores automáticos, ya que son más precisos y tienen una serie de ventajas frente a los recuentos manuales; sin embargo, no han sustituido por completo al examen de la extensión sanguínea o a los recuentos manuales, ya que, en determinados casos, hay que recurrir a las técnicas manuales.
- Generalmente se utiliza el objetivo de 100x con aceite de inmersión para el recuento celular, la fórmula leucocitaria y la evaluación morfológica, ya que con él pueden diferenciarse con mayor facilidad las estructuras características de cada tipo celular.
- La fórmula leucocitaria consiste en contar y clasificar 100 leucocitos (para aumentar la exactitud se pueden contar 200) y dar un resultado en porcentaje.
- Los analizadores determinan el hemograma completo: leucocitos, eritrocitos, hemoglobina, hematocrito, VCM, HCM, CHCM, ADE, plaquetas, recuento de reticulocitos y recuento diferencial de leucocitos.

- Los métodos de medición más utilizados por los analizadores automáticos son la *impedancia eléctrica (Coulter)* y la *dispersión óptica (citómetros de flujo)*.
- Los índices eritrocitarios son los siguientes: VCM, HCM, CHCM y ADE. Estos índices se utilizan como guía para el diagnóstico y la clasificación de los diferentes tipos de anemias.

Ejercicios propuestos

1. ¿Cómo se realiza la fórmula leucocitaria mediante el examen de una extensión sanguínea?
2. ¿Qué es un hemocitómetro?, ¿cuál es su utilidad? Pon un ejemplo de una de sus aplicaciones más frecuentes.
3. Indica algunas de las ventajas que tienen los analizadores automáticos frente a las técnicas manuales.
4. ¿Cuáles son los métodos más utilizados por los analizadores automáticos para el recuento celular?
5. ¿Qué es el parámetro hematológico ADE?
6. ¿Para qué se utiliza en clínica el valor de hemoglobina?
7. ¿Para qué se utilizan los índices eritrocitarios?
8. ¿En qué valor se expresa el hematocrito?
9. En la fórmula leucocitaria, ¿qué tipo de leucocitos es más abundante en condiciones normales?
10. ¿Qué indica el número de reticulocitos?

Lee y debate en clase

Lee el texto "Signos de alarma en el hemograma y utilidad diagnóstica de la morfología sanguínea", del que se recoge un extracto a continuación, y debate con tus compañeros en clase sobre los temas propuestos. Encontrarás el texto completo en el QR adjunto.

El Laboratorio de Hematología contribuye al diagnóstico de la mayoría de las enfermedades hematológicas, e incluso no hematológicas, mediante el estudio de la sangre periférica, fluido orgánico fácilmente accesible, que constituye un eslabón analítico inicial [...].

El hemograma incluye la fórmula leucocitaria (recuento porcentual de las diferentes subpoblaciones leucocitarias) y la determinación de otras magnitudes celulares sanguíneas, tales como recuento de leucocitos, hematíes y plaquetas, concentración de hemoglobina, hematocrito y volumen medio de los hematíes. Con el desarrollo de los sofisticados autoanalizadores hematológicos, la proporción de muestras sanguíneas que requiere de un recuento diferencial manual es alrededor de un 15 %. Sin embargo, el análisis de la citología de sangre periférica es crucial para el diagnóstico de determinadas infecciones (mononucleosis infecciosa), parasitosis (paludismo), así como para el diagnóstico diferencial de anemias y trombocitopenias, y para la identificación y caracterización de las diferentes hemopatías malignas (leucemias, linfomas) [...].

En la actualidad, además del análisis citológico de las células sanguíneas, se dispone de otras metodologías, tales como la citometría de flujo o las técnicas de biología molecular y citogenética, que son fundamentales para la clasificación diagnóstica definitiva del paciente. Sin embargo, la aplicación de los métodos mencionados tiene siempre como punto de partida la sangre periférica. Por este motivo, el laboratorio tiene un papel muy importante en la detección de los valores del hemograma que constituyan un signo de alarma, así como en la correcta interpretación de las alteraciones morfológicas de las tres series hematopoyéticas en sangre periférica (Merino. A., 2010).

Fuente: Revista del Laboratorio Clínico. Laboratori Core, Servei d'Hemoterapia-Hemostasia, CDB, Hospital Clínic de Barcelona, IDIBAPS, Barcelona, España

Temas para debatir:

- ¿Por qué consideras que es tan importante el estudio del hemograma?
- Tal y como dice el artículo, a pesar del uso de "sofisticados autoanalizadores hematológicos, la proporción de muestras sanguíneas que requiere de un recuento diferencial manual es alrededor de un 15 %". ¿Por qué crees que en estos casos es necesario el uso de técnicas manuales?

ACTIVIDADES DE AUTOEVALUACIÓN

1. La fórmula leucocitaria:
   - ☐ *a)* Se puede determinar de forma manual o automática.
   - ☐ *b)* Solo se determina mediante analizadores automáticos.
   - ☐ *c)* No se determina actualmente en los laboratorios clínicos.
   - ☐ *d)* Ninguna de las opciones anteriores es correcta.

2. El líquido de Türk se utiliza para:
   - ☐ *a)* El recuento de reticulocitos.
   - ☐ *b)* El recuento de leucocitos en cámara.
   - ☐ *c)* La determinación del volumen plaquetar medio.
   - ☐ *d)* Teñir la extensión sanguínea.

3. Los basófilos:
   - ☐ *a)* Representan un porcentaje alto en la fórmula leucocitaria.
   - ☐ *b)* No se incluyen en la fórmula leucocitaria.
   - ☐ *c)* Representan un porcentaje muy bajo en la fórmula leucocitaria.
   - ☐ *d)* Representan un porcentaje intermedio en la fórmula leucocitaria, en tormo a un 40-50 %.

4. El parámetro ADE (amplitud de distribución eritrocitaria):
   - ☐ *a)* Mide el índice de variación leucocitaria.
   - ☐ *b)* Indica la anisocitosis eritrocitaria.
   - ☐ *c)* Da una idea de lo diferentes que son las plaquetas entre sí.
   - ☐ *d)* Ninguna de las opciones anteriores es correcta.
5. El VSG se utiliza para:
   - ☐ *a)* Monitorizar enfermedades inflamatorias.
   - ☐ *b)* El seguimiento de algunos tipos de anemia.
   - ☐ *c)* Determinar la capacidad regeneradora de la médula ósea.
   - ☐ *d)* Ninguna de las opciones anteriores es correcta.
6. Para el recuento de leucocitos en cámara de Neubauer mejorada se utilizan:
   - ☐ *a)* Los cuatro cuadrados grandes de las esquinas.
   - ☐ *b)* Los cuadrados pequeños del centro del retículo.
   - ☐ *c)* Todos los cuadrados de la cuadrícula.
   - ☐ *d)* Ninguna de las opciones anteriores es correcta.
7. ¿Qué significa CHCM?
   - ☐ *a)* Hemoglobina corpuscular media.
   - ☐ *b)* Hemoglobina celular media.
   - ☐ *c)* Concentración de hematíes corpusculares medios.
   - ☐ *d)* Concentración de hemoglobina corpuscular media.
8. El recuento de reticulocitos indica:
   - ☐ *a)* La capacidad de la médula ósea para regenerar glóbulos rojos.
   - ☐ *b)* La cantidad de células de defensa que se regeneran cada día.
   - ☐ *c)* El índice de anisocitosis eritrocitaria.
   - ☐ *d)* Ninguna de las opciones anteriores es correcta.
9. El volumen plaquetar medio (VPM) se utiliza para:
   - ☐ *a)* Determinar la coagulación sanguínea.
   - ☐ *b)* Clasificar los diferentes trastornos eritrocitarios.
   - ☐ *c)* Clasificar los diferentes trastornos plaquetarios.
   - ☐ *d)* Las opciones a) y c) son correctas.
10. Para el recuento de eritrocitos en cámara:
    - ☐ *a)* Se utiliza un líquido isotónico que preserva la morfología y la lisis de los eritrocitos.
    - ☐ *b)* Se utiliza líquido de Türk.
    - ☐ *c)* Se utiliza un líquido que contiene verde brillante de cresilo.
    - ☐ *d)* Ninguna de las opciones anteriores es correcta.

SOLUCIONES:

1.	■ a	b	c	d	**5.**	■ a	b	c	d					
2.	a	■ b	c	d	**6.**	■ a	b	c	d	**9.**	a	b	■ c	d
3.	a	b	■ c	d	**7.**	a	b	c	■ d	**10.**	■ a	b	c	d
4.	a	■ b	c	d	**8.**	■ a	b	c	d					

Parte III

Estructura y función de los elementos formes de la sangre

5

La serie roja

Objetivos

- ✓ Conocer la morfología y fisiología eritrocitarias.
- ✓ Aprender los diferentes parámetros eritrocitarios.
- ✓ Describir las principales alteraciones de los eritrocitos.
- ✓ Clasificar y entender los principales trastornos relacionados con la serie roja.

Mapa conceptual

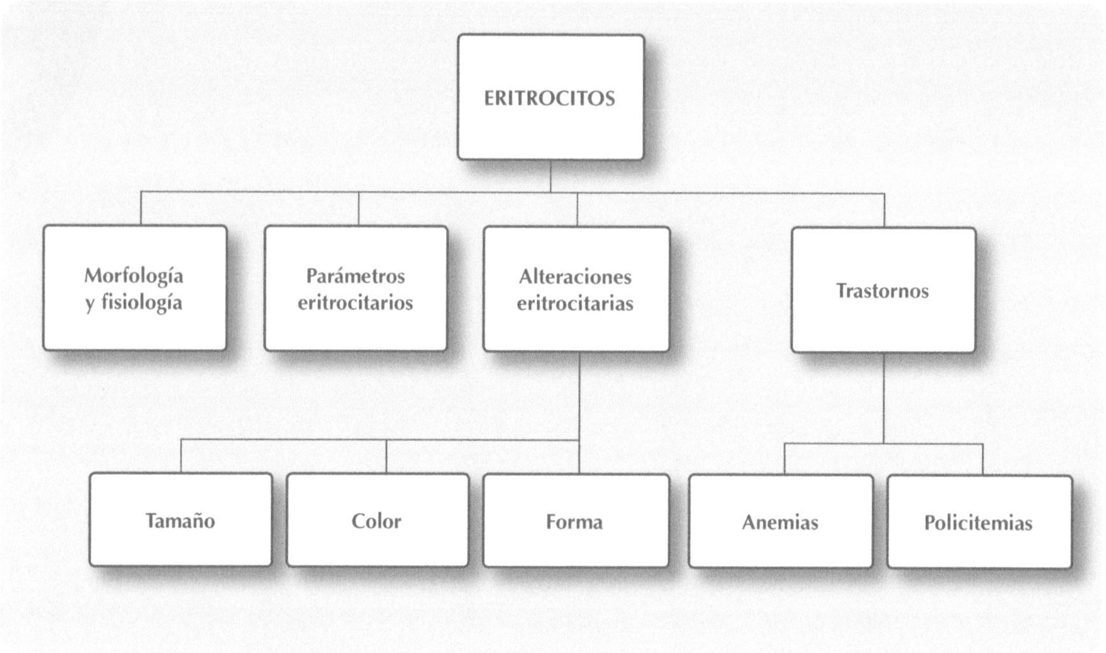

Glosario

Anemia. Disminución del nivel de hemoglobina en la sangre.

Citometría hemática. Conjunto de parámetros que evalúan las diferentes características de los glóbulos rojos y proporcionan una información complementaria muy útil a la hora de establecer un diagnóstico de las diversas patologías relacionadas con los glóbulos rojos.

Hemoglobina. Proteína que constituye más de la tercera parte del volumen eritrocitario, formada por una proteína denominada *globina* y un grupo prostético que contiene hierro y recibe el nombre de *hemo*.

Hemólisis. Lisis de los eritrocitos.

Hipoxia. Disminución en la cantidad de oxígeno que es transportada a los tejidos.

Policitemia. Incremento de la masa eritrocitaria, así como de los leucocitos y trombocitos.

Poliglobulia. Aumento de la concentración sanguínea de hematíes.

5.1. Introducción

Dentro de los diferentes elementos formes sanguíneos, los eritrocitos destacan fundamentalmente por su elevado contenido en hemoglobina. Esta singularidad los convierte en células capaces de transportar oxígeno a las diferentes estructuras orgánicas, puesto que esta proteína lo fija de forma reversible, de forma que permite la liberación de O_2 a su paso por los tejidos.

La disminución de la capacidad de la sangre para transportar el oxígeno necesario a las diferentes estructuras tisulares se denomina *hipoxia*. Si no se consigue compensar este desequilibrio, se pueden producir graves alteraciones orgánicas.

La anemia es un trastorno frecuente en el que se produce una disminución de la concentración de hemoglobina, por lo que se ve afectada la capacidad de la sangre para transportar oxígeno. Es una manifestación clínica de diferentes enfermedades subyacentes. En las policitemias se produce un incremento del número de hematíes, así como de leucocitos y trombocitos.

En este capítulo se estudiarán de forma general la morfología, la fisiología y las alteraciones eritrocitarias, así como los principales trastornos de la serie roja.

5.2. Morfología y fisiología eritrocitarias

Los glóbulos rojos (también llamados *eritrocitos* o *hematíes*) son pequeños discos anucleados que carecen de los orgánulos típicos que presentan otras células. Circulan en el torrente sanguíneo con el objetivo de fijar oxígeno, transportarlo y liberarlo en los tejidos y, del mismo modo, unir dióxido de carbono para retirarlo de las estructuras hísticas.

5.2.1. Formación y regulación de la producción de hematíes

La eritropoyesis es el proceso de formación de glóbulos rojos en la médula ósea. Antes del nacimiento, los eritrocitos se producen en el saco vitelino, el hígado y, en menor medida, en el bazo y los ganglios linfáticos. Después del nacimiento, los eritrocitos se originan exclusivamente en la médula ósea a partir de la célula madre hematopoyética pluripotencial (*stem*), de la que derivan todas las células sanguíneas. Para más información, véase el apartado 2.3 del capítulo 2.

Los ajustes en la producción de glóbulos rojos son desencadenados por cambios en la concentración de eritropoyetina en la circulación sanguínea. Esta glicoproteína se produce mayoritariamente (entre un 85-90 %) en los capilares peritubulares de los riñones, el resto se sintetiza principalmente en el hígado. La cantidad total de eritrocitos en el sistema circulatorio está regulada de forma que se disponga de un número adecuado de glóbulos rojos (para transportar suficiente oxígeno a las diferentes estructuras orgánicas) pero sin incrementar tanto su producción que supongan un impedimento al flujo sanguíneo.

El estímulo regulador más importante para la producción de eritrocitos es la hipoxia. Esto quiere decir que cualquier trastorno que reduzca la cantidad de oxígeno transportada a los tejidos incrementa la secreción de eritropoyetina, que a su vez potencia la producción de hematíes hasta que la hipoxia disminuya. Existen diversos factores que promueven la hipoxia tisular, como la disminución del volumen sanguíneo, el descenso de la hemoglobina, el deterioro del flujo sanguíneo o las enfermedades pulmonares (figura 5.1).

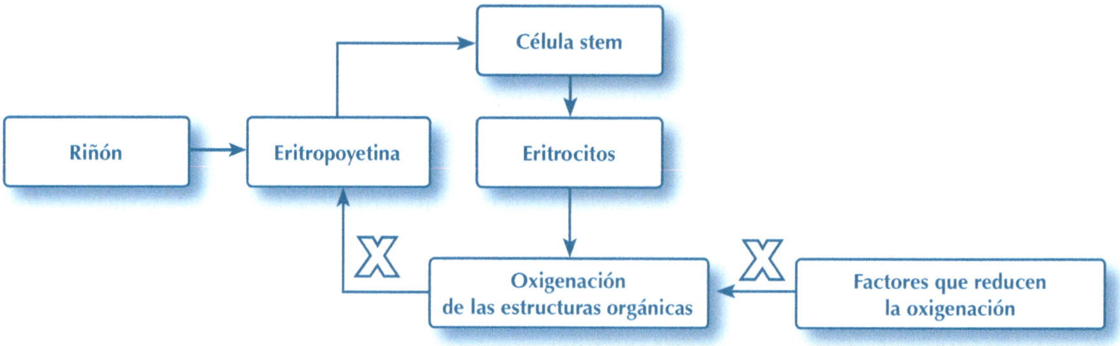

Figura 5.1
La hipoxia como estímulo regulador en la producción de eritrocitos

INTERESANTE

El estímulo regulador más importante para la producción de eritrocitos es la hipoxia.

La disminución de los niveles de O2 es detectada por las células del aparato yuxtaglomerular del riñón, que son las encargadas de producir la hormona eritropoyetina, cuya función es potenciar la eritropoyesis.

5.2.2. Morfología

Los eritrocitos normales maduros son discos bicóncavos con un diámetro de unos 7,8 mm, con un espesor aproximado de 2,6 mm en el borde y de 0,8 mm en el centro. Esta forma es útil para maximizar la superficie celular en relación con su volumen, algo de gran utilidad para la difusión de O_2 y CO_2 a través de su membrana y que le confiere una gran plasticidad o deformabilidad para atravesar con facilidad los vasos sanguíneos más estrechos, de un diámetro inferior al suyo.

Los glóbulos rojos carecen de núcleo y de otros orgánulos característicos (como el sistema de endomembranas o las mitocondrias). En cambio, contienen grandes cantidades de una molécula característica denominada *hemoglobina* y diversas enzimas que les permiten llevar a cabo un reducido metabolismo celular. Al no tener mitocondrias, la glicólisis es su única vía para obtener energía; además, no pueden sintetizar proteínas para renovar sus enzimas ni su membrana, lo que provoca un deterioro progresivo de la misma, con una pérdida de su flexibilidad. Aproximadamente a los 120 días, la célula es retirada del torrente circulatorio.

La membrana del eritrocito (figura 5.2) es una bicapa lipídica típica, en la que la asociación de las proteínas de membrana y el citoesqueleto proporciona una gran estabilidad y flexibilidad que mantienen su forma, así como la capacidad de plegarse para resistir las fuerzas a las que el eritrocito se ve sometido durante la circulación. La membrana plasmática está compuesta, aproximadamente, por un 50 % de proteínas, un 40 % de lípidos y un 10 % de hidratos de carbono. En la estructura, además de la bicapa lipídica normal, contiene tres grupos de proteínas importantes desde un punto de vista funcional:

a) *Proteínas integrales:* son las proteínas que integran la membrana; están fuertemente embebidas en la bicapa lipídica y se dividen en dos grupos principales: las glicoforinas y las proteínas de banda 3.

b) *Proteínas del citoesqueleto:* se localizan bajo la bicapa lipídica y se asocian para dar lugar a una red bidimensional dinámica que mantiene la integridad del glóbulo rojo a su paso por los angostos capilares sanguíneos. Los hilos de esta red están formados por la espectrina, una proteína fibrosa flexible formada por dos cadenas, α y β, orientadas de forma antiparalela y enrolladas entre sí, que originan un cilindro de unos 100 nanómetros de longitud (dímero), que, a su vez, se asocia con otro cilindro similar, unidos cabeza con cabeza, para formar tetrámeros. Los filamentos de espectrina se unen a la bicapa lipídica por dos complejos de proteínas de anclaje:

- *Complejo de la proteína de banda 4.1:* une la espectrina a la glicoforina. Lo conforman la proteína de banda 4.1, actina, tropomiosina, tropomodulina, aductina y dematina.
- *Complejo de anquirina:* une la espectrina a las proteínas de banda 3 y está formado por la anquirina y la proteína de banda 4.2.

c) *Proteínas de anclaje:* se encargan de conectar el citoesqueleto con las proteínas integrales, como las anquirinas o la proteína de banda 4.1.

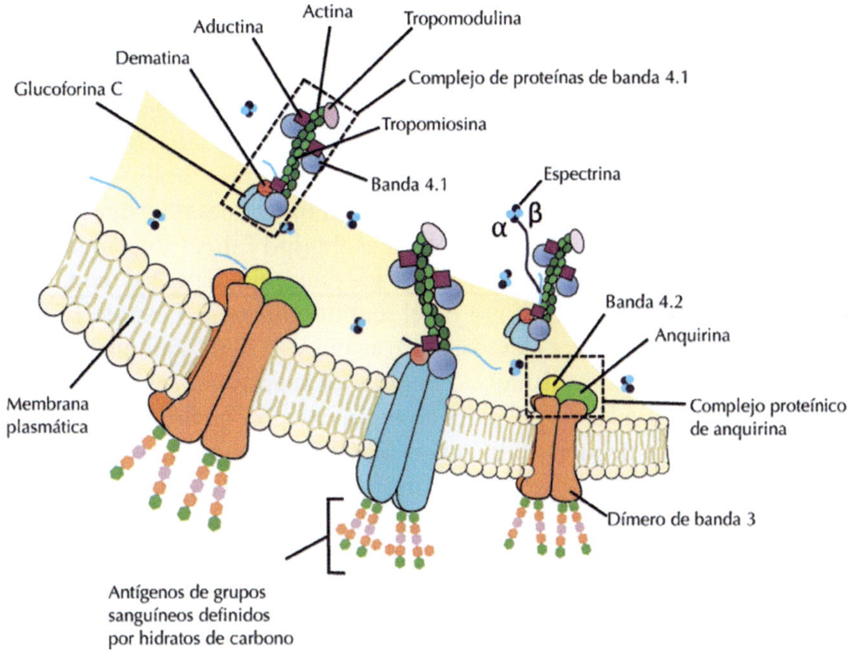

Figura 5.2
Esquema de la membrana eritrocitaria

TOMA NOTA

Las características particulares de la estructura del eritrocito permiten que su membrana plasmática se acomode, variando su forma, plegándose para conseguir atravesar los capilares más estrechos. Esta deformidad es reversible, la membrana vuelve a la normalidad una vez que cesen las diferentes fuerzas de fricción y compresión a las que se ve sometido el hematíe.

Actividad propuesta 5.1

Los glóbulos rojos tienen una vida media de unos 120 días, a partir de ese momento, son retirados de la circulación sanguínea. ¿Por qué tienen una vida media tan corta? Razona tu respuesta.

5.2.3. Fisiología eritrocitaria

Como ya se ha visto, los eritrocitos maduros no tienen núcleo, ribosomas, mitocondrias o retículo endoplásmico, ni otros orgánulos típicos de la mayoría de las células. El principal componente de cada glóbulo rojo es la hemoglobina, una proteína que constituye más de la tercera parte del volumen celular y que presenta una característica de gran interés para el organismo humano: su capacidad para unirse mediante enlaces reversibles al oxígeno (su afinidad por el oxígeno varía según la presión parcial de oxígeno), lo que permitirá la oxigenación de los diferentes tejidos.

La molécula de hemoglobina consta de dos partes, una proteína denominada *globina* y un grupo prostético que contiene hierro y recibe el nombre de *hemo*. Cada molécula de hemoglobina está formada por cuatro cadenas polipeptídicas, iguales dos a dos (dos cadenas α y dos cadenas no α, que pueden ser β, γ o δ). Cada una de estas cadenas se une a un grupo hemo, con capacidad para combinarse de forma reversible con una molécula de O_2, por lo que cada molécula de hemoglobina puede transportar cuatro moléculas de oxígeno. En el adulto, aproximadamente el 96 % del total de hemoglobina es de tipo HbA (dos cadenas α y dos β).

La hemoglobina transporta oxígeno desde los pulmones hasta los tejidos y también participa en el transporte de dióxido de carbono en el sentido contrario. Cuando la concentración de O_2 o la presión parcial del mismo es elevada, el O_2 se une a la hemoglobina hasta saturarla, formando oxihemoglobina (color rojo brillante). Al llegar a los tejidos, donde la presión parcial de O_2 disminuye, la hemoglobina se libera del oxígeno transportado, convirtiéndose en desoxihemoglobina (color rojo azulado). Un pequeño porcentaje del CO_2 se transporta unido a la hemoglobina (carbaminohemoglobina). Existen diversos factores que regulan la afinidad de la hemoglobina por el oxígeno:

- ✓ Al incrementarse la temperatura corporal disminuye la unión del O_2 a la hemoglobina.
- ✓ Un aumento del pH a una determinada presión parcial de O_2 incrementa el porcentaje de saturación de la hemoglobina con el oxígeno.
- ✓ El 2,3-difosfoglicerato (2,3-DPG) reduce la afinidad de la hemoglobina por el oxígeno, favoreciendo la forma desoxigenada de la misma y la liberación de oxígeno a nivel tisular.

SABÍAS QUE...

Existen otros compuestos que se pueden unir a la hemoglobina, como el monóxido de carbono (CO). Su unión con el hierro del grupo hemo forma carboxihemoglobina, cuyos efectos tóxicos pueden provocar cefaleas o mareos (en niveles del 10 % al 15 %) y en casos graves (más del 50 %) puede producir coma, convulsiones e incluso la muerte.

La hemoglobina también interviene en la regulación del pH sanguíneo gracias a su capacidad amortiguadora.

Además de la hemoglobina, los glóbulos rojos contienen diversas enzimas citoplasmáticas capaces de metabolizar la glucosa para obtener pequeñas cantidades de ATP y poder realizar las funciones que permiten su supervivencia (figura 5.3). Esto se consigue a través de diferentes vías metabólicas (glicólisis anaerobia, produce ATP; metabolismo oxidorreductor, efecto antioxidante; metabolismo nucleotídico, mantenimiento del ATP; sistema diaforásico, mantiene el hierro del grupo hemo reducido).

- **Iniciar y mantener la glicólisis**
- **Mantener la flexibilidad de la membrana eritrocitaria, principalmente el metabolismo fosfolipídico y la función del citoesqueleto**
- **Mantener el transporte de iones y el contenido acuoso intraeritrocitario**
- **Mantener el hierro de la hemoglobina en la forma ferrosa (reducido)**
- **Sintetizar glutatión y otros compuestos de importancia funcional**
- **Involucrar las reacciones de recuperación de nucleótidos**
- **Impedir la oxidación de las diversas proteínas eritrocitarias**

Figura 5.3
Principales funciones del ATP eritrocitario

FUNDAMENTAL

Teniendo en cuenta que en el medio extracelular la concentración proteínica plasmática es inferior (aproximadamente es de un 7 %), el metabolismo mínimo eritrocitario está destinado casi exclusivamente a mantener el equilibrio osmótico –mediante el transporte activo a través de la membrana de iones que impidan la entrada de agua– y, de este modo, a evitar la hemólisis.

Los eritrocitos también cumplen una función importante en el transporte de CO_2 en forma de ion bicarbonato, puesto que contienen grandes cantidades de anhidrasa carbónica, una enzima que cataliza la reacción entre CO_2 y agua para formar ácido carbónico que se disociará en un ion bicarbonato y un hidrogenión. Este proceso permite que la sangre transporte grandes cantidades de dióxido de carbono en forma de iones bicarbonato.

5.2.4. Destrucción eritrocitaria

Una vez que los hematíes salen de la médula ósea hacia los vasos sanguíneos, suelen circular unos 120 días antes de ser destruidos. Al carecer de orgánulos, se hallan desprovistos de mecanismos de síntesis y no pueden reparar los daños que se producen en su membrana, ni reponer las enzimas que consumen durante su actividad. Por ello, se produce un proceso de envejecimiento progresivo en el que la membrana del eritrocito va cambiando, se vuelve más rígida y frágil, lo que provoca que la célula se rompa o fragmente durante su paso a través de algunos tramos de la circulación y sea fagocitada por los macrófagos del sistema reticuloendotelial localizados en hígado, bazo y médula ósea.

En el interior del macrófago se catabolizan diversos componentes del eritrocito fagocitado. El proceso da lugar a la disociación de la hemoglobina en el grupo hemo y las cadenas de globinas. Estas proteínas se degradan hasta sus componentes más simples, los aminoácidos, que son reutilizados por el organismo para obtener energía, o bien en la síntesis de nuevas proteínas.

El hierro del grupo hemo puede depositarse en forma de ferritina y hemosiderina, o bien puede ser transportado a otras zonas del organismo por medio de la transferrina para su reutilización en la eritropoyesis por parte de la médula ósea. Además, la degradación del grupo hemo origina diversos catabolitos, que sufren varias reacciones enzimáticas para formar finalmente bilirrubina. Este pigmento pasa a la sangre, donde se une a la albúmina para ser transportado como bilirrubina libre al hígado, donde se conjuga con el ácido glucurónico para formar bilirrubina conjugada (esterificada o soluble).

La bilirrubina conjugada se vierte al intestino mediante la secreción biliar, donde finalmente es transformada por la acción bacteriana en estercobilinógeno, que puede ser expulsado del organismo con las heces fecales, o bien ser reabsorbido hacia la circulación sanguínea y eliminarse por la orina como urobilinógeno (figura 5.4).

Actividad resuelta 5.1

¿Crees que los eritrocitos circulantes sufrirán algún cambio si se produce una extirpación del bazo? Razona tu respuesta.

SOLUCIÓN

En una persona que no tiene bazo, el número de glóbulos rojos anormales envejecidos que circula en la sangre se incrementa considerablemente.

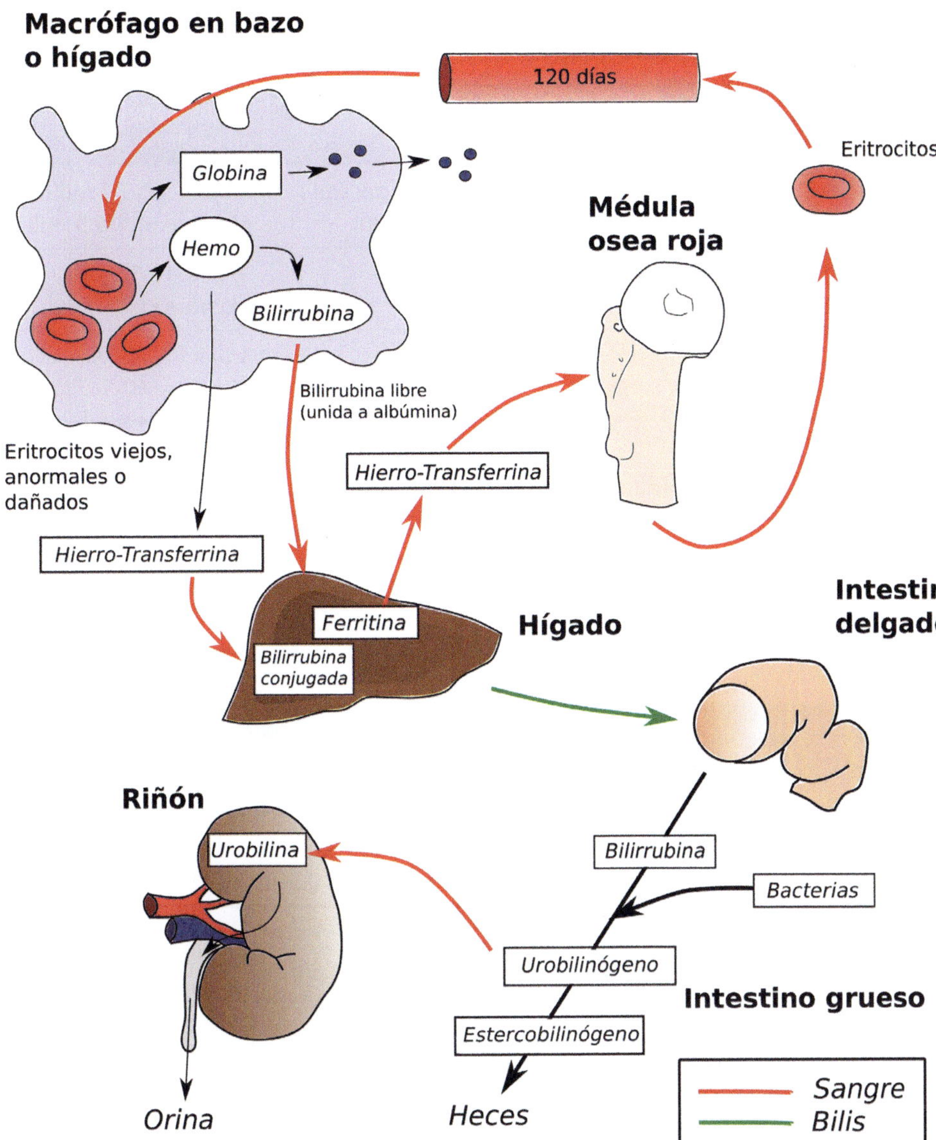

Figura 5.4
Esquema de la destrucción eritrocitaria

5.3. Citometría hemática de la serie roja

La citometría hemática agrupa una serie de parámetros que evalúan las diferentes características de los glóbulos rojos y proporcionan una información complementaria muy útil a la hora de establecer un diagnóstico de las diversas patologías relacionadas con ellos. Para más información, consúltese el apartado 4.2 en el capítulo anterior. Los parámetros básicos o primarios son los recogidos en el cuadro 5.1.

CUADRO 5.1
Parámetros básicos de la serie roja

Parámetro	Definición	Unidades	Valor normal en adultos sanos
Recuento total eritrocitario	Cantidad de eritrocitos por volumen de sangre	(millones/μL) = 10^6/μL	*Mujer:* 3,8-5,2 millones/μL *Hombre:* 4,4-5,9 millones/μL
Hemoglobina	Cantidad de hemoglobina por unidad de volumen	(g/dL)	*Mujer:* 12-16 g/dL *Hombre:* 13-18 g/dL
Hematocrito	Proporción de eritrocitos en el total de sangre	(%)	*Mujer:* 37-47 % *Hombre:* 40-54 %

A partir de estas determinaciones se pueden obtener los denominados *índices eritrocitarios* o *parámetros secundarios*, que sirven de referencia para la clasificación y el diagnóstico de los diferentes tipos de anemias (cuadro 5.2).

CUADRO 5.2
Índices eritrocitarios

Parámetro	Definición	Fórmula	Unidades	Valor normal enadultos sanos
Volumen corpuscular medio (VGM)	Volumen promedio de los eritrocitos	$\frac{\text{Hematocrito (\%)} \times 10}{\text{N.º eritrocitos (106/μL)}}$	f L (femtolitros)	80-100 fL
Hemoglobina corpuscular media (HCM)	Valor del peso promedio de hemoglobina en cada eritrocito	$\frac{\text{Hb (g/dL)} \times 10}{\text{N.º eritrocitos (106/μL)}}$	p g (picogramos)	26-34 pg
Concentración de hemoglobina corpuscular media (CHCM)	Corresponde a la concentración media de hemoglobina que hay en los eritrocitos	$\frac{\text{Hb (g/dL)} \times 100}{\text{Hto (\%)}}$	g/dL	32-37 g/dL
ADE o RDW (Amplitud de distribución eritrocitaria)	Cuantifica la anisocitosis (variación del tamaño de los eritrocitos)	–	%	11,5-14,5 %

RECUERDA

✓ Los reticulocitos son eritrocitos jóvenes con restos de ARN que indican la capacidad eritropoyética de la médula ósea (capacidad para la regeneración de glóbulos rojos). Los valores normales oscilan entre el 0,5-2 %.

5.4. Alteraciones eritrocitarias

El examen del extendido de sangre es una de las pruebas más importantes a la hora de diagnosticar una anemia. Su estudio permite valorar las posibles alteraciones de tamaño, color, forma, y contenido de los eritrocitos y sirve como control para contrastar y verificar los resultados obtenidos con los analizadores automáticos. En algunos casos, ciertas anomalías tienen un importante valor diagnóstico (esferocitos, células falciformes, eritrocitos microcíticos e hipocrómicos…) y, en otros trastornos, es necesario confirmar el diagnóstico con el estudio de la sangre periférica, como en el caso del paludismo, en el que se debe demostrar la existencia del parásito en el frotis sanguíneo. En el cuadro 5.3 se muestran algunas de las alteraciones eritrocitarias más frecuentes.

Cuadro 5.3
Alteraciones eritrocitarias

Tipo	Alteración	Definición	Representación gráfica
Variaciones en el tamaño (anisocitosis)	Anisocitosis	Desigualdad en el tamaño de los eritrocitos en una misma muestra	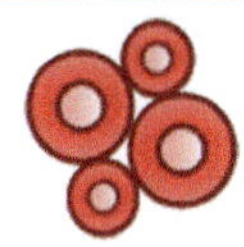
	Macrocitos	Eritrocitos con un diámetro superior al normal (entre 8 µm y 11 µm). Volumen superior a 100 fL	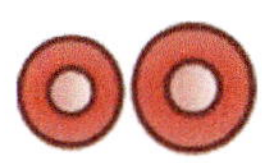
	Microcitos	Eritrocitos con un diámetro inferior a 6 µm. Volumen menor de 80 fL	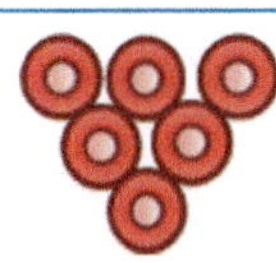
	Megalocitos	Eritrocitos con un diámetro igual o superior a 12 µm. Volumen mayor a 100 fL	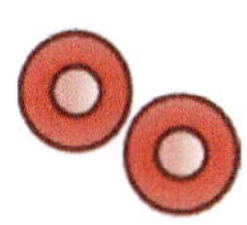
Variaciones en el color (anisocromía)	Anisocromía	Desigualdad en la coloración de los eritrocitos	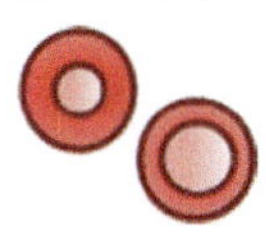
	Hipercrómicos	Eritrocitos intensamente teñidos	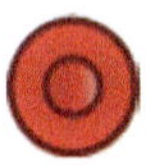
	Hipocrómicos	Eritrocitos débilmente teñidos, con aumento de la claridad central	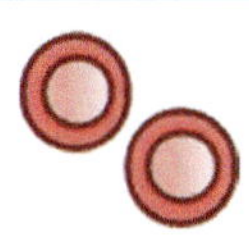
	Policromasia	Eritrocitos jóvenes que conservan una parte del material basófilo del eritroblasto y presentan una coloración ligeramente basófila	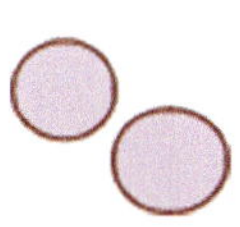

[…/…]

CUADRO 5.3 (CONT.)

Variaciones en la forma (poiquilocitosis)	Esquistocitos	Eritrocitos fragmentados	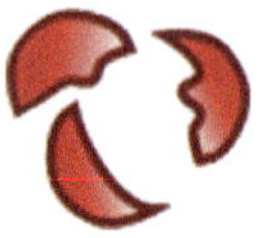
	Dacriocitos	Presentan un saliente puntiagudo en un extremo, con forma de gota o lágrima	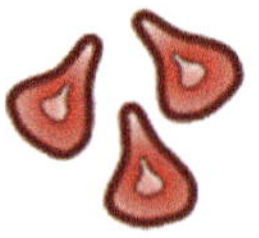
	Eliptocitos	Forma elíptica u ovalada	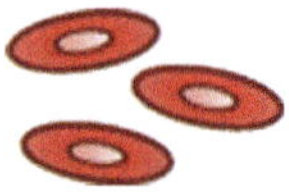
	Drepanocitos	Eritrocitos alargados, delgados, con ambos extremos agudizados (forma falciforme)	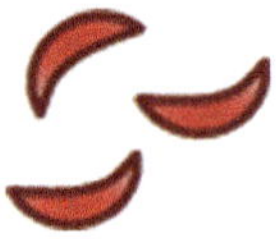
	Codocitos o células diana	Eritrocito con un contenido mayor de hemoglobina en la zona central clara, que le da un aspecto de diana	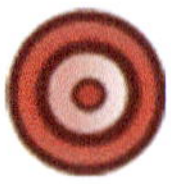
	Estomatocitos	Eritrocitos con una hendidura en forma de boca en la zona de palidez central	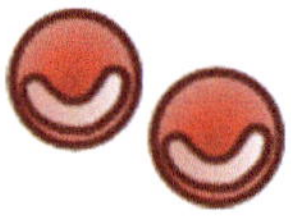
	Equinocitos	Presentan espículas cortas distribuidas por toda la superficie	
	Keratocitos	Presentan dos salientes a modo de espículas que les dan una aspecto de casco o sombrero	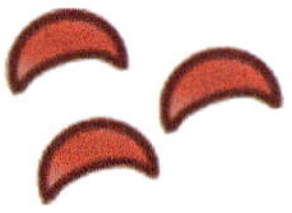
	Acantocitos	Eritrocitos pequeños con pocas espículas de longitud variable y distribuidas de forma irregular	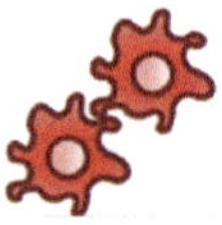
	Excentrocitos	Eritrocitos que presentan una distribución anormal de la hemoglobina, que aparece concentrada en uno de sus extremos	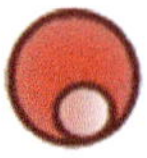
	Esferocitos	Son pequeños, densos, redondos, no presentan zona central clara	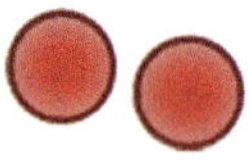

[.../...]

Cuadro 5.3 (cont.)

Inclusiones	Corpúsculos de Howell-Jolly	Corpúsculos redondeados de 1 µm de diámetro y de un color rojo violáceo. Son restos nucleares en eritrocitos circulantes	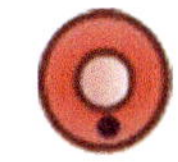
	Corpúsculos de Heinz	Se corresponden con precipitados intraeritrocitarios de hemoglobina desnaturalizada	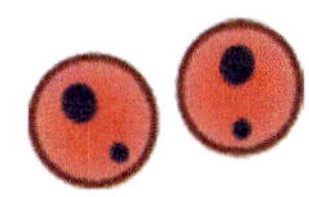
	Punteado basófilo	Son puntos basófilos de diverso tamaño (finos o gruesos) y de color azul oscuro formados por agregados de ARN	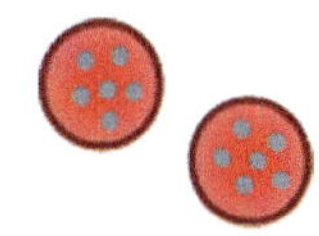
	Cuerpos de Pappenheimer	Son gránulos que contienen hierro. Se tiñen de azul oscuro con el colorante de Perls	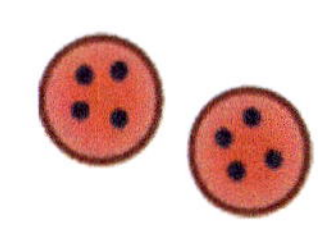
	Anillos de Cabot	Línea fina en forma de anillo formada por restos del huso mitótico o restos del huso mitótico o de la membrana nuclear.	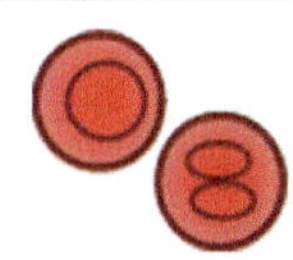
	Siderocitos	Gránulos que se tiñen de color verde mediante la tinción de Perls	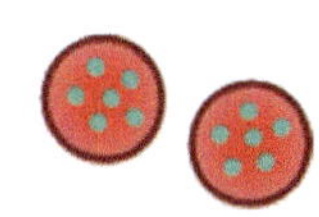

5.5. Patologías eritrocitarias: anemias y policitemias

Las patologías que afectan a la serie roja son una consecuencia directa de la pérdida del equilibrio entre la formación de los eritrocitos (eritropoyesis) y su destrucción. Se pueden clasificar en:

1. *Anemias:* se produce una disminución del nivel de hemoglobina en la sangre.
2. *Policitemias o poliglobulias:* aunque en el ámbito científico ambos términos se usan indistintamente como sinónimos, en sentido estricto, la policitemia es un incremento de la masa eritrocitaria, así como de los leucocitos y trombocitos, mientras que la poliglobulia (también conocida como *eritrocitosis*) se corresponde únicamente con un aumento de la concentración sanguínea de hematíes (figura 5.5).

Actividad propuesta 5.2

Dentro de los diferentes tipos de alteraciones eritrocitarias, explica aquellas que están relacionadas con las variaciones del tamaño (anisocitosis).

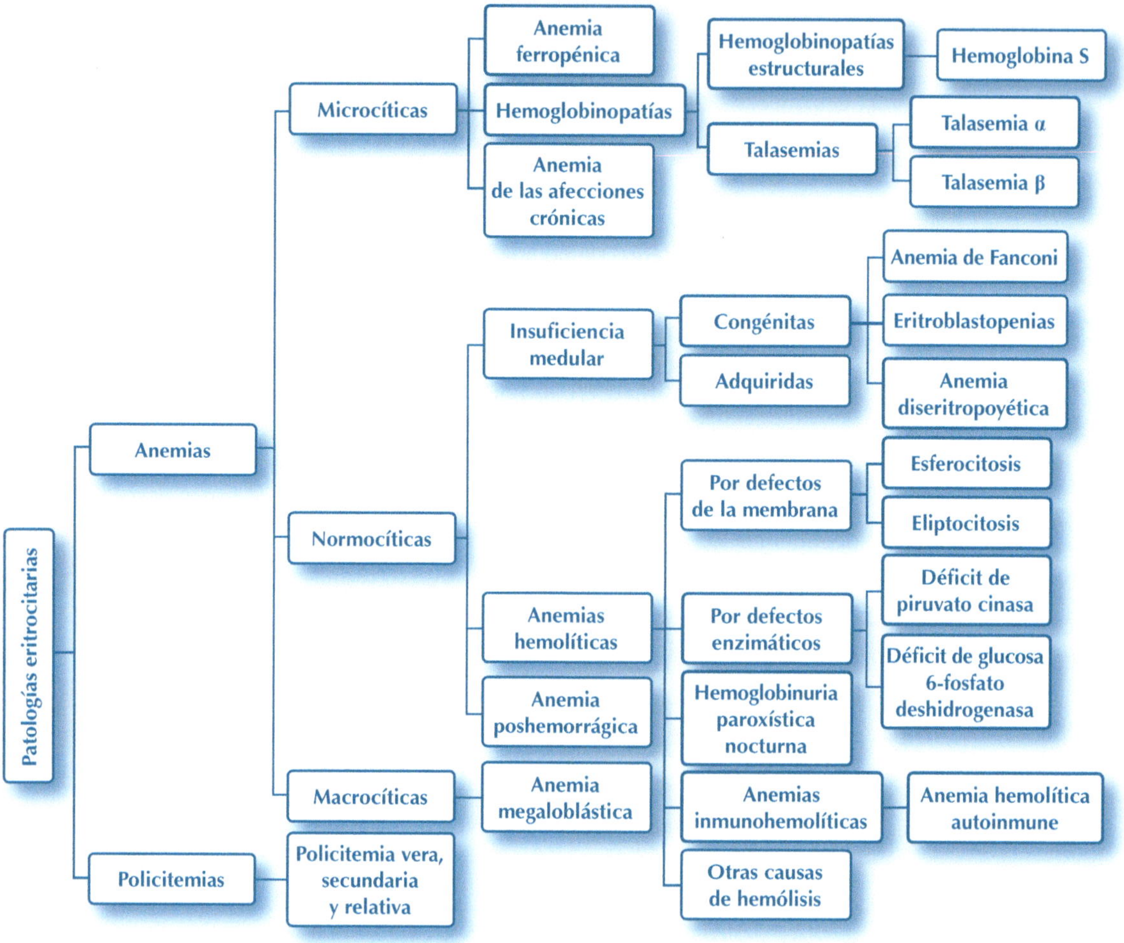

Figura 5.5
Algunas de las principales patologías eritrocitarias

5.5.1. Anemias

La anemia es un proceso patológico frecuente provocado por una deficiencia de la concentración de hemoglobina en la sangre, asociada o no a una disminución del número de eritrocitos.

La concentración de hemoglobina en la sangre puede variar atendiendo a diversos factores (población analizada, edad, sexo, condiciones ambientales o hábitos alimentarios). Además se deben tener en cuenta diversas situaciones que pueden falsear el valor de la concentración de hemoglobina:

a) *Hemoconcentración (disminución del volumen plasmático):* aumenta la concentración de hemoglobina (p. ej., deshidratación, acidosis diabética, síndromes diarreicos, entre otros).
b) *Hemodilución (aumento del volumen plasmático):* disminuye la cantidad de hemoglobina (p. ej., embarazo, anemias carenciales, insuficiencia renal aguda, hipoalbuminemia o insuficiencia cardiaca congestiva, entre otros).
c) *Disminución del volumen plasmático y disminución de la cantidad de eritrocitos:* disminuye la cantidad de hemoglobina (p. ej., hemorragia aguda, enfermedad de Addison, neoplasias, entre otras).

Recurso web

WWW

La Organización Mundial de la Salud (OMS) ha establecido unos límites de referencia para la concentración de hemoglobina en la sangre en función de la edad y el sexo, con el objetivo de disponer de un criterio generalizado a la hora de establecer el diagnóstico de anemia.

Puedes consultar dichos límites en el documento al que te conducirá el QR adjunto.

5.5.2. Mecanismos de adaptación de la anemia

Los sistemas de adaptación corporales frente a una anemia son mecanismos que intentan contrarrestar la hipoxia tisular originada por la anemia. Estos mecanismos varían según el tipo de trastorno y pueden ser de dos tipos: inmediatos (entre los que destacan, por un lado, el estímulo de la eritropoyesis y, por otro, la redistribución del volumen sanguíneo) o tardíos, como un mejor aprovechamiento de la hemoglobina disponible.

A) Adaptación inmediata

1. *Estímulo de la eritropoyesis:* aumenta la concentración de eritropoyetina en el plasma debido a la hipoxia. El objetivo final es incrementar la concentración de hemoglobina en la sangre.
2. *Redistribución del volumen sanguíneo:* ante un proceso como la anemia, que lleva asociado una disminución de oxígeno a nivel hístico, el organismo responde de forma inmediata, y actúa provocando una vasoconstricción en las zonas corporales menos necesitadas, distribuyendo el flujo sanguíneo a las áreas vitales (sistema nervioso, riñón...) y aumentando el gasto cardiaco.

B) Adaptación tardía

Si la anemia aparece lentamente, el organismo tiene tiempo para adaptarse a la disminución de hemoglobina. Esto implica que el cuerpo utilice sistemas de adaptación tales como el aumento del 2,3-difosfoglicerato en los eritrocitos. Su incremento hace que disminuya la afinidad de la hemoglobina por el oxígeno, lo que favorece la liberación del mismo en los tejidos. De este modo, se consigue aprovechar mejor la hemoglobina disponible.

5.5.3. Manifestaciones clínicas de las anemias

El cuadro clínico asociado a una anemia está relacionado con la hipoxia celular, la causa que la produce y el desarrollo de los mecanismos de compensación. Algunos de los síntomas que pueden aparecer en este proceso son debilidad, cansancio, palidez de la piel, problemas de concentración, insomnio, cefalea, mareos, palpitaciones o disnea de esfuerzo. A estos síntomas generales pueden añadirse otros relacionados con la etiología del proceso, como la ictericia en el caso de hemólisis o la pica y pérdida de cabello en la deficiencia de hierro, entre otros. Entre los signos físicos se pueden mencionar la palidez o la taquicardia, entre otros.

5.5.4. Clasificación de las anemias

Existen numerosos tipos de anemias, por lo que es imprescindible su clasificación para facilitar el estudio. Aunque hay multitud de criterios de clasificación, el más utilizado es el que se basa en la medición de los índices eritrocitarios (principalmente el VCM). Según estos valores, las anemias pueden clasificarse en los tipos que se recogen en el cuadro 5.4.

CUADRO 5.4
Clasificación de las anemias según el VCM

Tipo de anemia	VCM	Ejemplos
Microcítica	↓ (<82 fL)	Anemia ferropénica, talasemia, anemia de las enfermedades crónicas
Normocítica	Dentro de los valores normales	Anemias por alteración de la médula ósea, anemias hemolíticas y anemia poshemorrágica
Macrocítica	↑ (>98 fL)	Anemia megaloblástica

Actividad propuesta 5.3

Describe brevemente las principales manifestaciones clínicas que se producen en un paciente con anemia.

A) Anemias microcíticas

Este tipo de anemias se caracterizan por presentar glóbulos rojos con un tamaño pequeño y un volumen corpuscular medio inferior a 82 fL.

Las anemias microcíticas pueden ser:

1. Anemias ferropénicas.
2. Hemoglobinopatías.
3. Anemias de las afecciones crónicas.

A continuación se explican detalladamente los tres tipos de anemias microcíticas.

1. Anemia ferropénica

Es el trastorno hematológico más común a escala mundial en personas de cualquier edad; está causada por déficit de hierro. Este metal aparece en muy pequeña cantidad en los sistemas biológicos, únicamente ingresa en el organismo con los alimentos y cumple numerosas funciones aparte del transporte de oxígeno: actúa como catalizador en numerosas reacciones enzimáticas, participa en el metabolismo oxidativo e interviene en el crecimiento celular. Por otro lado, es un elemento enormemente tóxico para el organismo humano, por lo que es imprescindible mantener su homeostasis mediante un equilibrio entre su absorción intestinal y el control de las reservas. La falta de hierro (ferropenia) en el organismo constituye una alteración más frecuente que la sobrecarga del mismo y se desarrolla en las siguientes situaciones:

- Carencia nutricional que no satisface las necesidades fisiológicas de hierro.
- Absorción deficiente de hierro a nivel duodenal.
- Incremento en la pérdida de hierro, como sucede en las hemorragias.
- Aumento de las necesidades de hierro (embarazo, lactancia, adolescencia, mujeres con menstruación).
- Defectos en la síntesis de globina o del grupo hemo.

La anemia ferropénica presenta un desarrollo progresivo y se caracteriza por una disminución gradual de hierro. A medida que la deficiencia de hierro aumenta, la cantidad de hemoglobina disminuye y los eritrocitos comienzan a presentar características microcíticas (VCM bajo) e hipocrómicas (CHCM baja), detectables en el frotis y, de forma más fiable, evaluando estos parámetros de forma automatizada. También se produce el aumento del ancho de la distribución de eritrocitos (RDW), que refleja la existencia de eritrocitos de diferentes tamaños y se corresponde al microscopio con lo que se conoce como *anisocitosis*. Los reticulocitos están bajos, lo que indica la incapacidad de la médula ósea para producir glóbulos rojos en cantidades normales. Además, se deben evaluar otros parámetros a la hora de realizar un diagnóstico, como las concentraciones séricas de ferritina, o el hierro, que estarán disminuidas; sin embargo, la capacidad total de fijación del hierro por parte de la transferrina (CFT) aparecerá aumentada.

En las ferropenias graves, también se producen alteraciones en otros tejidos, las cuales provocan algunos síntomas asociados a esta anemia: uñas deformadas y quebradizas, caída del cabello, disfagia, pica, escleróticas azuladas, entre otros. Actualmente, estos síntomas y signos son poco frecuentes, debido a un diagnóstico más precoz del trastorno.

EN EL LABORATORIO

✓ En el frotis, además de los eritrocitos microcíticos e hipocrómicos (HCM y CHCM bajas), hay menor número de reticulocitos de lo esperado y puede aparecer anisocitosis.

Cuando las pruebas diagnósticas anteriores no sean concluyentes, se debe utilizar la tinción de Perls en un aspirado de médula ósea, una prueba extremadamente útil para valorar de forma directa el hierro de reserva. De este modo, en un caso de anemia ferropénica prelatente se observa una desaparición del hierro macrofágico y una disminución marcada de los sideroblastos.

La confirmación del carácter ferropénico de la anemia es esencial, puesto que de ello depende la aplicación de un tratamiento adecuado, que consistirá en la administración de un preparado de hierro por vía oral. Además, es imprescindible identificar la causa que origina la anemia, para tratar de raíz el problema y evitar recidivas.

◎ FUNDAMENTAL

Recuerda que la anemia ferropénica es el tipo de anemia más frecuente a escala mundial, tanto en países desarrollados como en países subdesarrollados.

Según la OMS, la deficiencia de hierro es la deficiencia de micronutrientes más extendida del mundo, por lo que es necesario abordar las causas de esta deficiencia y prestar mucha atención a la alimentación de niños y adolescentes para actuar de forma preventiva.

2. Hemoglobinopatías

La hemoglobina es una proteína de gran interés, que cumple con diversas funciones importantes a nivel fisiológico. Por tanto, una alteración de esta molécula reviste una gran importancia clínica. Las anormalidades de la hemoglobina tienen dos causas fundamentales:

- ✓ Variación estructural de la molécula, lo que se conoce como hemoglobinopatías estructurales (defecto cualitativo, se produce un cambio de uno o más aminoácidos en la estructura de la cadena).
- ✓ Alteración en la síntesis de una o más cadenas de globina, lo que recibe el nombre de talasemias (defecto cuantitativo, se produce disminución o ausencia de una o más cadenas globínicas) (figura 5.6).

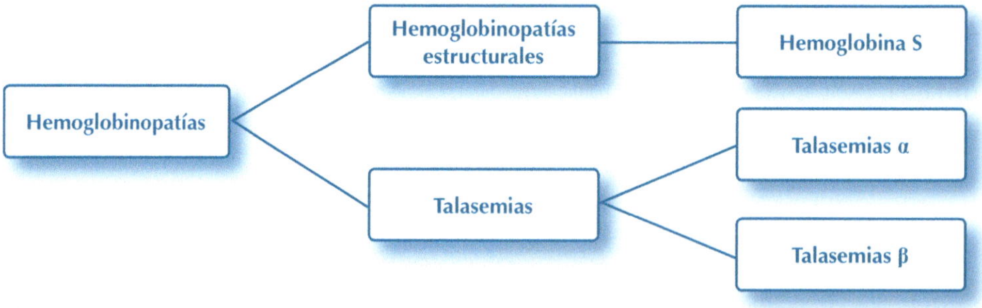

Figura 5.6
Tipos de hemoglobinopatías

Las *hemoglobinopatías estructurales* son un grupo de alteraciones estructurales de la molécula de hemoglobina resultado de diversas mutaciones genéticas. Estos trastornos afectan a la secuencia de los aminoácidos de las cadenas polipeptídicas que forman las cadenas globínicas (provocando deleción, adición, sustitución de un aminoácido por otro o hibridación anómala entre dos cadenas de globina).

Existen numerosas variantes anómalas de la hemoglobina, pero la mayor parte son raras y sin repercusión sanitaria; solo algunas producen alteraciones hematológicas o manifestaciones clínicas. La alteración más común es la denominada *hemoglobina S* (HbS), que provoca una entidad clínica conocida como enfermedad de *sickle-cell* o anemia drepanocítica.

La *hemoglobina S* es una de las hemoglobinopatías estructurales más frecuentes y con mayor impacto clínico. Se encuentra extendida por todo el mundo, especialmente en zonas de África tropical, aunque también aparece en poblaciones de Oriente Medio, sur de la India, Estados Unidos y el área mediterránea.

Para saber más

Los glóbulos rojos con hemoglobina S son parcialmente resistentes a *Plasmodium falciparum*. Esto explicaría que el número de portadores sea elevado en África.

En el laboratorio

✓ *Frotis de sangre periférica:* observación en la extensión de drepanocitos (figura 5.7).

Prueba de solubilidad: permite observar la precipitación de la HbS en presencia de agentes reductores.

Electroforesis de hemoglobina a pH alcalino: sirve para determinar la presencia de HbS, que se desplaza lentamente (tiene menos movilidad que la HbA).

Esta alteración se origina debido a la producción de una hemoglobina mutante (HbS), en la que se reemplaza la adenina por la timina (GTG en lugar de GAG) en la posición 6 de la cadena β de la globina que codifica el ácido glutámico, lo que da lugar a que este aminoácido se sustituya por valina ($\beta 6^{Glu \rightarrow Val}$). Dicho cambio hace posible que la HbS se polimerice con facilidad cuando se desoxigena, formando los denominados *cuerpos tactoides* en el interior de los hematíes. Esta alteración provoca una modificación drástica de la forma del eritrocito, que se vuelve rígido y adopta una forma característica de hoz (hematíe falciforme), lo que conlleva una adherencia anómala del hematíe al endotelio vascular.

Los individuos heterocigotos para esta hemoglobinopatía son casi siempre asintomáticos, con una morfología eritrocitaria normal, y se distinguen como portadores (de lo que se conoce como *rasgo drepanocítico*).

En los afectados que son homocigotos para el gen de la hemoglobina S, se pueden desencadenar fenómenos vasooclusivos, con estasis vascular e infartos, como consecuencia del cambio de conformación eritrocitaria, y los pacientes pueden presentar, aparte del síndrome anémico, crisis hemolíticas y vasooclusivas (hematuria secundaria a necrosis papilar renal, microinfartos esplénicos, complicaciones neurológicas por trombosis cerebrales, etc.).

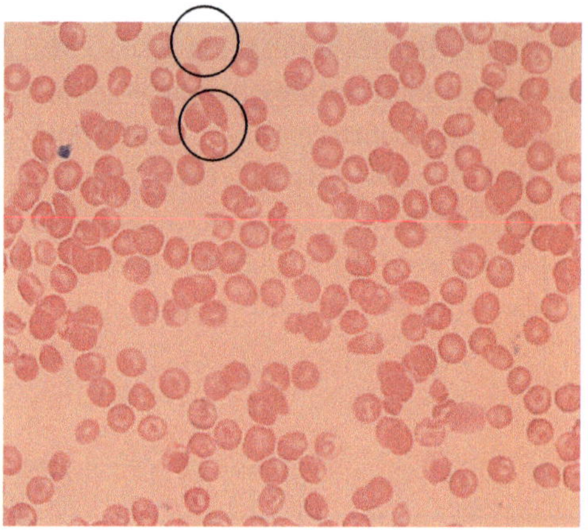

Figura 5.7
Anemia drepanocítica

En cuanto a la talasemia, constituye un conjunto heterogéneo de trastornos, resultado de defectos hereditarios que provocan una alteración molecular de la hemoglobina. Es una anomalía cuantitativa, en la que se produce una falta de síntesis, parcial o completa, de una o más cadenas globínicas. Estos trastornos se asocian con cuadros clínicos variables, conocidos como *síndromes talasémicos*. Se clasifican utilizando el nombre de la cadena de globina que se encuentra alterada; de este modo hay talasemias α, β, δ, δ/β, y así sucesivamente.

Las talasemias se engloban entre los trastornos genéticos más comunes a escala mundial y son responsables de una elevada tasa de morbilidad y mortalidad, principalmente en zonas donde se carece de recursos para enfrentarse a ellas. Estas alteraciones muestran predilección por las poblaciones que habitan junto al mar, de ahí su nombre (*talasemia* proviene del griego *thalassa* 'mar' y *aíma* 'sangre'), como los habitantes de la cuenca mediterránea.

Todas las talasemias tienen en común los siguientes factores:

a) Disminución de la síntesis de hemoglobina.
b) Desequilibrio en las cadenas de globina, que desencadenan una anemia por hemólisis con una eritropoyesis medular ineficaz.
c) Eritropoyesis para compensar la anemia que puede derivar en alteraciones óseas y hepatoesplenomegalia.
d) Electroforesis con cambios de la hemoglobina debido a su alteración.

EN EL LABORATORIO

✓ *Extensión de sangre:* eritrocitos con características microcíticas e hipocrómicas.
Es frecuente encontrar anisocitosis, dianocitos y esquistocitos.
Aumento de reticulocitos.
Hemoglobina baja.
Electroforesis de las hemoglobinas.

Las *talasemias* pueden ser de los siguientes tipos:

1. *Talasemia* α. Generalmente, en el individuo normal, se heredan cuatro genes α, dos de cada progenitor. En la talasemia α se produce la eliminación de uno o más de estos genes. La gravedad del cuadro clínico estará asociado a la cantidad de genes que se han suprimido (cuadro 5.5).

2. *Talasemia β.* La talasemia β es un trastorno causado por una disminución en la síntesis de cadenas β de la globina. Se pueden diferenciar los siguientes tipos:

   a) *Talasemia menor (rasgo talasémico):* pacientes heterocigotos para una mutación en el gen β. Esta es la forma más frecuente en España. Los individuos afectados pueden presentar una anemia leve, con ligera esplenomegalia y hepatomegalia, ictericia, leve fatiga; o bien puede no tener repercusiones clínicas.

   b) *Talasemia intermedia:* es un trastorno con un cuadro clínico intermedio entre el estado anterior y la talasemia mayor. Los afectados desarrollan una anemia de grado variable, entre moderada e intensa, con palidez, ictericia y hepatoesplenomegalia más marcada que en la talasemia menor; también pueden aparecer alteraciones óseas.

   c) *Talasemia mayor (anemia de Cooley):* los individuos afectados son homocigotos para la mutación en el gen β. En este caso, los pacientes presentan una anemia hemolítica grave, crónica e intensa, con ictericia, una esplenomegalia gigante, hepatomegalia variable y deformaciones óseas (principalmente en extremidades y macizo craneofacial) apreciables en la exploración clínica. Además, debido a la hipoxia, también se producen otras alteraciones (retraso del desarrollo corporal, trastornos endocrinos y afectación cardiaca).

CUADRO 5.5
Clasificación de la talasemia α según los genes afectados

N.º de genes α eliminados	Genotipo	Cuadro clínico	Cambios hematológicos
0	Normal	Asintomática	Ninguno
1	-A/AA	Asintomática	Cambios menores (reducción leve en VCM y HCM o valores normales)
2	-A/-A o --/AA	Habitualmente asintomática	Hemoglobina normal o discreto descenso. VCM, HCM, CHCM bajos. Microcitosis e hipocromía
3	-A/--	Variable. Manifestaciones clínicas de hemólisis crónica	Anemia leve microcítica e hipocrómica
4	--/--	No es compatible con la vida. Muerte intrauterina o neonatal	

Actividad resuelta 5.2

¿Qué son las talasemias?

SOLUCIÓN

Las talasemias son hemoglobinopatías en las que se produce una alteración de la hemoglobina debido a una falta de síntesis, completa o parcial, de las cadenas de globinas.

3. Anemia de las afecciones crónicas

Esta enfermedad es la causa más común de anemia en pacientes hospitalizados y la segunda más frecuente en la población general, después de la anemia ferropénica. Se asocia con mayor frecuencia a diversos procesos patológicos como las infecciones (p. ej., tuberculosis o infección por VIH), las inflamaciones crónicas (p. ej., lupus eritematoso sistémico o artritis reumatoide) o las neoplasias (p. ej., linfoma de Hodgkin o mieloma múltiple), aunque también puede estar vinculada a una insuficiencia cardiaca, diabetes *mellitus* u otros trastornos con capacidad para desencadenar activación inmunológica.

La patogenia de la anemia de las enfermedades crónicas se produce por tres factores: una respuesta insuficiente de la médula ósea (disminución de la eritropoyesis) y un ligero acortamiento de la vida media de los glóbulos rojos (ambos factores debido a la elevada concentración de citocinas inflamatorias que inhiben la producción de eritropoyetina por el riñón y retrasan la maduración de los precursores eritroides, además de estimular la eritrofagocitosis) y un secuestro de hierro en los depósitos del sistema mononuclear fagocítico (se reduce su liberación desde los macrófagos) debido a los valores elevados de hepcidina, que también limita la absorción de hierro (este tercer factor también contribuye a la menor producción de eritrocitos).

En la mayor parte de los casos, los individuos afectados cursan con un síndrome anémico leve o moderado.

En el laboratorio

- ✓ Generalmente, al inicio, la anemia es normocítica y normocrómica y evoluciona a anemia microcítica e hipocrómica en los casos en los que la causa tiene una duración prolongada.
- Niveles de reticulocitos bajos.
- Disminución del hierro y de la concentración de transferrina sérica.
- La saturación de la transferrina es normal o baja.
- Valores elevados de ferritina.

Estudio de la médula ósea: incremento del hierro almacenado en macrófagos.

Toma nota

Tanto en la AEC como en la anemia ferropénica, la concentración sérica de hierro es baja. Para establecer un diagnóstico diferencial se deben tener en cuenta dos parámetros en los que difieren:

- ✓ Valores séricos de ferritina: bajos en la anemia ferropénica y normales o elevados en la AEC.
- ✓ Valores séricos de transferrina: altos en la anemia ferropénica y bajos en la AEC.

B) Anemias normocíticas

Este tipo de anemias se caracterizan por presentar glóbulos rojos con un volumen corpuscular medio dentro de los valores normales.

Las anemias normocíticas pueden ser:

1. Insuficiencia medular.
2. Anemias hemolíticas.
3. Anemias poshemorrágicas.

A continuación se describen los distintos tipos de anemias normocíticas, que están esquematizados en la figura 5.8.

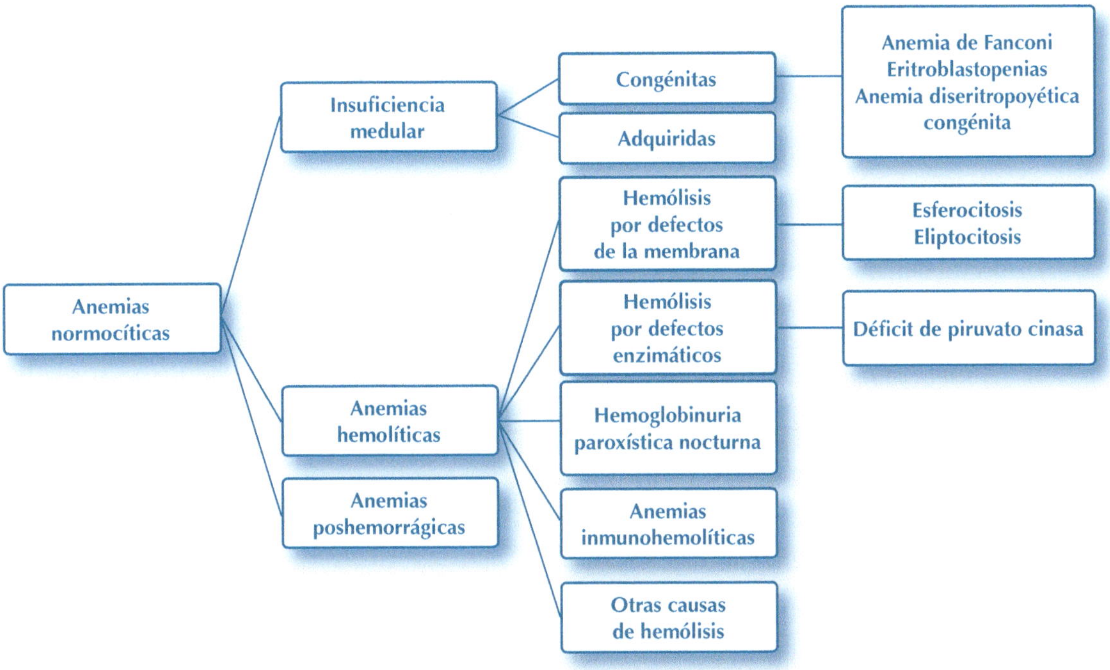

Figura 5.8
Tipos de anemias normocíticas

1. Insuficiencia medular

El término *aplasia medular* hace referencia a la insuficiencia global (parcial o total) de la médula ósea roja para producir los diferentes elementos formes sanguíneos, debido a la desaparición de los precursores hematopoyéticos (se produce una sustitución de los mismos por tejido adiposo), lo que provoca pancitopenia en la sangre periférica (anemia, leucopenia y trombopenia) y la aparición de la tríada de síndrome anémico, infeccioso y hemorrágico. Dentro de los síndromes de insuficiencia medular, la anemia aplásica es el más grave y el más frecuente; puede desarrollarse a cualquier edad, pero es más frecuente en aquellos pacientes que superan los 50 años. Según su origen pueden clasificarse en:

a) *Congénitas:* cuando el trastorno medular que provoca la anemia se hereda.
b) *Adquiridas (más frecuentes):* cuando el trastorno medular es secundario a diversas causas (tóxicos, fármacos, radiaciones, etc.). En más de la mitad de los casos no puede identificarse el origen de este trastorno (idiopáticas).

Clínicamente, la mayor parte de los pacientes con hipoplasia medular presenta un síndrome anémico, caracterizado por palidez, debilidad y disnea; infecciones recurrentes, debido a la neutropenia, y un síndrome hemorrágico secundario a la trombocitopenia, con epistaxis, sangrado gingival, sangrado en las vías digestivas y urinarias o petequias, entre otros. La esplenomegalia y la aparición de adenopatías son poco frecuentes.

En el laboratorio

✓ *Serie roja:* anemia normocítica y normocrómica con disminución en el número de reticulocitos (inferior al 1 %).
✓ *Biopsia de médula ósea:* revela la hipocelularidad (inferior al 30 %) con un aumento de adipocitos.

La insuficiencia medular puede ser congénita o adquirida. Dentro de las congénitas cabe destacar los siguientes tipos:

a) *Anemia de Fanconi.* Este síndrome lo describió por primera vez Guido Fanconi en 1927 en tres hermanos, en los que observó la coexistencia de hipoplasia medular y diversas anomalías congénitas. La herencia presenta un carácter autosómico recesivo, y en el curso del trastorno se desarrolla una tríada característica:

- Pancitopenia progresiva a partir de los 5 y 10 años de edad.
- Anomalías congénitas: son muy variables, aunque predomina la microencefalia, pigmentación de la piel, menor estatura, malformación de los dedos pulgares, estrabismo, hipoplasia genital o anomalías renales, entre otras.
- Cariotipo con inestabilidad cromosómica que provoca roturas, supresiones o translocaciones, entre otros problemas.

b) *Eritroblastopenia.* Es una enfermedad rara, en la que solo se ve afectada la población de precursores eritroides. Este trastorno puede ser congénito o adquirido y se caracteriza por anemia, disminución en el número de reticulocitos y un gran descenso en el número de precursores eritroides a nivel medular, si bien la celularidad de las otras series hematopoyéticas es normal.

La anemia eritrocitaria pura congénita, también conocida como *síndrome de Blackfan-Diamond*, es un trastorno eritroide de la infancia que se pone de manifiesto antes de los primeros 18 meses de vida. No se sabe a ciencia cierta cuál es su causa (aunque en la actualidad se tiende a considerar que el trastorno se debe a una alteración de la célula progenitora o del microambiente en el que se desarrolla); se caracteriza por una disminución de los precursores eritropoyéticos. Los pacientes presentan una anemia normocítica y normocrómica con una disminución muy marcada de los reticulocitos.

Además, se relaciona con diversas malformaciones congénitas (no tan graves como en la anemia de Fanconi) y con hepatoesplenomegalia compensadora.

En el caso de la eritroblastopenia adquirida, el proceso patológico suele comenzar de forma insidiosa, en adultos de entre 50 y 60 años y generalmente presenta una evolución crónica. Se caracteriza por una reticulopenia muy marcada y por la ausencia casi completa de eritroblastos en la médula ósea. La etiología no está clara, aunque en algunos casos se asocia a un timoma; en el resto de los casos se hace referencia como posible causa a diversos fármacos, tóxicos, mecanismos autoinmunes, diversas leucemias, algunas neoplasias no hematológicas y el parvovirus humano B19.

c) *Anemia diseritropoyética congénita.* Es una enfermedad hereditaria rara que se caracteriza por una anemia refractaria al tratamiento, con hemosiderosis, alteraciones de las células de la médula ósea roja y eritropoyesis ineficaz. El cuadro clínico se caracteriza por anemia y hepatoesplenomegalia, con ictericia. Morfológicamente se han descrito cuatro tipos, aunque algunas características se superponen y a nivel fisiopatológico son parecidos.

Actividad propuesta 5.4

¿Cuáles son las características principales de una eritroblastopenia o aplasia pura de células rojas? Describe brevemente la anemia de Blackfan-Diamond.

En relación con las insuficiencias medulares adquiridas, la anemia aplásica secundaria es un proceso patológico poco frecuente en los países desarrollados occidentales. Existen diversas causas que pueden provocar la enfermedad, como fármacos (p. ej., busulfán, cloranfenicol), factores toxicoambientales (p. ej., benceno, insecticidas, DDT, tetracloruro de carbono...), radiación ionizante, trastornos inmunológicos (p. ej., el lupus eritematoso sistémico o la artritis reumatoide), neoplasias (p. ej., timoma en la aplasia pura de la serie roja), procesos infecciosos (p. ej., parvovirus B19, virus de Epstein-Barr), causas metabólicas (p. ej., embarazo o pancreatitis), o la hemoglobinuria paroxística nocturna; aunque, en la mayoría de los casos, la etiología es desconocida (idiopática) y no es posible demostrar una asociación entre algún agente causal y la anemia.

TOMA NOTA

Es necesario tener en cuenta que los diferentes agentes que se han relacionado con la anemia aplásica adquirida en pacientes diagnosticados son relativamente "inocuos" para el resto, por lo que se debe considerar la posible predisposición en individuos susceptibles, así como variaciones en factores como la acumulación, la dosis o el tiempo de exposición a los diversos agentes.

2. Anemias hemolíticas

Las anemias hemolíticas son un conjunto de enfermedades en las que se produce un incremento de la destrucción eritrocitaria, lo que provoca que la médula ósea acelere la producción de los mismos. Por tanto, se trata de un cuadro de hemólisis asociado a una marcada regeneración sanguínea. Si la médula ósea no consigue compensar la pérdida eritrocitaria, se produce una anemia hemolítica.

Desde el punto de vista etiológico, las anemias hemolíticas (figura 5.9) se clasifican en:

1. *Intrínsecas o intracorpusculares:* se producen como consecuencia de alteraciones propias del eritrocito.
2. *Extrínsecas o extracorpusculares:* relacionadas con trastornos ajenos al eritrocito.

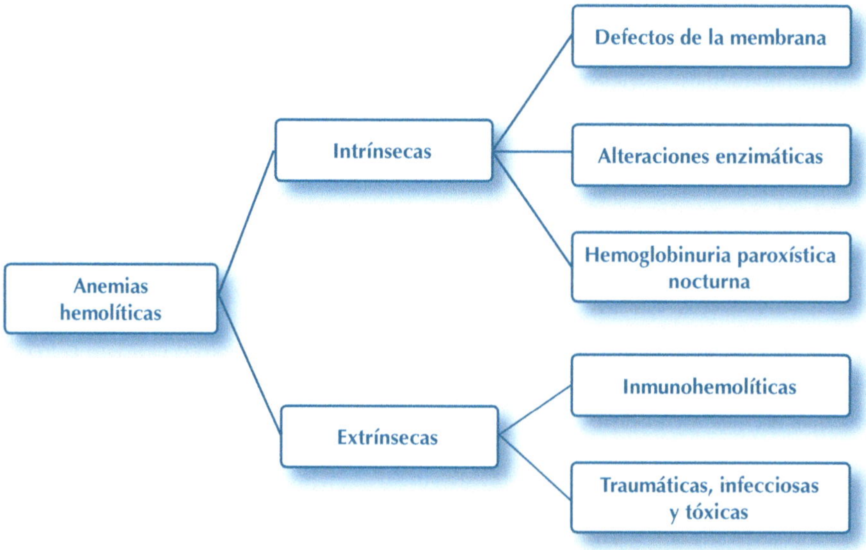

Figura 5.9
Clasificación de las anemias hemolíticas desde un punto de vista etiológico

RECUERDA

✓ En las anemias hemolíticas, el proceso de destrucción eritrocitaria aumenta, por lo que los glóbulos rojos tienen una vida media más corta de lo habitual. Esta alteración estimula la producción de eritropoyetina, que incrementa la eritropoyesis medular. En ocasiones, la reacción medular consigue compensar la destrucción y no se produce anemia; en otros casos, esto no es posible y se desencadena una anemia hemolítica.

Clínicamente, estas enfermedades presentan un cuadro característico conocido como *síndrome hemolítico*, que puede variar según la causa que provoca la hemólisis y que se caracteriza por:

1. *Grados variables de anemia:* debido a que la destrucción de los hematíes supera la capacidad de compensación de la médula.
2. *Ictericia:* como consecuencia del aumento de bilirrubina.
3. *Esplenomegalia:* debida al aumento de la fagocitosis por el sistema mononuclear-fagocítico del bazo y por la eritropoyesis extramedular compensatoria (en el caso de las anemias hemolíticas congénitas).

4. *Colelitiasis:* debido al incremento de la secreción de bilirrubina.
5. *Otras manifestaciones menos frecuentes:* como las úlceras en las piernas (cuyo origen no ha sido aún aclarado) y anomalías óseas (relacionadas con el aumento de la eritropoyesis medular).

EN EL LABORATORIO

✓ En pacientes con anemia hemolítica se produce un incremento de la destrucción eritrocitaria con una elevada eritropoyesis. En estos casos, las pruebas de laboratorio deben mostrar:

- *Hemograma:* disminución de la hemoglobina (anemia), con un VCM que suele ser normal (normocítica), aunque en ocasiones puede aparecer ligeramente aumentado debido a la reticulocitosis asociada. El valor de la CHCM suele ser normal (normocrómico), aunque en ocasiones este valor puede ser inferior al normal, puesto que los reticulocitos tienen un contenido hemoglobínico menor que el de un eritrocito maduro.
- *Reticulocitosis:* incremento del número de reticulocitos en la sangre periférica.
- *Examen morfológico de la sangre:* contribuye a confirmar las alteraciones observadas en el hemograma. Dependiendo del tipo de anemia se pueden observar diferentes alteraciones de la forma, como los eritrocitos fragmentados (esquistocitos) o los esferocitos y eliptocitos en las membranopatías, que aportan un criterio fundamental a la hora de establecer el diagnóstico.
- *Estudio de la médula ósea:* indicios de mayor eritropoyesis, con hiperplasia eritrocitaria.
- *Indicadores de hemólisis:* aumento de la bilirrubina plasmática no conjugada; disminución de la haptoglobina e incremento de la metahemoglobina plasmática; hemoglobinuria, entre otros.
- *Pruebas específicas:* existen diversas pruebas especiales que varían según la causa que origina la anemia hemolítica. Su elección debe basarse en la información aportada por la historia clínica, la anamnesis, la exploración física y las pruebas complementarias.

Dentro de las *anemias hemolíticas* cabe distinguir cinco tipos que se recogen en la figura 5.10 y se describen seguidamente.

Actividad propuesta 5.5

¿Qué deben mostrar las pruebas de laboratorio en un paciente con anemia hemolítica? Explícalo detalladamente.

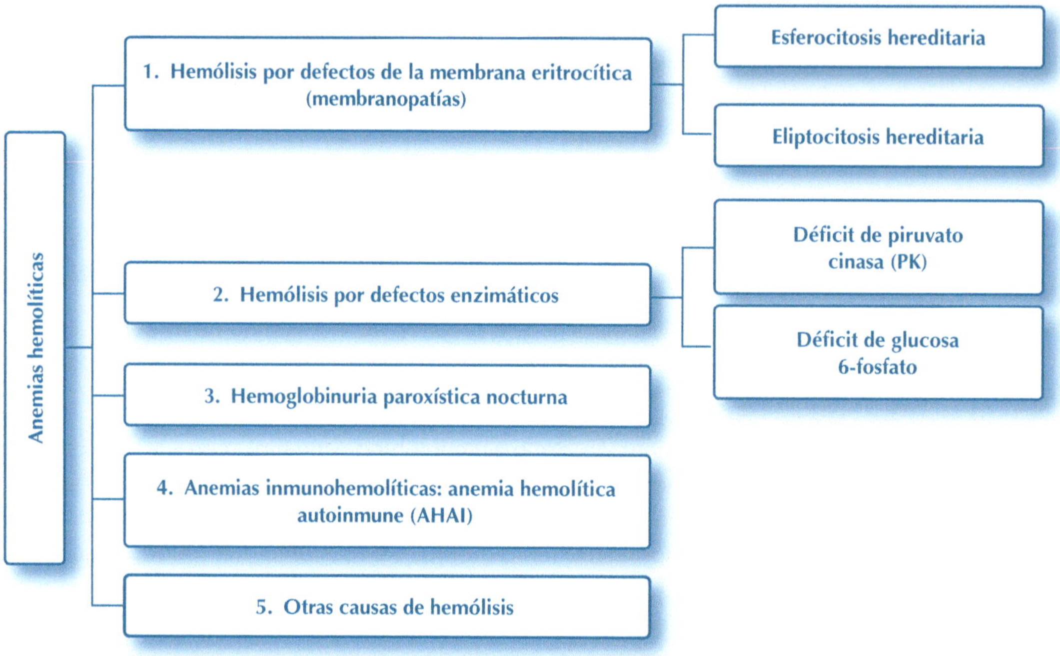

Figura 5.10
Clasificación de las anemias hemolíticas

✓ HEMÓLISIS POR DEFECTOS DE LA MEMBRANA ERITROCÍTICA (MEMBRANOPATÍAS)

El primer tipo de anemia hemolítica, la *hemólisis por defectos de la membrana eritrocítica (membranopatías)* lo constituyen defectos de la membrana eritrocitaria que se producen como consecuencia de alteraciones de las proteínas que la conforman, lo que conlleva una pérdida de la forma o capacidad de deformación del hematíe. Estos trastornos ocasionan, en la mayoría de los casos, destrucción prematura de los eritrocitos y alteraciones morfológicas, que se traducen en cambios fisiopatológicos asociados a unas manifestaciones clínicas que dependerán del tipo de membranopatía. Este tipo de hemólisis puede ser de dos tipos:

a) *Esferocitosis hereditaria*. También conocida con el nombre de *enfermedad de Minkowski-Chauffard*, es el principal tipo de anemia hemolítica congénita como consecuencia de una membranopatía. Aparece en uno de cada 2000 individuos en la zona mediterránea y su transmisión hereditaria es de tipo autosómico dominante en la mayoría de los casos, puesto que en un 25 % de ellos, aproximadamente, ninguno de los padres presenta la enfermedad (es indicativo de una forma recesiva de la enfermedad).

La alteración de la membrana se produce por un defecto de una proteína que conforma el citoesqueleto del hematíe, con mayor frecuencia se ven afectados los genes de la anquirina (50-60 % de los casos), la banda 3 (20-30 %) y, en menor medida, la espectrina (α o β), lo que provoca una alteración de la membrana eritrocitaria. Este defecto produce un cambio morfológico progresivo de eritrocitos a esferocitos (adoptan un aspecto de globo) (figura 5.11), con pérdida de parte de su membrana (disminuye la relación entre superficie y volumen) e incremento de la permeabilidad iónica. Estos cambios incrementan su fragilidad osmótica y disminuyen su deformabilidad, lo que provoca su destrucción al atravesar los sinusoides esplénicos (atrapamiento esplénico).

Las manifestaciones clínicas pueden estar presentes desde el nacimiento o retrasarse hasta los 30 o 40 años (es más raro). Las personas afectadas cursan con un síndrome hemolítico de grado variable y, puesto que es una anemia hemolítica crónica, son frecuentes la colelitiasis, las alteraciones óseas y la esplenomegalia.

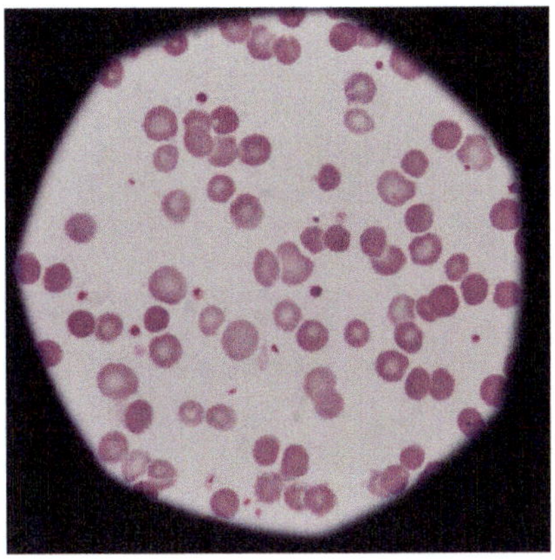

Figura 5.11
Esferocitosis

EN EL LABORATORIO

✓ El diagnóstico de la esferocitosis no siempre resulta fácil; se basa, principalmente, en las siguientes pruebas de laboratorio:

- *Frotis de sangre periférica:* observación de esferocitos en la extensión.
- *Estudio de los índices eritrocitarios:* ligera disminución del VCM con un aumento de CHCM.
- *Test de fragilidad osmótica:* en el que se demuestra la escasa capacidad del esferocito para mantener el equilibrio hidroelectrolítico (y, por consiguiente, la entrada de agua al medio intracelular). Para ello se suspenden en soluciones salinas de concentración variable, lisándose más en soluciones menos hipotónicas que los glóbulos rojos normales.
- Existen otras pruebas –como el test de autohemólisis, la lisis en glicerol acidificado o el estudio de la deformabilidad eritrocitaria– que sirven para complementar la prueba de fragilidad osmótica.
- *Electroforesis:* permite estudiar las proteínas de la membrana eritrocitaria y detectar un defecto en la membrana.
- *Análisis de ADN:* para estudiar la presencia de mutaciones en los genes que codifican las proteínas de la membrana.

b) *Eliptocitosis hereditaria.* Es otra membranopatía que se hereda de forma autosómica dominante originada por alteraciones de las proteínas del citoesqueleto. En este caso, se producen defectos en la espectrina que ocasionan un fallo en la formación de tetrámeros a partir de los dímeros, por lo que el glóbulo rojo no puede recuperar su forma discoide normal después de ser deformado durante su paso por la microcirculación y adquiere una forma elipsoide.

Las manifestaciones clínicas son análogas a las de la esferocitosis hereditaria, aunque de menor gravedad; la mayor parte de los pacientes no muestran manifestaciones clínicas.

Toma nota

Un factor importante que se ha de tener en cuenta en la esferocitosis hereditaria es realizar un estudio familiar lo más completo posible.

En el laboratorio

✓ En el frotis de sangre periférica se puede observar una elevada proporción de hematíes elípticos u ovalados, denominados eliptocitos (figura 5.12).

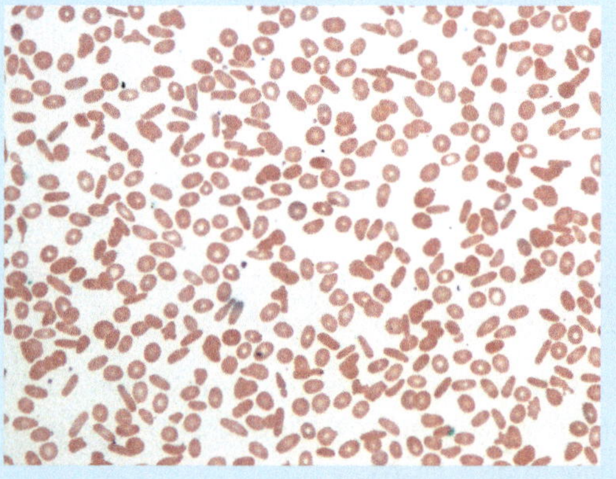

Figura 5.12
Eliptocitos
Fuente: Gabriel Caponetti, 2012

Actividad propuesta 5.6

En las membranopatías se producen alteraciones del eritrocito que afectan a su forma, ¿qué cambios se producen en los hematíes en la esferocitosis?

✓ Hemólisis por defectos enzimáticos

En relación con el segundo tipo de anemias hemolíticas, la *hemólisis por defectos enzimáticos*, el eritrocito, al no tener mitocondrias, utiliza la glicólisis para obtener la energía que requiere para realizar su metabolismo y mantener sus funciones. Por tanto, la deficiencia o las alteraciones enzimáticas de la vía glucolítica pueden afectar a la función y supervivencia del eritrocito, provocando hemólisis u otros trastornos. Existen dos enzimopatías principales que provocan anemia hemolítica:

a) *Déficit de piruvato cinasa (PK):* necesaria para la obtención de ATP. Es el defecto más frecuente en la ruta de Embden-Meyerhof, y se trata de un trastorno autosómico recesivo que afecta a la vía glucolítica, provocando un déficit en la producción de ATP y un incremento del 2,3-DPG.

La PK cataliza la conversión de fosfoenolpiruvato a piruvato, con la obtención de una molécula de ATP. El déficit en PK produce un glóbulo rojo rígido y aumenta su destrucción por los macrófagos del bazo y el hígado.

El déficit de PK cursa con una anemia hemolítica crónica de intensidad variable, desde un proceso totalmente compensado en adultos sin expresividad clínica a una anemia neonatal tan grave que requiere múltiples transfusiones sanguíneas. La esplenomegalia es infrecuente y, aparte del síndrome hemolítico de intensidad variable, no existen datos clínicos característicos.

EN EL LABORATORIO

✓ Su diagnóstico se basa, fundamentalmente, en la demostración específica de la deficiencia en la PK eritrocitaria. La disminución de la actividad enzimática puede evaluarse mediante espectofotometría en un hemolizado con eritrocitos separando los leucocitos.

RECUERDA

✓ El 2,3-difosfoglicerato (2,3-DPG) reduce la afinidad de la hemoglobina por el oxígeno, favoreciendo la forma desoxigenada de la misma y la liberación de oxígeno a nivel tisular, por lo que el grado de anemia puede ser inferior a lo esperado.

b) Déficit en glucosa 6-fosfato deshidrogenasa (G6PD): necesaria para proteger a la hemoglobina de agentes oxidantes.

Es un trastorno ligado al cromosoma X que afecta a la vía de las pentosas fosfato. Hay numerosas variantes del déficit de la G6PD, pero dos de las mutaciones representan más del 95 % de todos los casos y se caracterizan por ser asintomáticas hasta que el individuo entra en contacto con un agente oxidante: la variante africana (actividad enzimática reducida al 10 %) y la mediterránea (más grave, entre el 1-3 % de la actividad normal).

En la vía de las pentosas fosfato se produce NADPH, que es necesario para la formación de glutatión reducido o GSH (protege a la hemoglobina de la oxidación, manteniendo el hierro en forma de Fe^{2+}). Los individuos con déficit de G6PD son susceptibles frente a las agresiones oxidativas. Cuando los eritrocitos de estos pacientes se exponen a diversos agentes oxidantes,

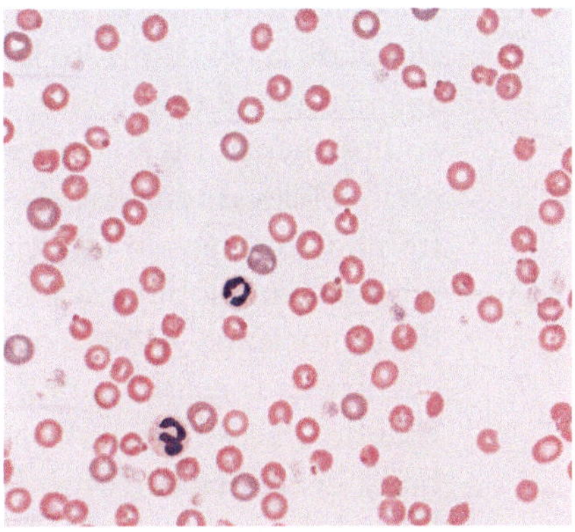

Figura 5.13
Cuerpos de Heinz

la hemoglobina pasa a metahemoglobina, y esta se transforma en sulfohemoglobina, que se desnaturaliza. Esta hemoglobina desnaturalizada precipita, formando inclusiones intraeritrocitarias conocidas como *cuerpos de Heinz* (figura 5.13), las cuales se adhieren a la membrana alterando su deformabilidad y provocando la hemólisis.

Clínicamente, los pacientes son asintomáticos hasta que se encuentran en una situación de estrés oxidativo, provocada, por ejemplo, por ingesta de algunos fármacos (como el ácido acetilsalicílico, sulfamidas, primaquina...), habas (cuadro denominado como favismo), procesos infecciosos, acidosis (cetoacidosis diabética), entre otros. En estos casos, los factores oxidantes generados, al no ser reducidos por el NADPH, provocan la hemólisis. Una vez que se produce la anemia hemolítica posterior a la exposición, los afectados cursan con síndrome hemolítico intenso, de aparición brusca, con hemoglobinuria marcada que puede ir acompañada de cefaleas y fiebre.

En el laboratorio

- ✓ El diagnóstico se realiza principalmente evaluando el déficit mediante la determinación de la actividad de la G6PD en el hemolizado. Además, se produce una disminución del glutatión reducido eritrocitario.

Para saber más

En la extensión de sangre periférica de un paciente con déficit de G6PD pueden observarse lo que se conoce como células "mordidas", son eritrocitos que han tenido cuerpos de Heinz y que han sido eliminados durante la circulación esplénica.

✓ Hemoglobinuria paroxística nocturna o síndrome de Marchiafava-Micheli

El tercer tipo de anemia hemolítica, *hemoglobinuria paroxística nocturna* o *síndrome de Marchiafava-Micheli*, es un trastorno hemolítico adquirido provocado por una alteración clonal de la célula madre hematopoyética. Esta anomalía mieloproliferativa provoca una anemia hemolítica debido a una mayor susceptibilidad del glóbulo rojo a la acción del complemento. En esta enfermedad no solo se ven afectados los eritrocitos, sino también otras células sanguíneas que derivan de la *stem cell* (granulocitos, monocitos, linfocitos y trombocitos), por lo que es frecuente la pancitopenia.

La hemoglobinuria paroxística nocturna se debe a una mutación clonal en un gen del cromosoma X que codifica el fosfatidilinositol glucano clase A (PIGA) que se encuentra en la célula troncal pluripotencial (*stem cell* hematopoyética) y que provoca una falta de glucosil fosfatidilinositol (GPI), encargado de unir ciertas proteínas a la membrana eritrocitaria (como la CD55 y CD59). Estas proteínas generalmente impiden la lisis celular por la acción del complemento, por lo que su ausencia conlleva la hemólisis.

La hemólisis de este trastorno suele ser crónica, aunque en ocasiones pueden aparecer exacerbaciones agudas de la enfermedad. El cuadro clínico suele aparecer en el adulto, aunque puede presentarse a cualquier edad y se caracteriza por una anemia que varía en intensidad según el grado de hemólisis. La hemoglobinuria nocturna se observa en el 25 % de los pacientes afectados, que ven su orina oscura al levantarse y miccionar. Sin embargo, la gran mayoría presenta hemoglobinemia nocturna, debido a que el pH sanguíneo es más ácido por la noche, lo que facilita la activación del complemento. Se pueden producir crisis hemolíticas en situaciones que pueden activar el complemento (p. ej., procesos infecciosos, exceso de alcohol o ejercicio físico intenso, entre otras).

EN EL LABORATORIO

✓ Su diagnóstico puede confirmarse mediante diferentes pruebas, entre las que destacan:

- *Hemograma:* anemia moderada, generalmente normocítica y normocrómica (si existe ferropenia asociada puede aparecer microcitosis e hipocromía), ligera leucopenia o trombocitopenia.
- *Reticulocitos aumentados en la fase activa del proceso.*
- *Análisis por citometría de flujo de las proteínas CD55 y CD59 en eritrocitos y leucocitos cuya expresión será nula o estará disminuida.*
- *FLAER (fluorescent labelled aerolysin;* aerolisina con marca fluorescente): en la cual la aerolisina bacterina fluorescente se une al ancla del GPI. Por tanto, la ausencia de fluorescencia en una población celular mielocítica indicará la presencia del trastorno.
- *Prueba de Ham-Dacie:* es una prueba de hemólisis; consiste en introducir las células en suero acidificado.

Actividad propuesta 5.7

Explica brevemente el defecto molecular que aparece en la hemoglobinuria paroxística nocturna. ¿Con qué pruebas de laboratorio se puede confirmar su diagnóstico?

✓ ANEMIAS DE TIPO AUTOINMUNE

En el cuarto tipo de anemia hemolítica, esto es, en las *anemias de tipo autoinmune*, el sistema inmune del sujeto reconoce lo propio como extraño y produce anticuerpos contra los antígenos eritrocitarios provocando su hemólisis. Las anemias inmunohemolíticas pueden clasificarse en:

a) *Autoinmunes (AHAI):* se producen autoanticuerpos contra uno o más antígenos del propio individuo (p. ej., en la anemia hemolítica autoinmunitaria).
b) *Anemia hemolítica por fármacos.*
c) *Aloinmunes:* se producen anticuerpos contra eritrocitos de otro individuo, como en las reacciones hemolíticas transfusionales.

En la anemia hemolítica autoinmune (AHAI) se produce una destrucción prematura de los eritrocitos como consecuencia de la producción de autoanticuerpos frente a los antígenos presentes en la membrana eritrocitaria. Se considera que es de tipo primario o idiopático cuando no está asociada a ninguna enfermedad subyacente –es decir, aparece de forma espontánea– y secundario en aquellos casos en los que se relaciona con otras afecciones, como, por ejemplo, los síndromes linfoproliferativos o algunas enfermedades autoinmunes (principalmente el lupus eritematoso sistémico). Según la temperatura óptima a la que actúen los autoanticuerpos se diferencian dos grupos:

1. *AHAI por anticuerpos de reacción en caliente:* es la forma más frecuente de anemia hemolítica autoinmune. Los autoanticuerpos que intervienen en el proceso suelen ser de tipo IgG (inmunoglobulina G) y su reacción con el eritrocito es máxima a 37 °C. Las manifestaciones clínicas más frecuentes son una anemia hemolítica crónica (varía de leve a grave), ictericia y esplenomegalia. En los casos graves, los pacientes pueden presentar palidez, esplenomegalia, hepatomegalia, linfadenopatías generalizadas y taquicardia.
2. *AHAI por anticuerpos de reacción en frío:* los anticuerpos que intervienen en el trastorno son, por lo general, de tipo IgM (inmunoglobulina M) y su reacción con el antígeno eritrocitario es máxima por debajo de 22 °C. Los pacientes cursan con grados variables de anemia hemolítica, hemoglobinuria y otras manifestaciones clínicas debidas a la oclusión vascular periférica tras la exposición al frío (acrocianosis o fenómeno de Raynaud).

El diagnóstico puede obtenerse mediante el test de Coombs directo, que permite detectar los autoanticuerpos en la membrana de los eritrocitos del paciente; o mediante el indirecto, que puede detectarlos en el suero del sujeto (figuras 5.14 y 5.15).

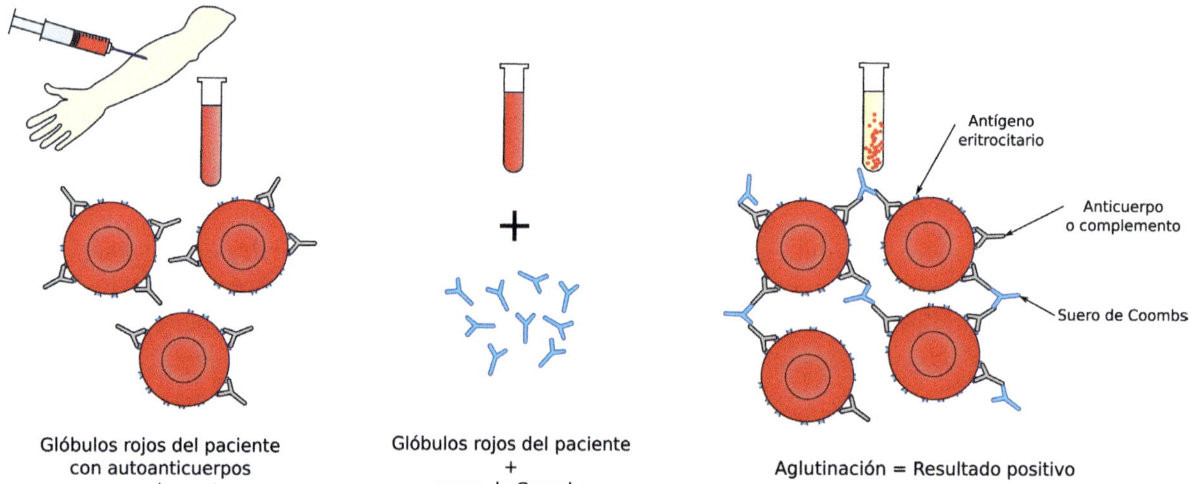

Figura 5.14
Test de Coombs directo

Sabías que...

En condiciones normales, los linfocitos T supresores evitan la formación de autoanticuerpos, algo que se pierde en la AHAI, de tal forma que se producen autoanticuerpos contra "antígenos" situados en la membrana eritrocitaria.

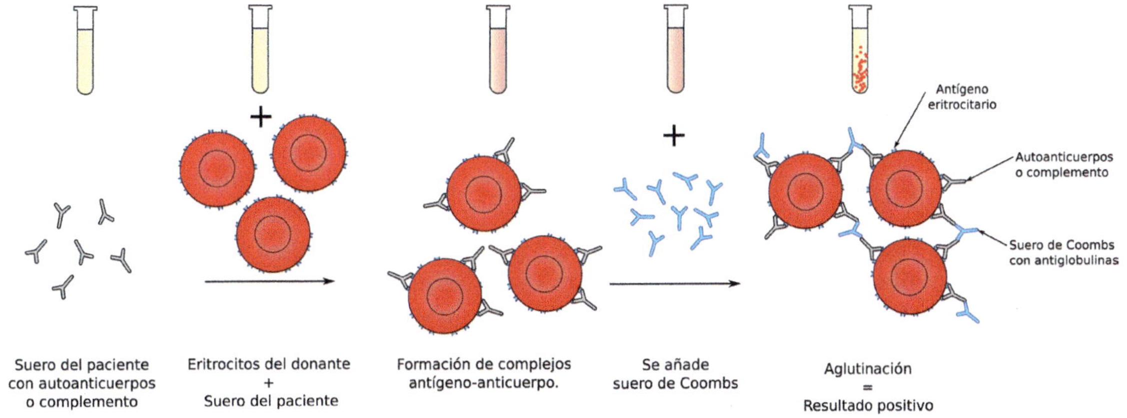

Figura 5.15
Test de Coombs indirecto

En las anemias hemolíticas aloinmunes se sintetizan aloanticuerpos (isoanticuerpos) en respuesta a los antígenos eritrocitarios de otro sujeto diferente. Este trastorno aparece en procesos transfusionales o embarazos:

1. *Anemia hemolítica transfusional:* se produce debido a una reacción hemolítica frente a eritrocitos que no son propios. El enfermo produce aloanticuerpos contra antígenos de la membrana de los glóbulos rojos transfundidos. Estas reacciones postransfusionales se asocian con una elevada morbilidad y, en algunos casos graves, con la muerte del sujeto.
2. *Enfermedad hemolítica del feto y del recién nacido (EHFRN):* en este caso, el feto y la madre presentan diferentes antígenos eritrocitarios, con mayor frecuencia por distintos tipos de Rh, lo que provoca un fenómeno de inmunización materna una vez que los eritrocitos fetales pasen a través de la placenta y lleven componentes que la madre no posee. Los anticuerpos producidos de la clase IgG atraviesan la placenta y reaccionan con los eritrocitos fetales, destruyéndolos. Las manifestaciones clínicas varían, de una anemia moderada a las formas más graves con *hydrops fetalis* y muerte fetal intrauterina.

Las anemias hemolíticas mediadas por un fármaco pueden provocar hemólisis graves, debido a que ciertos fármacos (p. ej., la penicilina o la cefalotina) pueden producir una respuesta inmune y provocar lisis eritrocitaria. Una vez diagnosticada, puede tratarse con facilidad y, lo más importante, es posible prevenir episodios posteriores.

✓ Otras causas de hemólisis

Hay otras anemias hemolíticas adquiridas de etiología muy variada que se pueden identificar fácilmente debido a su cuadro clínico y al resultado negativo del test de Coombs:

1. *Mecánica:* se produce debido a alteraciones en el sistema vascular, que pueden provocar la fragmentación mecánica de los hematíes como consecuencia de los cambios en la dinámica circulatoria. Algunos ejemplos son la implantación de prótesis valvulares cardiacas (la circulación sanguínea alrededor de estas prótesis altera la estructura eritrocitaria, facilitando su rotura) o los trastornos de los pequeños vasos (depósitos plaquetarios, trombos, lesiones endoteliales…), que producirán la denominada anemia hemolítica microangiopática, debido a la lisis eritrocitaria al circular por estos capilares alterados.
2. *Tóxica:* existen diversas sustancias que, al penetrar en el organismo, pueden ocasionar daño directo en la membrana eritrocitaria (metales pesados, como el plomo; sustancias con potente acción oxidante, como los nitratos; o algunos venenos, como el de la víbora, entre otros). En otros casos, son sustancias de origen endógeno las que pueden provocar la hemólisis (como el incremento de cobre en la enfermedad de Wilson).
3. *Infecciones o parásitos:* es el caso de la hemólisis debida a diferentes agentes patógenos *(C. perfringens, H. influenzae, Aspergillus, Plasmodium, Leishmania donovani…)*, que pueden lisar el eritrocito de diferentes formas. En el caso del paludismo, los protozoos del género *Plasmodium* penetran en el interior del hematíe y provocan su rotura debido a su multiplicación intraeritrocitaria. Otros patógenos tales como *C. perfringens* producen una toxina, denominada lecitinasa, que actúa sobre el eritrocito, lisándolo. En otros casos, como en el kala-azar (leishmaniasis visceral por *L. donovani*), la presencia del agente activa el sistema mononuclear fagocítico (síndrome hemofagocítico).

Toma nota

Es fundamental realizar un estudio inmunohematológico a todas las mujeres gestantes, independientemente de su Rh, en las primeras semanas del embarazo y en el tercer trimestre.

3. Anemia poshemorrágica (debida a la pérdida de sangre)

La anemia poshemorrágica puede ser de dos tipos, en función de cómo se produzca la pérdida sanguínea: aguda o crónica.

La pérdida aguda de sangre se debe principalmente a grandes traumatismos (fracturas múltiples, rotura de órganos como el bazo) y a las pérdidas originadas en el tubo digestivo (como una rotura de varices esofágicas), aunque cualquier hemorragia masiva puede provocar una anemia poshemorrágica aguda. El paciente cursa con hemorragia (si es externa o exteriorizada), manifestaciones asociadas a la hipovolemia y alteraciones propias del órgano o tejido que tiene pérdida de sangre.

EN EL LABORATORIO

✓ Los principales hallazgos hematológicos en la pérdida aguda de sangre son:

Anemia normocítica y normocrómica.
Reticulocitosis, con un pico máximo a los 7-10 días de la hemorragia.
Incremento del número de trombocitos y neutrófilos.
Presencia de eritroblastos en la sangre periférica.

La pérdida crónica de sangre generalmente terminará provocando anemia ferropénica. Las causas son variadas (pérdida sanguínea, incremento de la demanda sin dar tiempo a la reposición, déficit de hierro, etc.). La anemia por pérdida crónica de sangre cursa con síntomas similares a los de la anemia por déficit de hierro, además de con aquellos asociados al trastorno subyacente que provoque el sangrado.

C) Anemias macrocíticas

Este tipo de anemias se caracterizan por presentar glóbulos rojos de gran tamaño y un volumen corpuscular medio superior a 98 fL.

Entre este tipo de anemias cabe destacar la anemia megaloblástica, que es un trastorno hematológico en el que se produce una alteración de la maduración eritroblástica con manifestaciones clínicas típicas y un patrón morfológico característico de los hematíes en la sangre periférica y en la médula ósea. Se debe, fundamentalmente, a un déficit de factores vitamínicos esenciales en la síntesis de ADN (concretamente del ácido fólico y la vitamina B_{12}) que da lugar a la aparición de precursores eritrocitarios anómalos (megaloblastos). Los megaloblastos presentan una asincronía madurativa entre el núcleo y el citoplasma (debido a un alargamiento anormal de la fase S), lo que les otorga su aspecto característico: una célula de tamaño mayor al que corresponde a su estadio de maduración, con un núcleo inmaduro.

RECUERDA

✓ Ten en cuenta que el hombre no puede sintetizar la cobalamina que necesita, por tanto, tiene que adquirirla a través de los alimentos (leche, huevos, pescado o carne). Los vegetarianos estrictos deben tener cuidado, puesto que esta vitamina no se ha encontrado en vegetales.

El organismo humano tampoco sintetiza ácido fólico; para obtener el folato, el hombre debe consumir verduras frescas (es muy termolábil) y legumbres.

El mecanismo fisiopatológico de la anemia megaloblástica es doble: por un lado, se produce una eritropoyesis ineficaz, con muerte precoz de los eritroblastos antes de terminar el proceso de maduración; por otro, se produce hemólisis de los eritrocitos que derivan de los precursores anómalos que consiguen madurar, puesto que, debido a sus alteraciones, presentan un acortamiento de su supervivencia o sufren hemólisis.

Las manifestaciones clínicas generales de la anemia megaloblástica son las siguientes: síndrome anémico de intensidad variable, raramente el paciente cursa con alteraciones relacionadas con el déficit vitamínico, como las lesiones tróficas o ulceradas de la mucosa bucal y lingual o la glositis atrófica con depapilación. El cuadro clínico de este trastorno es parecido en ambos tipos de déficit, salvo que la carencia de cobalamina puede provocar alteraciones neurológicas.

EN EL LABORATORIO

✓ Para el diagnóstico de la anemia megaloblástica se deben tener en cuenta los siguientes factores:

1. *Historia clínica:* en el caso de esta anemia, que es de tipo carencial, siempre se deben tener en cuenta las siguientes causas etiológicas: ingesta, requerimientos, absorción y pérdidas (hábitos alimentarios, alteraciones digestivas...).
2. *Hemograma:* muestra un incremento del VCM (macrocitosis).
3. Reticulocitos normales o disminuidos.
4. *Examen morfológico de la sangre periférica:* permite confirmar la macrocitosis.
5. *Estudio morfológico de la médula ósea:* aumento de los precursores eritropoyéticos con cambios morfológicos característicos (megaloblastos).
6. La determinación de los niveles de cobalamina sérica y folato sérico permitirá conocer de qué vitamina carece el paciente.

5.5.5. Policitemias

La policitemia se caracteriza por un incremento del volumen total de eritrocitos (además del de leucocitos y plaquetas) en la sangre. Según la causa que origine esta variación, la policitemia se puede clasificar en:

1. Policitemia vera.
2. Policitemia secundaria.
3. Policitemia relativa.

A) Policitemia vera, secundaria y relativa

La policitemia vera es un trastorno mieloproliferativo crónico que suele aparecer en pacientes mayores (de unos 50-60 años de edad) y que se caracteriza por un incremento de la masa eritrocitaria, así como de la de leucocitos y plaquetas, debido a una proliferación excesiva clonal de una célula madre hematopoyética. Esta alteración se asocia a una mutación en el gen JAK2, que aparece en más del 95 % de los pacientes afectados.

El cuadro clínico se caracteriza por un inicio insidioso, y las principales manifestaciones clínicas se relacionan con el aumento de hematíes y el incremento de la viscosidad sanguínea.

Entre ellas se incluyen inyección conjuntival, hipertensión arterial, el denominado *síndrome de hiperviscosidad* (p. ej., cefalea, vértigos, somnolencia), trastornos hemorrágicos (debido a alteraciones de la agregación plaquetaria), prurito después de un baño caliente, plétora, esplenomegalia moderada y hepatomegalia, entre otros.

En el laboratorio

✓ Para su diagnóstico se deben tener en cuenta los siguientes cambios:

Parámetros básicos: hemoglobina aumentada, con un valor entre 18-24 g/dL; masa eritrocitaria incrementada en más de un 25 % (con un valor aproximado de 6×10^{12}/L); hematocrito superior al 50 %. En muchos pacientes también aumenta el número de leucocitos y el de plaquetas.

Reticulocitos normales o altos.

Ferritina muy baja.

Los niveles de eritropoyetina sérica son normales o bajos.

El estudio de médula ósea revela una hipercelularidad marcada, casi sin grasa, y niveles bajos de hierro en los depósitos.

Detección a nivel molecular de la mutación en el gen JAK2.

Se debe hacer un diagnóstico diferencial con la policitemia secundaria y con la policitemia relativa:

a) *Policitemia secundaria:* se produce un aumento de la masa eritrocitaria debido a un incremento de la eritropoyetina (no es clonal). Este incremento puede estar provocado por causas fisiológicas, como la hipoxemia (p. ej., EPOC, fumadores, altitud), o patológicas (p. ej., neoplasias productoras de eritropoyetina, como el hepatoma). Para el diagnóstico diferencial se debe tener en cuenta la normalidad del resto de las células sanguíneas (leucocitos y plaquetas normales) y la ausencia de esplenomegalia. La mutación en el gen JAK2 es propia de la policitemia verdadera.

b) *Policitemia relativa:* en este caso, los valores de hemoglobina y hematocrito aparecen "aumentados" en el hemograma debido a una disminución del volumen plasmático como consecuencia de deshidratación, quemaduras, etc.

Resumen

- Los glóbulos rojos –también llamados *eritrocitos* o *hematíes*– son células anucleadas y carecen de los orgánulos típicos que presentan otras células. Circulan en el torrente sanguíneo con el objetivo de fijar oxígeno, transportarlo y liberarlo en los tejidos y, del mismo modo, unir dióxido de carbono para retirarlo de las estructuras hísticas.

- La eritropoyesis es el proceso de formación de glóbulos rojos en la médula ósea. Los ajustes en la producción de glóbulos rojos son desencadenados por cambios en la concentración de eritropoyetina en la circulación sanguínea. El estímulo regulador más importante para la producción de eritrocitos es la hipoxia.
- Las características particulares de la estructura del eritrocito permiten que su membrana plasmática se acomode, variando su forma de manera reversible, plegándose para conseguir atravesar los capilares más estrechos.
- La citometría hemática agrupa una serie de parámetros que evalúan las diferentes características de los glóbulos rojos y proporcionan una información complementaria muy útil a la hora de establecer un diagnóstico de las diversas patologías relacionadas con los glóbulos rojos.
- El examen del extendido de sangre es una de las pruebas más importantes a la hora de diagnosticar una anemia. Su estudio permite valorar las posibles alteraciones de tamaño, color, forma y contenido de los eritrocitos y sirve como control para contrastar y verificar los resultados obtenidos con los analizadores automáticos.
- Las patologías que afectan a la serie roja son una consecuencia directa de la pérdida del equilibrio entre la formación de los eritrocitos (eritropoyesis) y su destrucción. Se pueden clasificar en anemias y policitemias.
- En las anemias se produce una disminución de la concentración de hemoglobina en la sangre.
- La policitemia es un incremento de la masa eritrocitaria, así como de los leucocitos y trombocitos (panmielosis).

Ejercicios propuestos

1. ¿Cuál es el estímulo regulador más importante en la producción de eritrocitos?
2. En cuanto a su estructura, los eritrocitos contienen (además de la bicapa lipídica normal) tres grupos de proteínas importantes desde un punto de vista funcional. Descríbelas brevemente.
3. La hemoglobina transporta oxígeno desde los pulmones hasta los tejidos y también participa en el transporte de dióxido de carbono en el sentido contrario. ¿Cuáles son los factores que regulan la afinidad de la hemoglobina por el oxígeno?
4. Una vez que se produce anemia, el organismo humano pone en marcha mecanismos de adaptación, para intentar compensar la alteración. Describe los mecanismos de adaptación inmediata y tardía.
5. Dentro de las anemias microcíticas, ¿en qué condiciones se puede desarrollar una anemia ferropénica? ¿Qué se debe tener en cuenta a la hora de establecer su diagnóstico?
6. Clínicamente, las anemias hemolíticas presentan un cuadro característico conocido como *síndrome hemolítico,* que puede variar según la causa que provoca la hemólisis. ¿Por qué se caracteriza este síndrome?

7. En las enzimopatías, el déficit de piruvato cinasa produce anemia hemolítica. ¿A qué se debe? ¿Por qué la anemia es menos grave de lo esperado? Razona las respuestas.
8. En las anemias hemolíticas aloinmunes se producen anticuerpos contra eritrocitos de otro individuo. Explica qué es lo que sucede en la EHFRN.
9. ¿Qué características presentan las células alteradas que se forman en la anemia megaloblástica?
10. ¿Qué se debe tener en cuenta en el diagnóstico diferencial de la policitemia vera respecto a las policitemias secundaria y relativa?

Supuesto práctico

Una mujer de 60 años residente en Madrid que acude a consulta para un examen de rutina.

Exploración física

La paciente está delgada, pálida (piel y mucosas) y admite sentirse fatigada en algunas ocasiones (como al subir las escaleras).

Hemograma

Hematíes: 3,9 × 106/μL
Hemoglobina: 7,5 g/dL
Hematocrito: 29 %
VCM: 65 fL
HCM: 21 pg
CHCM: 30 g/dL
Leucocitos: 6,02 × 1000/μL
Plaquetas: 350 × 1000/μL

1. ¿Qué conclusiones sacas al observar estos resultados?
2. Teniendo en cuenta que es probable que la paciente sufra alguna pérdida sanguínea interna... ¿Qué parámetros adicionales se deberían valorar?
3. ¿Qué resultados esperarías obtener en este caso?
4. Si tus sospechas se confirman, ¿cuál sería tu diagnóstico? Razona tus conclusiones.

Lee y debate en clase

Lee el texto "¿Cuándo es necesaria una transfusión de sangre por anemia?", del que se reproduce un extracto a continuación, y debate con tus compañeros en clase sobre los temas propuestos. Puedes acceder a la versión completa del texto a partir del QR adjunto.

Temas para debatir:

- ¿Crees que las transfusiones de sangre, en el estado actual de la medicina, deberían realizarse en todos los casos de pacientes con anemia?

2. ¿Crees que es posible actualmente transmitir infecciones por causas iatrogénicas al realizar una transfusión sanguínea? ¿Cómo se podría evitar este problema?
3. ¿Qué otra complicación, aparte de la posible transmisión de patógenos, puede ocurrir con una transfusión de sangre?

Son frecuentes las preguntas cuando es necesaria una transfusión de sangre por anemia. Es por todos conocido que durante las transfusiones de sangre puede ocurrir la transmisión de infecciones y aparecer complicaciones que ponen en riesgo la salud del paciente, por este motivo suele haber mucha reticencia a la hora de aceptar la prescripción de una transfusión sanguínea.

La hemoglobina baja, independientemente de las causas, produce el mismo daño y las mismas complicaciones en todos los pacientes.

Durante el siglo pasado, con el auge de la medicina moderna y la posibilidad de realizar transfusiones sanguíneas en la mayoría de los centros hospitalarios, se prescribieron más transfusiones de lo que actualmente consideramos necesario, aumentando también el riesgo de contagio de enfermedades virales como el VIH y la hepatitis C, sobre todo, porque no se contaba con los controles que tenemos en la actualidad.

ACTIVIDADES DE AUTOEVALUACIÓN

1. Las proteínas integrales:
   - ☐ *a)* Son las proteínas que integran la membrana, como la espectrina.
   - ☐ *b)* Son las proteínas que se localizan bajo la bicapa lipídica y se asocian para dar lugar a una red bidimensional dinámica.
   - ☐ *c)* Se encargan de conectar el citoesqueleto con las anquirinas.
   - ☐ *d)* Ninguna de las opciones anteriores es correcta.
2. La hemoglobina:
   - ☐ *a)* Se une de forma irreversible con el oxígeno, para transportarlo a los tejidos.
   - ☐ *b)* Está formada por globina y un grupo hemo.
   - ☐ *c)* Presenta una mayor afinidad por el oxígeno en presencia del 2,3-DPG.
   - ☐ *d)* Puede transportar hasta 5 moléculas de oxígeno.

3. La hemoglobina corpuscular media:
   - ☐ *a)* Es el valor del peso promedio de hemoglobina en cada eritrocito.
   - ☐ *b)* Corresponde a la concentración media de hemoglobina que hay en los eritrocitos.
   - ☐ *c)* Cuantifica la cantidad de hemoglobina por unidad de volumen.
   - ☐ *d)* Mide la proporción de hemoglobina en el total de sangre.

4. La anisocitosis en los eritrocitos se corresponde con:
   - ☐ *a)* Desigualdad en el tamaño de los eritrocitos en una misma muestra.
   - ☐ *b)* Eritrocitos débilmente teñidos, con aumento de la claridad central.
   - ☐ *c)* Variaciones en la forma.
   - ☐ *d)* Inclusiones intracitoplasmáticas.

5. La anemia ferropénica se caracteriza por:
   - ☐ *a)* Macrocitosis.
   - ☐ *b)* Déficit de hierro.
   - ☐ *c)* Aumento en la concentración sérica de ferritina.
   - ☐ *d)* Déficit de hierro y disminución de la capacidad total de fijación del hierro por parte de la transferrina.

6. La anemia falciforme:
   - ☐ *a)* Es una hemoglobinopatía estructural.
   - ☐ *b)* Se caracteriza por unos hematíes con una forma característica de hoz.
   - ☐ *c)* Puede provocar fenómenos vasooclusivos.
   - ☐ *d)* Todas las opciones anteriores son correctas.

7. Las talasemias:
   - ☐ *a)* Son un grupo heterogéneos de trastornos genéticos que provocan una alteración molecular de la hemoglobina (defecto cualitativo).
   - ☐ *b)* Son anémicas macrocíticas e hipocrómicas.
   - ☐ *c)* Pueden desencadenar alteraciones óseas y hepatoesplenomegalia.
   - ☐ *d)* Las opciones *a)* y *c)* son correctas.

8. Las anemias hemolíticas se caracterizan por:
   - ☐ *a)* Grados variables de anemia, de tipo microcítico e hipocrómico.
   - ☐ *b)* Glóbulos rojos con una vida media más corta de lo habitual.
   - ☐ *c)* Disminución del número de reticulocitos en la sangre periférica.
   - ☐ *d)* Deberse siempre a un defecto extracorpuscular.

9. Los principales hallazgos hematológicos en la pérdida aguda de sangre son:
   - ☐ *a)* Anemia macrocítica.
   - ☐ *b)* Reticulocitopenia, con un pico máximo a los 7-10 días de la hemorragia.
   - ☐ *c)* Disminución del número de plaquetas y neutrófilos.
   - ☐ *d)* Presencia de eritroblastos en la sangre periférica.

10. La policitemia vera:

- ☐ *a)* Es un trastorno mieloproliferativo crónico que suele aparecer en pacientes jóvenes.
- ☐ *b)* Se caracteriza por un incremento de la masa eritrocitaria únicamente.
- ☐ *c)* Se debe a una proliferación excesiva clonal de una célula madre hematopoyética.
- ☐ *d)* Produce un aumento de la masa eritrocitaria debido a un incremento de la eritropoyetina.

SOLUCIONES:

1.	a	b	c	**[d]**	**5.**	a	**[b]**	c	d					
2.	a	**[b]**	c	d	**6.**	a	b	c	**[d]**	**9.**	a	b	c	**[d]**
3.	**[a]**	b	c	d	**7.**	a	b	**[c]**	d	**10.**	a	b	**[c]**	d
4.	**[a]**	b	c	d	**8.**	a	**[b]**	c	d					

6

La serie blanca

Objetivos

- ✓ Profundizar en la morfología y fisiología de los leucocitos.
- ✓ Detallar los índices leucocitarios.
- ✓ Estudiar las patologías relacionadas con las células sanguíneas de la serie blanca.

Mapa conceptual

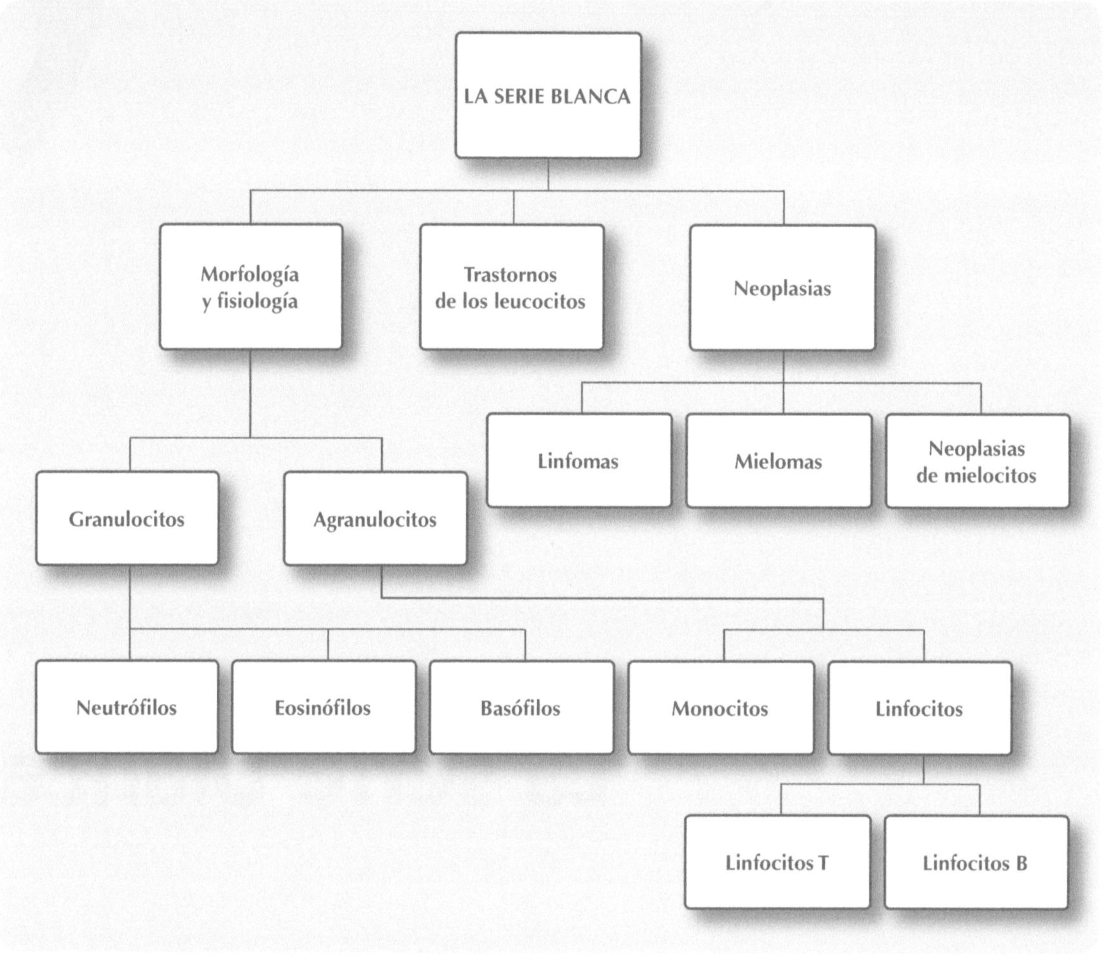

Glosario

Célula presentadora de antígeno (APC, *antigen presentating cell*). Conjunto de células del sistema inmunitario cuya función es captar, procesar y presentar los antígenos a los linfocitos T.

Esplenomegalia. Incremento anormal del tamaño del bazo.

Extravasación. Proceso en el que una célula sale de un vaso sanguíneo al tejido circundante.

Hepatomegalia. Incremento anormal del tamaño del hígado.

Infección bacteriana. Proceso que cursa con una infección producida por bacterias.

Infección micótica. Proceso que cursa con una infección producida por hongos (p. ej., mohos y levaduras).

Mediastino. Compartimento extrapleural situado entre ambos pulmones.

OMS. Organización Mundial de la Salud.

Opsonización. Proceso por el que se "marca" un microorganismo para que sea eliminado por los fagocitos. Este "marcaje" se puede realizar mediante proteínas del complemento o mediante anticuerpos.

Septicemia (sepsis). Proceso infeccioso que cursa con la presencia de bacterias en la sangre. Es una afección grave y potencialmente mortal si no se trata rápidamente.

6.1. Morfología y fisiología de los granulocitos

Los leucocitos se agrupan en dos líneas según su procedencia en la hematopoyesis: por un lado está la *línea mieloide* –que incluye a los neutrófilos, eosinófilos y basófilos, así como a los monocitos– y por otro lado está la *línea linfoide*, que incluye a los distintos tipos de linfocitos (T, B y NK).

Alternativamente, los leucocitos se pueden clasificar en función de si presentan o no gránulos en su citosol:

1. *Granulocitos:* presentan gránulos o vesículas específicos. En este grupo están los neutrófilos, eosinófilos y basófilos.
2. *Agranulocitos:* carecen de gránulos o vesículas específicas. En este grupo están los monocitos y los diferentes tipos de linfocitos (T, B y NK).

La clasificación de leucocitos más extendida en hematología es la segunda. Por esta razón, será la clasificación que se utilizará en este capítulo.

Los granulocitos se caracterizan por presentar gránulos secundarios (específicos) en su citoplasma, necesarios para la función que desempeñan en el sistema inmune. Los granulocitos engloban a los neutrófilos, los basófilos y los eosinófilos. Estos distintos tipos de granulocitos se diferenciarán por la naturaleza de los gránulos específicos que presenten.

6.1.1. Neutrófilos

Estas células también se denominan *leucocitos polimorfonucleares* o *polimorfonucleares neutrófilos (PMN)*, porque presentan un núcleo multilobulado (entre 2 y 4 lobulaciones) que cambia constantemente de forma (figura 6.1). Son células que miden unos 10-12 μm de diámetro, por lo que serán más grandes que los eritrocitos. Presentan gránulos pequeños en el citosol que se pueden observar en las extensiones de sangre periférica teñidas con la tinción de Wright.

Sabías que...

Los neutrófilos son, en situaciones no patológicas, los leucocitos más comunes en la sangre (48-66 % del total de leucocitos). Además, también representan la mayor parte de los granulocitos sanguíneos.

Los neutrófilos presentan tres tipos de gránulos:

a) *Gránulos primarios:* son también denominados *gránulos azurófilos*. Son lisosomas que, además de hidrolasas ácidas, contienen mieloperoxidasa (que produce bactericidas muy reactivos, como hipoclorito y cloraminas), catalecidina (un potente antimicrobiano) y defensinas (con una función semejante a la de los anticuerpos), por lo que son bactericidas muy efectivos. Estos gránulos son menos abundantes y más grandes que los secundarios.

b) *Gránulos secundarios:* también son denominados *gránulos específicos*. Contienen tanto agentes antimicrobianos (p. ej., la lisozima) como activadores de las proteínas del complemento. Por esta razón, estos gránulos ayudan a los neutrófilos a combatir las infecciones bacterianas. Estos gránulos son más abundantes y pequeños que los primarios.

c) *Gránulos terciarios:* contienen diversas enzimas, como fosfatasas y metaloproteinasas, que se cree que ayudan a los neutrófilos a moverse por la matriz extracelular del tejido conjuntivo.

Fundamental

La función de los neutrófilos es actuar como fagocitos en los lugares de inflamación.

Para poder realizar su función, los neutrófilos se deben extravasar hacia el tejido conjuntivo y migrar hacia el punto de inflamación. Estos leucocitos son los más abundantes en la primera oleada de células inmunes que llegan al lugar de inflamación. La extravasación de los neutrófilos está mediada por moléculas de adhesión, presentes en la superficie celular, que reconocen otras moléculas presentes en la membrana de las células de los endotelios vasculares.

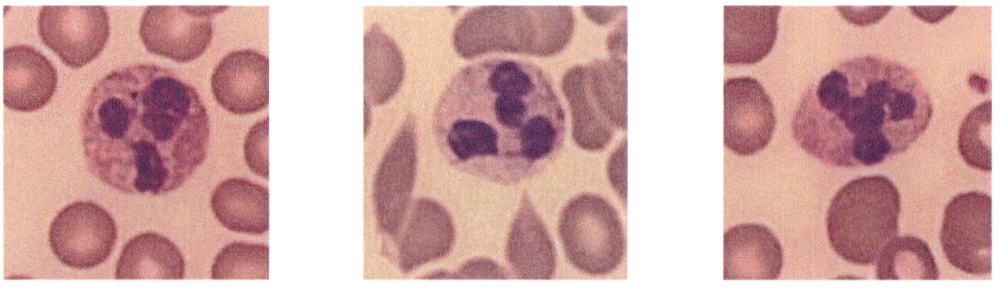

Figura 6.1
Neutrófilos en extensión sanguínea

Una vez que han llegado al sitio de la inflamación, estas células reconocen los elementos extraños y los fagocitan. En algunos casos, estos leucocitos son capaces de reconocer mediante receptores de membrana algunos gérmenes directamente, pero normalmente fagocitan microorganismos opsonizados.

Una vez que el neutrófilo ha fagocitados los patógenos, estos son destruidos por la acción de los componentes de los gránulos primarios y secundarios que poseen los neutrófilos. Los patógenos fagocitados serán atacados por los componentes de los gránulos primarios y secundarios que degradan la pared bacteriana, digieren las proteínas de los patógenos y reducen la disponibilidad del hierro y otros iones metálicos para las bacterias. Sin embargo, estos mecanismos independientes del oxígeno son menos eficaces que los que atacan a las bacterias mediante la generación de radicales libres de oxígeno (ROS, *reactive oxigen species*), como los iones superóxido (O_2^-), el peróxido de hidrógeno (H_2O_2) y los radicales hidroxilo (OH^-). Los ROS son capaces de dañar las moléculas de los patógenos, llevándolos a su destrucción.

Interesante

La mayoría de los neutrófilos mueren fagocitando y digiriendo microorganismos y se acumulan en la zona de inflamación. El conjunto de los neutrófilos muertos y los restos bacterianos forma un exudado amarillento conocido como *pus*.

Los neutrófilos también pueden producir una sustancia conocida como *pirógeno* o *interleucina-1* (IL-1); es una molécula señalizadora capaz de inducir hipertermia (un incremento de la temperatura corporal), que se conoce con el nombre común de *fiebre*.

6.1.2. Eosinófilos

Estos leucocitos se denominan *eosinófilos* porque presentan grandes gránulos birrefringentes en su citoplasma, los cuales se tiñen con eosina y otros colorantes ácidos (figura 6.2). Los eosinófilos tienen un tamaño similar al de los neutrófilos y poseen un núcleo bilobulado.

Los eosinófilos, en situaciones normales, son menos abundantes en la sangre que los neutrófilos, pero más que los basófilos (1-5 % del total de leucocitos).

Recuerda

- ✓ Los eosinófilos incrementan su presencia en la sangre en personas con infecciones parasitarias, con inflamación crónica o con reacciones alérgicas.

Este tipo de leucocitos se activan por receptores de membrana capaces de detectar inmunoglobulinas tipo G (IgG) o tipo A (IgA) unidas a su antígeno.

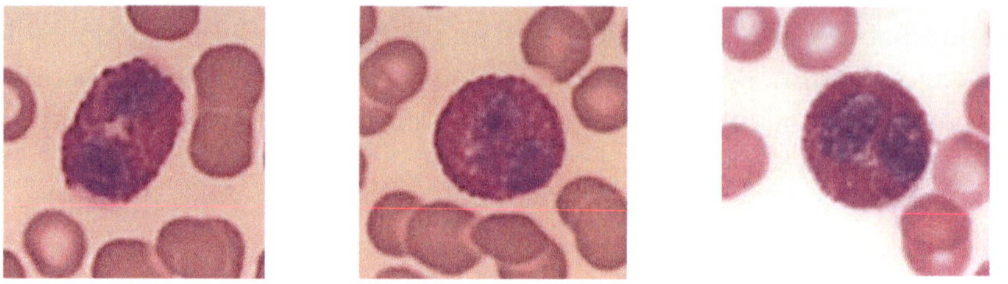

Figura 6.2
Eosinófilos en extensión sanguínea

Este tipo celular presenta dos tipos de gránulos:

a) *Gránulos primarios (azurófilos):* al igual que en el caso de los neutrófilos, son lisosomas ricos en hidrolasas ácidas que permiten la digestión de complejos antígeno-anticuerpo y la eliminación de parásitos.

b) *Gránulos secundarios (específicos):* son los gránulos que se tiñen con eosina. Presentan un *cuerpo cristaloide* en su interior, que causa la birrefringencia. También contienen una serie de proteínas que cumplen distintas funciones:

- *Atacar a los parásitos:* por ejemplo, a los parásitos protozoarios y a los parásitos helmintos. Este ataque es producido por el efecto citotóxico de la proteína básica principal (MBP, que además proporciona la acidofilia al gránulo), por la proteína catiónica del eosinófilo (ECP) y por la peroxidasa del eosinófilo (EPO). Además, también se ataca el sistema nervioso de los parásitos con la neurotoxina derivada del eosinófilo (EDN).
- *Controlar la inflamación:* mediante la histaminidasa, que neutraliza la acción de la histamina, y la arilsulfatasa, que neutraliza la acción de los leucotrienos.

6.1.3. Basófilos

Estos leucocitos se denominan *basófilos* porque presentan en su citoplasma una gran abundancia de gránulos que se tiñen con colorantes básicos, como la hematoxilina (figura 6.3). Estas células presentan un tamaño similar a neutrófilos y eosinófilos. Tienen un núcleo lobulado, pero este suele quedar oculto tras los gránulos secundarios.

Este tipo celular es el leucocito menos abundante en la circulación sanguínea (0,1-0,5 % del total de leucocitos).

Los basófilos se activan gracias a receptores de membrana capaces de reconocer inmunoglobulinas tipo E (IgE).

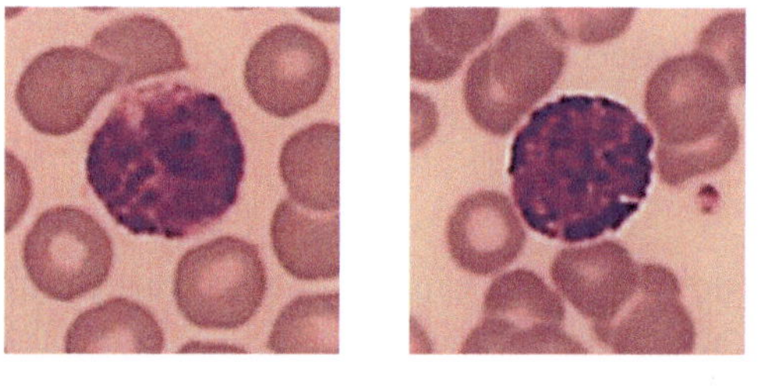

Figura 6.3
Basófilos en extensión sanguínea

El citoplasma de este tipo celular presenta dos tipos de gránulos:

a) *Gránulos primarios (azurófilos):* al igual que en el caso de los neutrófilos, son lisosomas ricos en hidrolasas ácidas, similares a los que se pueden encontrar en otros tipos de granulocitos.

b) *Gránulos secundarios (específicos):* son los gránulos que se tiñen con colorantes básicos. Contienen un conjunto de agentes que favorecen la inflamación, como la heparina, la histamina, el heparán sulfato y los leucotrienos. También portan compuestos, como la interleucina-3 (IL-3) y la interleucina-4 (IL-4), que favorecen la producción de IgE por parte de las células plasmáticas.

TOMA NOTA

La función de los basófilos está relacionada con las reacciones de hipersensibilidad y la anafilaxia.

Actividad propuesta 6.1

Indica qué leucocitos están implicados en los procesos alérgicos y su papel en ellos.

6.2. Morfología y fisiología de los agranulocitos

Los agranulocitos se caracterizan por carecer de gránulos secundarios (específicos) en su citoplasma. Los monocitos y los linfocitos son los dos tipos celulares que se engloban en esta clase de leucocitos.

6.2.1. Monocitos

Esta célula es el leucocito más voluminoso de la sangre. Los monocitos presentan un núcleo con una gran escotadura que les proporciona un aspecto arriñonado y un citoplasma abundante (figura 6.4). Aunque forma parte de los agranulocitos, este leucocito presenta gránulos primarios similares a los de los neutrófilos, que contienen hidrolasas ácidas lisosomales. Su abundancia en la circulación sanguínea es mayor que la de los eosinófilos, pero menor que la de los linfocitos (8-9 % del total de leucocitos). Únicamente permanecen en la sangre unos 3 días.

RECUERDA

✓ Los monocitos son los precursores de las células del sistema fagocítico mononuclear (macrófagos, células de Kupffer, osteoclastos, etc.).

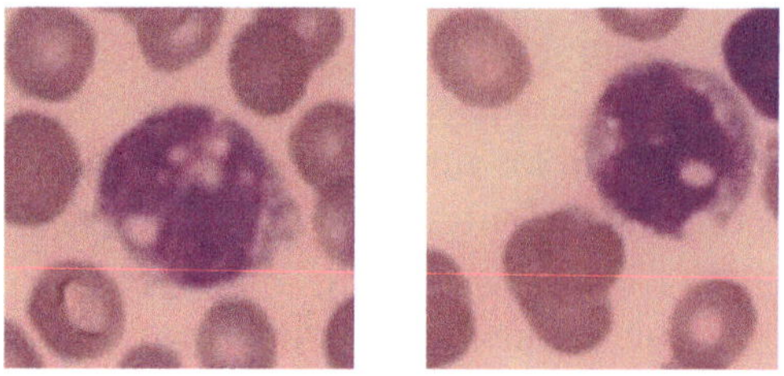

Figura 6.4
Monocitos en extensión sanguínea

Los monocitos, que son producidos en la médula ósea, transitan por la circulación sanguínea hasta llegar a los tejidos. Cuando llegan a estos tejidos, los monocitos se diferencian en macrófagos, que son células con capacidad fagocítica. Así pues, estos macrófagos son capaces de fagocitar y digerir partículas extrañas, como bacterias, virus, restos celulares, etc. Además, estos leucocitos pueden actuar como células presentadoras de antígeno, por lo que, tras la digestión de las partículas extrañas, unirán los fragmentos de dichas partículas a las moléculas del HLA-II. El conjunto de los fragmentos de las partículas digeridas unidas a las moléculas HLA-II será presentado en la membrana del macrófago para que dichos fragmentos sean examinados por los linfocitos.

6.2.2. Linfocitos

Según su tamaño se pueden encontrar tres tipos de linfocitos en la sangre:

- ✓ *Pequeños:* son la mayoría de los linfocitos circulantes y presentan un citoplasma muy escaso.
- ✓ *Medianos:* con un citoplasma más abundante en el que es posible encontrar más mitocondrias, más polirribosomas y un aparato de Golgi más desarrollado.
- ✓ *Grandes*: corresponden a linfocitos activados o a linfocitos NK.

En los frotis sanguíneos, los linfocitos pequeños presentan un tamaño similar al de los eritrocitos e inferior al de los neutrófilos. Estas células sanguíneas presentan un núcleo esférico que ocupa casi todo el volumen celular (figura 6.5). El citoplasma de esta célula se muestra como un reborde fino que rodea el núcleo y, en general, carece de gránulos. Los linfocitos son los leucocitos agranulocíticos más abundantes en la sangre (25-28 % del total de leucocitos).

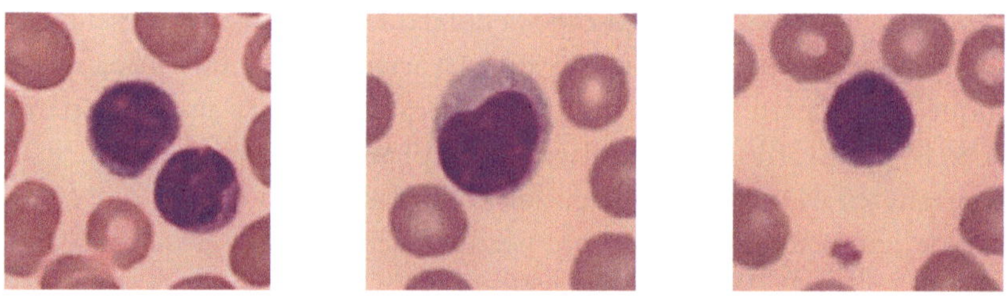

Figura 6.5
Linfocitos en extensión sanguínea

Todos los linfocitos son morfológicamente similares, por lo que es necesario distinguirlos mediante técnicas de inmunohistoquímica. Desde el punto de vista funcional, estas células se pueden clasificar en tres tipos de linfocitos:

A) Linfocitos T

Este tipo celular se denomina de este modo porque termina de madurar en el timo. Representan entre el 60 % y el 80 % de los linfocitos sanguíneos circulantes. Todos los linfocitos T presentan en su membrana el receptor de linfocito T (TCR, *T-cell receptor*). Sin embargo, se han identificado distintos tipos de linfocitos T según la función que cumplan en el organismo:

1. *Linfocitos Th:* también son denominados *linfocitos cooperadores* o *CD4*$^{+}$. Estas células presentan la molécula CD4 en su membrana. El CD4 en conjunto con el TCR les permite a estas células reconocer las moléculas de HLA-II, que se encuentran en la membrana de las células presentadoras de antígeno (como los macrófagos o las células dendríticas). Cuando un linfocito Th reconoce alguna molécula extraña unida a una molécula de HLA-II, se activa y comenzará a producir interleucinas que estimulan la respuesta inmune y afectarán a las funciones de otros linfocitos T, B y NK. En este escenario, los linfocitos B que reconozcan la molécula extraña comenzarán a producir anticuerpos tras convertirse en células plasmáticas.
2. *Linfocitos Tc:* también son denominados *linfocitos citotóxicos* o *CD8*$^{+}$. Estas células presentan la molécula CD8 en su membrana que, en conjunto con el TCR, les permite reconocer las moléculas HLA-I, que se encuentran en la membrana de la mayoría de las células humanas. Cuando una célula está infectada por un patógeno (como, por ejemplo, un virus), presentará las moléculas de dicho patógeno unidas a las moléculas HLA-I. Si un linfocito Tc reconoce una molécula extraña unida a una molécula de HLA-I, se activará. Tras la activación, el linfocito Tc producirá moléculas (como linfocinas y perforinas) que provocarán la lisis a la célula que ha presentado la molécula extraña. Estos linfocitos son muy importantes en la lucha del sistema inmune contra las infecciones víricas, contra los tumores y en los rechazos de órganos y tejidos trasplantados.
3. *Linfocitos T reguladores y supresores*: los linfocitos T reguladores son CD4^{+}, CD25^{+} y FOXP3^{+}, mientras que los linfocitos T supresores son CD8^{+}, CD45^{+} y RO^{+}. Ambos tipos pueden anular la reacción inmunitaria frente a determinados antígenos de procedencia endógena o exógena al organismo al que pertenecen.
4. *Linfocitos T gamma/delta (γ/δ):* estos linfocitos T presentan un TCR distinto del resto de los tipos de linfocitos T. Mientras que el TCR de los otros linfocitos está formado por una cadena proteínica α y otra β, el TCR de estos linfocitos está formado por una cadena γ y otra δ. Se sabe que este tipo de linfocito T, después de madurar en el timo, migra a los epitelios de la piel, la mucosa bucal, el intestino y la vagina, entre otros. Por esta razón, se cree que estos linfocitos constituyen una primera línea de defensa contra patógenos.

PARA SABER MÁS

Los cúmulos de diferenciación (CD, *cluster of differentiation*) son moléculas marcadoras de la superficie celular que son reconocidas por determinados anticuerpos monoclonales. Este tipo de molécula es utilizado para realizar el marcaje, mediante técnicas inmunihistoquímicas, de distintas células del tejido linfático y hematopoyético. Se designan con distintos números de acuerdo con el sistema internacional. En el cuadro 6.1 se muestran los distintos cúmulos de diferenciación que se pueden encontrar en los leucocitos humanos.

B) Linfocitos B

Estos linfocitos se denominan de este modo porque se identificaron en primer lugar en la bolsa de Fabricio de las aves y, posteriormente, en los órganos bursoequivalentes de los mamíferos. Representan entre el 20 % y el 30 % de los linfocitos sanguíneos circulantes. Estas células presentan en su membrana IgM, IgD y las HLA-I y II. En su membrana también pueden encontrarse los marcadores CD9, CD19, CD20 y CD24. Estas células, al ser activadas por los linfocitos Th, empezarán a dividirse generando lo que se conoce como *clon de linfocito B*. Algunas de las células de este clon se transformarán en linfocitos B de memoria y otras se transformarán en células plasmáticas que se encargarán de producir anticuerpos que, a su vez, atacarán a los patógenos.

CUADRO 6.1
Cúmulos de diferenciación y las células donde se pueden encontrar

Marcador	Tipo celular	Marcador	Tipo celular
CD1	Linfocitos T, etapa media de su desarrollo	**CD24**	Linfocitos NK, granulocitos y células epiteliales
CD2	Linfocitos T	**CD28**	Linfocitos T
CD3	Linfocitos T	**CD34**	Células madre hematopoyéticas
CD4	Linfocitos Th, monocitos y macrófagos	**CD35**	Linfocitos T, linfocitos B, monocitos, células dendríticas, granulocitos y eritrocitos
CD5	Linfocitos T y algunos linfocitos B	**CD38**	Linfocitos T activados
CD7	Linfocitos T	**CD40**	Linfocitos B, macrófagos y células dendríticas
CD8	Linfocitos Tc	**CD40L**	Linfocitos Th activados
CD9	Linfocitos B, linfocitos T, monocitos, eosinófilos, basófilos, plaquetas y células endoteliales	**CD45**	Todos los leucocitos
CD10	Linfocitos pre-B y linfocitos pre-T	**CD56**	Linfocitos NK
CD16a	Linfocitos NK, granulocitos y monocitos	**CD62L**	Todos los leucocitos
CD19	Linfocitos B y células dendríticas	**CD80**	Linfocitos B, macrófagos, células dendríticas y monocitos
CD20	Linfocitos B	**CD86**	Linfocitos B activados, macrófagos, monocitos, células dendríticas y células endoteliales
CD21	Linfocitos B, células dendríticas	**CD94**	Linfocitos NK
CD22	Linfocitos B		

Actividad resuelta 6.1

Cita e indica las características principales de los distintos tipos de inmunoglobulinas que pueden ser producidas por las células plasmáticas.

SOLUCIÓN

- *IgA:* inmunoglobulina dimérica presente en secreciones como saliva, lágrimas, secreciones bronquiales, etc. Ataca a patógenos que entran en contacto con estos fluidos.
- *IgD:* está presente en la membrana plasmática de los linfocitos B, donde actúa como receptor.
- *IgE:* se produce en respuesta a parásitos y es capaz de activar los mastocitos y producir inflamación. Está relacionada con los procesos alérgicos.
- *IgG:* es la inmunoglobulina predominante en el organismo. Se produce en respuesta a infecciones por bacterias, virus y hongos.
- *IgM:* aparece en la membrana de los linfocitos B, donde actúa como receptor; es secretada por las células plasmáticas en las primeras etapas de la respuesta inmune. Cuando es secretada presenta una configuración pentamérica.

C) Linfocitos NK

También son denominados linfocitos *natural killer* (NK) o asesinos naturales. Este tipo de linfocito representa entre el 5 % y el 10 % del total de los linfocitos sanguíneos circulantes. Estas células presentan en su membrana plasmática los marcadores CD16, CD56 y CD94 y, al contrario que el resto de los linfocitos, presentan un núcleo arriñonado y gránulos en su citoplasma. También son células más grandes y voluminosas que los linfocitos T y B. La función de estos linfocitos es destruir, mediante lisis, algunas células infectadas por virus y algunos tipos de células tumorales. Asimismo, cuando estos leucocitos se activan, secretan interferón γ (IFN-γ), un importante agente antiviral que, además, es capaz de activar los macrófagos.

Actividad propuesta 6.2

Indica qué cúmulos de diferenciación se pueden encontrar en los diferentes tipos de linfocitos.

6.3. Índices leucocitarios

Cuando se estima la cantidad de leucocitos en la sangre, se pueden realizar recuentos totales o recuentos diferenciales. En ambos tipos de recuento la cantidad de leucocitos sanguíneos se suele medir en unidades de miles de millones por litro ($\times 10^9$/L) o en unidades por microlitro (/μL).

6.3.1. Recuentos totales

Los valores normales de leucocitos totales en la sangre se sitúan en el rango entre 4000 y 10.000/µL. Sin embargo, la abundancia de estos tipos celulares puede variar debido a varios factores. Se considera que hay leucocitosis cuando la abundancia de leucocitos supera el máximo del rango normal y que hay leucopenia cuando la cantidad de leucocitos no alcanza el mínimo de dicho rango.

La leucocitosis puede ser producida por infecciones agudas, intoxicaciones, trastornos linfo- o mieloproliferativos, necrosis tisular o por determinadas condiciones fisiológicas, como el ejercicio, la tensión emocional o la menstruación.

La leucopenia puede producirse por el uso de determinados fármacos (como antibióticos o analgésicos) y por el padecimiento de determinadas infecciones bacterianas o víricas (como septicemia, tuberculosis, hepatitis, etc.).

6.3.2. Recuentos diferenciales

En los recuentos diferenciales se determina la cantidad de distintas variedades de glóbulos blancos, entre los que se encuentran los neutrófilos (se suelen incluir las formas maduras, las células cayado y los metamielocitos), los eosinófilos, los basófilos, los linfocitos y los monocitos. En el cuadro 4.1 del capítulo 4 se muestran los valores normales de todos estos tipos celulares.

6.4. Trastornos en las células de la serie blanca

En este apartado se van a tratar los trastornos de los leucocitos que no tienen un origen neoplásico.

Interesante

Los trastornos neoplásicos son aquellos que se producen cuando las células de un determinado tipo crecen o se multiplican a un ritmo superior al normal.

Estas alteraciones de las células de la serie blanca pueden ser cuantitativas o cualitativas (morfológicas y funcionales).

Cuando se hace referencia a las alteraciones cuantitativas, se utiliza el término *leucopenia* para indicar una reducción en los valores normales de las células de la serie blanca en general; por otra parte, el término *leucocitosis* se emplea para describir un incremento en el recuento de leucocitos. Sin embargo, esta desviación de los valores normales de la cantidad de leucocitos se suele deber a un tipo en concreto. Así pues, se utilizarán términos específicos para nombrar el exceso o defecto de los distintos tipos de células blancas.

Como existen diferentes síndromes que cursan con la alteración o la función de los distintos leucocitos, las distintas alteraciones se clasificarán según el tipo de leucocito afectado.

6.4.1. Alteraciones de los neutrófilos

Las alteraciones de los neutrófilos, como las del resto de los leucocitos, pueden ser cuantitativas o cualitativas.

A) *Alteraciones cualitativas de los neutrófilos*

Las alteraciones cualitativas de los neutrófilos pueden ser de naturaleza morfológica o afectar a la función de la célula.

Las alteraciones más comunes en la morfología de los neutrófilos son las siguientes:

- *Desplazamiento a la izquierda:* aumento de la presencia de neutrófilos cayado o en banda, caracterizados por tener el núcleo en forma de C en lugar de multilobulado.
- *Hipersegmentación del núcleo:* núcleo dividido en un número de lóbulos mayor que el presente en neutrófilos normales.
- *Granulación tóxica:* aumento del número de gránulos primarios (o azurófilos) en este tipo celular.
- *Cuerpos de Döhle:* inclusiones citoplasmáticas que se tiñen de color azul pálido con la tinción de Romanowsky.
- *Hipogranularidad:* neutrófilos con una cantidad de gránulos citoplasmáticos reducida.
- *Anomalía adquirida de Pelger-Huët:* alteración de origen genético, de herencia autosómica dominante y caracterizada por la presencia de núcleo bilobulado con forma de espejuelos en los neutrófilos. En este tipo de alteración, el núcleo puede aparecer ovalado o circular. Suele ser una alteración asíntomática.

EN EL LABORATORIO

✓ Extensión de sangre para determinar alteraciones estructurales en los neutrófilos.

Las alteraciones funcionales más comunes de los neutrófilos son las siguientes.

1. *Deficiencia en mieloperoxidasa:* es una enfermedad genética autosómica recesiva que implica una reducción de la actividad de esta enzima.

   La deficiencia en mieloperoxidasa reduce la eficiencia del estallido respiratorio, por lo que los pacientes con esta alteración serán más vulnerables a las infecciones de origen bacteriano y micótico (figura 6.6).
2. *Defectos en la quimiotaxis:* estas alteraciones afectan a la extravasación y al movimiento del neutrófilo. Estos defectos suelen cursar con infecciones recurrentes.

   El defecto que da lugar a estas alteraciones puede encontrarse a diferentes niveles:

   a) Receptores de membrana.
   b) Gránulos celulares.
   c) Citoesqueleto.
   d) Mecanismos ajenos al neutrófilo.

3. *Enfermedad granulomatosa crónica:* alteración genética de herencia ligada al cromosoma X. Se caracteriza por la ausencia de citocromo B_{558} en los neutrófilos.

   El citocromo B_{558} es un componente del complejo NADPH oxidasa (sistema phox), que es necesario para la formación de iones superóxido (O_2^-) a partir del oxígeno, por lo que su ausencia impide la correcta realización del estallido respiratorio.

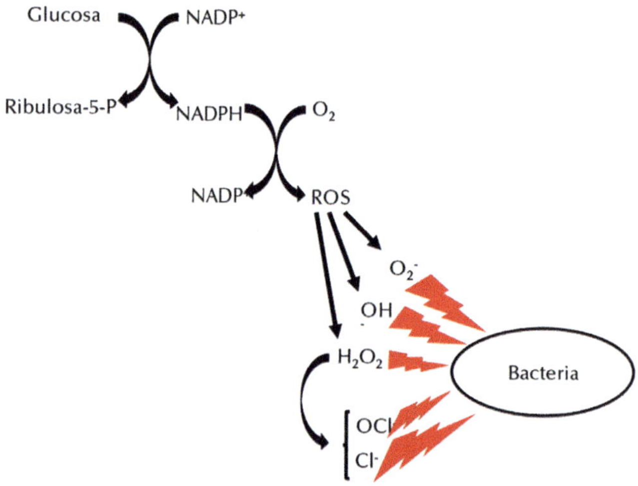

Figura 6.6
Esquema del *estallido respiratorio*

Así pues, esta alteración reduce la capacidad de los neutrófilos para destruir bacterias y hongos. Por esta razón, los pacientes que padecen esta alteración sufren recurrentemente tanto infecciones bacterianas y fúngicas como otros procesos inflamatorios crónicos en las barreras de entrada al organismo (piel, mucosas, pulmones, ganglios linfáticos, etc.).

Los afectados por esta enfermedad también desarrollan grandes masas pseudotumorales, llamadas *granulomas* o *lesiones granulomatosas*, de forma recurrente desde la niñez temprana. Estos granulomas pueden afectar al paso de los alimentos por el tubo digestivo o al paso de la orina por los uréteres.

Actividad propuesta 6.3

Resume los acontecimientos que tienen lugar durante el estallido respiratorio.

EN EL LABORATORIO

✓ Pruebas bioquímicas específicas para detectar las anomalías funcionales de los neutrófilos.

B) Alteraciones cuantitativas de los neutrófilos

Los valores normales de este tipo celular se encuentran entre 2.000 y 6.300/µL. Se considera que hay neutrofilia si los valores totales exceden el máximo de este rango y que hay neutropenia si los valores totales no llegan al mínimo de dicho rango.

1. *Neutrofilia.* No se ha demostrado que el incremento de la cantidad de neutrófilos en la sangre sea consecuencia de un proceso patológico –ya que cualquier proceso inflamatorio puede incrementar la abundancia de neutrófilos en la sangre–; aunque se ha descrito la aparición de neutrofilia, esta también se observa tras la toma de esteroides y después del ejercicio.

   En los procesos inflamatorios también se incrementan los valores de células cayado por encima de su límite máximo (360/µL) (figura 6.7).

   Además, en estos procesos suele incrementarse la cantidad de gránulos tóxicos (gránulos primarios) y aparecer cuerpos de Döhle por la producción acelerada de neutrófilos.

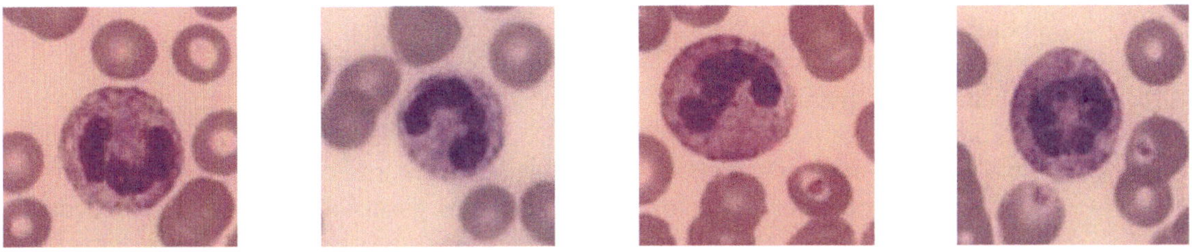

Figura 6.7
Células cayado o neutrófilos en banda en extensión sanguínea

2. *Neutropenia.* Los neutrófilos son necesarios en la lucha contra infecciones bacterianas y micóticas, sobre todo en las superficies mucosas, por lo que el riesgo de infección grave se incrementa exponencialmente con el descenso de los niveles de este tipo de leucocitos. Por tanto, cuando un paciente tiene neutropenia, el primer síntoma que experimenta es fiebre acompañada de faringitis. Por otro lado, se pueden producir infecciones masivas en la mucosa gastrointestinal que pueden producir septicemia, la cual puede poner en grave riesgo al paciente.

   Cuando se reduce únicamente la cantidad de neutrófilos en la sangre sin afectar a la cantidad del resto de leucocitos se dice que hay una *neutropenia selectiva*. Esta alteración puede tener muchas causas, entre las que se encuentran las siguientes: el uso de fármacos citotóxicos, la quimioterapia, algunos tratamientos contra el hipertiroidismo o el paludismo, etc.

   Los pacientes que experimentan estos tipos de neutropenia deben ser tratados con antibióticos de amplio espectro y antimicóticos.

En el laboratorio

✓ Extensión de sangre para determinar alteraciones estructurales en los neutrófilos.

6.4.2. Alteraciones de los eosinófilos

Se considera que están dentro de la normalidad los valores de este tipo de leucocito que se encuentran entre 40 y 360/µL. Se considera que hay eosinofilia si los valores totales exceden el máximo de este rango y que hay eosinopenia si los valores totales no llegan al mínimo del mismo. La eosinofilia, normalmente, se debe a la infección por parásitos o a procesos alérgicos.

PARA SABER MÁS

Además de por la infección por parásitos y por los procesos alérgicos, la eosinofilia puede producirse por otras causas, entre las que destacan las siguientes:

- Recuperación de infección aguda.
- Trastornos cutáneos (p. ej., eccema, psoriasis, pénfigo, etc.).
- Síndrome de Loeffler (infiltración pulmonar con eosinofília).
- Poliarteritis nudosa.
- Leucemia mielógena crónica.
- Síndrome hipereosinofílico idiopático.
- Otros procesos malignos, como linfoma de Hodgkin, carcinomas con metástasis, etc.
- Distintas enfermedades infecciosas, enfermedades gastrointestinales, enfermedades hematológicas y otras alteraciones tales como tumores, sarcoidosis, mordeduras de arácnidos e intoxicaciones.

EN EL LABORATORIO

✓ Recuentos celulares para determinar alteraciones en la abundancia de eosinófilos.

6.4.3. Alteraciones de los basófilos

Los valores normales de la cantidad de basófilos son aquellos que no exceden el nivel de 90/μL. Se considera que hay basofilia si los valores totales exceden este nivel máximo.

INTERESANTE

Esta alteración en la cantidad de basófilos es muy rara, pero puede aparecer en los siguientes procesos:

- Distintos tipos de leucemia.
- Enfermedad de Hodgkin.
- Anemia hemolítica crónica.
- Reacciones de hipersensibilidad, como la sinusitis crónica.

La basofilia puede estar causada por leucemias, por la enfermedad de Hodgkin, por la anemia hemolítica crónica, por la sinusitis crónica y por otras patologías infecciosas.

EN EL LABORATORIO

✓ Recuentos celulares para determinar alteraciones en la abundancia de basófilos.

6.4.4. Alteraciones de los linfocitos

Se consideran normales las cantidades de linfocitos en la sangre comprendidas entre 1.000 y 4000/μL. Se considera que hay linfocitosis si los valores totales exceden el máximo del rango indicado y que hay linfopenia cuando la cantidad de linfocitos se sitúa por debajo del mínimo de dicho rango.

La linfocitosis puede producirse por multitud de enfermedades infecciosas causadas por virus (varicela, tosferina, hepatitis, etc.) o por otros agentes (tuberculosis, brucelosis, sífilis, etc.). Esta alteración también puede estar producida por leucemias linfáticas crónicas, por tirotoxicosis o por neutropenia con linfocitosis relativa.

En función de la duración de la linfocitosis, esta se puede clasificar en dos tipos diferentes:

1. *Linfocitosis transitoria:* la causa más común de este tipo de linfocitosis es la mononucleosis infecciosa, aunque también puede deberse a otras infecciones como las producidas por citomegalovirus, por el virus de la hepatitis, el virus de la tosferina o por el VIH (virus de la inmunodeficiencia humana) en las etapas iniciales de la infección.
2. *Linfocitosis persistente:* suele estar vinculada a trastornos neoplásicos.

TOMA NOTA

Un trastorno linfoproliferativo es aquel en el que las células del sistema linfático se dividen de forma excesiva y, habitualmente, sin control.

Entre las causas que pueden generar linfopenia se encuentran el síndrome de la inmunodeficiencia adquirida (sida), la radioterapia, la quimioterapia y el tratamiento con esteroides. En algunas ocasiones se puede encontrar un descenso en el recuento de linfocitos en pacientes que han sufrido una infección grave.

EN EL LABORATORIO

✓ Recuentos celulares para determinar alteraciones en la abundancia de linfocitos.

6.4.5. Alteraciones de los monocitos

Se consideran normales las cantidades de monocitos situadas entre 80 y 720/μL. Se considera que hay monocitosis si los valores totales exceden el máximo de este rango. La monocitosis puede producirse por leucemias, por multitud de enfermedades infecciosas o en la recuperación del daño medular causado por exposición a radiación o a determinados fármacos.

EN EL LABORATORIO

- ✓ Recuentos celulares para determinar alteraciones en la abundancia de monocitos.

6.5. Neoplasias de las células de la serie blanca

En este apartado se van a tratar los trastornos que tienen un origen neoplásico. Estos trastornos se suelen clasificar según su origen, que puede ser linfocítico o mielocítico.

6.5.1. Linfomas

Los linfomas son trastornos clonales malignos que se producen en células precursoras de linfocitos. Estas alteraciones son más comunes en varones y en personas de edad avanzada.

En la mayoría de las ocasiones los linfomas se presentan como una masa, por lo que su diagnóstico es directo, pero en algunos casos el diagnóstico es complicado. El diagnóstico se puede realizar por biopsia del ganglio linfático u otro tejido afectado (que puede ser la sangre o el líquido cefalorraquídeo) o por inmunofenotipificación de las proteínas específicas mediante anticuerpos marcados.

La mayor parte de los linfomas, un 60 %, afecta a los ganglios linfáticos, mientras que el 40 % restante afecta a otros órganos.

◎ FUNDAMENTAL

Una biopsia es la extracción de tejido de un individuo vivo para analizarlo posteriormente, mientras que la inmunofenotipificación es la identificación de proteínas expresadas por una célula.

La clasificación de los linfomas suele ser complicada. La clasificación de la OMS de 2001 cataloga los linfomas según las características morfológicas, moleculares, genéticas, inmunofenotípicas y clínicas. Esta clasificación es útil porque cataloga los linfomas como entidades bien definidas que requieren tratamientos específicos.

La clasificación más general cataloga los linfomas en dos grupos: linfoma de Hodgkin y linfoma no Hodgkin.

Actividad resuelta 6.2

Indica las diferencias entre el término linfoma *y el término* leucemia.

Solución

El término *linfoma* hace referencia a un tipo de cáncer hematológico que se desarrolla en el sistema linfático. Suele afectar a los ganglios linfáticos, aunque también puede afectar, en menor medida, al hígado y al bazo. Se debe a una proliferación de leucocitos alterados que proceden en todo caso de linfocitos o de sus células precursoras.

Por otro lado, el término *leucemia* hace referencia a un cáncer sanguíneo que comienza en la médula ósea. La *leucemia* lleva a un incremento incontrolable de leucocitos alterados en la médula ósea y en la sangre, pero su origen no está limitado a los linfocitos y sus precursores, como en el caso del linfoma.

A) Linfoma de Hodgkin

Se trata de un trastorno que fue descrito por primera vez por el doctor Thomas Hodgkin.

Se caracteriza por la presencia en los pacientes de una cantidad reducida de células tumorales, denominadas *células de Reed-Sternberg*, aunque pueden aparecer otras células de Hodgkin.

Las células de Reed-Sternberg son células binucleadas o multinucleadas, con nucléolos abultados, que se originan a partir de los linfocitos B. Las otras células de Hodgkin son mononucleadas.

Estos dos tipos de células tumorales se suelen encontrar en los ganglios linfáticos afectados mezcladas con otros leucocitos.

Los linfomas de Hodgkin se pueden clasificar en dos tipos:

1. *Común*. De este tipo existen cuatro tipos histológicos (cuadro 6.2): esclerosante nodular, de celularidad mixta, rico en linfocitos y con pocos linfocitos.
2. *No común*. Incluye la variedad linfoma de Hodgkin con predominio de linfocitos (LHPL).

Se desconoce la etiología del linfoma de Hodgkin, pero estudios recientes sugieren que tanto el virus de Epstein-Barr (VEB) como la mononucleosis infecciosa pueden constituir el origen de dicho linfoma.

En el linfoma de Hodgking (al igual que en el no Hodgkin), se observa un crecimiento de ganglios linfáticos del cuello o del mediastino. Este linfoma suele venir acompañado de fiebre, pérdida de peso y prurito (picazón u hormigueo). En pacientes jóvenes suele observarse tos, dolor torácico y disnea (dificultad respiratoria).

Interesante

La etiología es el estudio del origen de una determinada patología o enfermedad.

Cuadro 6.2
Clasificación de los linfomas de Hodgkin

Tipo	Características
Común	
Esclerosante nodular	El tipo más común en pacientes jóvenes. Los ganglios afectados están divididos por bandas anchas de tejido conjuntivo que contiene células de Reed-Sternberg y otras células de Hodgkin, mezcladas con distintos tipos de leucocitos.
De celularidad míxta	Segundo más común, suele tener peor pronóstico. Suelen producirse fibrosis y necrosis en los ganglios afectados. En estos ganglios no aparecen las bandas anchas de tejido conjuntivo, típicas del esclerosante nodular, en los ganglios afectados, que presentan células de Reed-Sternberg y otras células de Hodgkin.
Con pocos linfocitos	Los ganglios afectados presentan una gran abundancia de células de Reed-Sternberg y otras células de Hodgkin, que van acompañadas de una cantidad reducida de linfocitos.
Rico en linfocitos	Los ganglios afectados presentan una gran cantidad de linfocitos pequeños que van acompañados de una reducida cantidad de células de Reed-Sternberg y otras células de Hodgkin.
No común	
Con predominio de linfocitos	Se comporta como un linfoma no Hodgkin de grado bajo (con una malignidad reducida).

B) Linfomas no Hodgkin

Existen numerosos tipos de linfomas no Hodgkin que suelen estar vinculados a trastornos linfoproliferativos. A continuación se exponen los más comunes.

1. *Leucemia linfoblástica aguda (LLA):* es un tipo de neoplasia en la que se pueden encontrar precursores de linfocitos, tanto B como T, en la circulación sanguínea. Esta enfermedad se produce por la proliferación clonal de dichos precursores. Esta enfermedad se presenta como una leucemia de células precursoras en circulación (figura 6.8) con una infiltración de los mismos en la médula ósea.

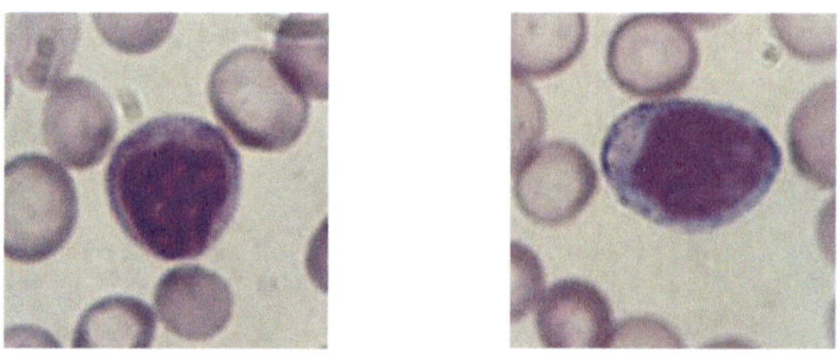

Figura 6.8
Células precursoras en circulación vistas en extensión sanguínea

2. *Linfoma linfoblástico:* alteración similar a la LLA pero que en lugar de aparecer como leucemia se manifiesta como una masa celular en el mediastino y con pocos precursores en circulación.

PARA SABER MÁS

La leucemia linfoblástica aguda suele presentar las siguientes alteraciones en la sangre:

- Anemia.
- Trombocitopenia.
- Leucopenia.
- Precursores de linfocitos en circulación.

3. *Leucemia linfocítica crónica (LLC):* es una patología neoplásica que se caracteriza por la proliferación de linfocitos maduros de tamaño pequeño en la sangre, en la médula ósea y en otros tejidos linfáticos. Estos linfocitos presentan los marcadores CD19 y CD20, propios de linfocitos B. Sin embargo, estos linfocitos tumorales también presentan el marcador CD5, propio de linfocitos T, e IgM en su superficie externa.

TOMA NOTA

La leucemia linfocítica crónica suele presentar las siguientes alteraciones en la sangre:

- Anemia.
- Trombocitopenia.
- Linfocitosis monoclonal.
- Hipogammaglobulinema.

Los pacientes que sufren esta enfermedad suelen presentar hipogammaglobulinemia (concentración de Ig en la sangre por debajo del mínimo considerado normal), por lo que suelen sufrir infecciones recurrentes, sobre todo en las vías respiratorias.

INTERESANTE

Existe una variedad de la leucemia linfocítica crónica en la que no aparecen estas células alteradas en la sangre periférica, pero que sí aparecen como infiltrado en la médula ósea y en los ganglios linfáticos. A esta patología se la conoce como *linfoma microlinfocítico de linfocitos B.*

4. *Linfoma linfoplasmocítico:* se caracteriza por la presencia de linfocitos B tumorales que secretan IgM. En esta alteración se ven afectados la médula ósea, el hígado, el bazo y los ganglios linfáticos.

   A esta patología también se la conoce como como *macroglobulinemia de Waldenström*. Cursa con altas concentraciones de IgM monoclonal en el organismo.

SABÍAS QUE...

El linfoma linfoplasmocítico suele presentar las siguientes alteraciones en la sangre:

- Anemia.
- Trombocitopenia.
- Leucopenia.
- Posible linfocitosis.
- Hipergammaglobulinemia de IgM monoclonal.

   La elevada concentración de IgM puede producir sangrado y trombosis, que pueden generar a su vez cefalea, alteración de la consciencia y trastornos visuales. El exceso de IgM también puede producir aglutinación anómala de eritrocitos y la precipitación de los mismos a temperaturas bajas.

5. *Linfoma folicular (LF):* esta patología se denomina de esta forma porque presenta un patrón de crecimiento folicular. Es uno de los tipos más comunes de linfoma y, por su escasa malignidad, pertenece a los llamados *linfomas de grado bajo*. Las células alteradas se originan como linfocitos B y, posteriormente, proliferan en los centros germinales de los folículos linfoides de los ganglios linfáticos. El infiltrado de estas células tumorales también se suele encontrar en los ganglios linfáticos y en la médula ósea. Además, tanto el bazo como el hígado se ven afectados.
6. *Linfoma de células del manto:* las células transformadas de este tipo de linfoma expresan CD5 en su membrana plasmática, al igual que las de la leucemia linfocítica crónica, pero, al contrario que estas últimas, no presentan CD23. Estas células tumorales proceden de la zona del manto del folículo linfoide de los ganglios linfáticos.

   En algunas ocasiones se pueden encontrar las células transformadas en la sangre periférica, aunque normalmente se localizan en los ganglios linfáticos. También se ven afectados la médula ósea, el bazo y el hígado.
7. *Leucemia de células pilosas:* este tipo de leucemia, también conocida como *tricoleucemia*, se caracteriza por la posibilidad de encontrar células pilosas, también conocidas como *tricoleucocitos*, en la sangre periférica. Las células pilosas presentan un núcleo con forma de alubia y un citoplasma abundante de aspecto vacío que forma un halo alrededor del núcleo. Este trastorno de baja malignidad suele cursar con pancitopenia y esplenomegalia.
8. *Linfoma macrocítico difuso de linfocitos B (LMDLB):* este tipo es el linfoma más común de alta malignidad. Es posible que bajo esta denominación se agrupen distintos linfomas, pero todos ellos se caracterizan por la presencia de láminas de células grandes originadas a partir de linfocitos B.
9. *Linfoma de Burkitt (LB):* este linfoma se caracteriza por la presencia de células transformadas procedentes de linfocitos B que suelen tener un tamaño pequeño y mediano.

Tienen una alta tasa de proliferación y de apoptosis, lo que genera el típico aspecto de cielo estrellado que presentan sus infiltrados. Estos infiltrados se pueden encontrar de forma más habitual en la mandíbula, en los huesos faciales, en el abdomen, las mamas, las gónadas, el sistema nervioso central o la médula ósea.

10. *Linfoma de tejido linfático relacionado con la mucosa:* las células tumorales de este tipo de linfoma proceden de la zona marginal de los folículos linfoides. Este linfoma se suele producir con mayor frecuencia en la mucosa del estómago, aunque puede desarrollarse en otras zonas, como las glándulas salivales, el tiroides, el bazo o los pulmones.
11. *Linfoma relacionado con el sida:* los pacientes con sida tienen un alto riesgo de desarrollar linfomas no Hodgkin. Los linfomas que afectan a este tipo de pacientes suelen presentar células transformadas procedentes de linfocitos B. Los más comunes son el linfoma de Burkitt y el linfoma macrocítico difuso de linfocitos B.
12. *Micosis fungoide:* es un tipo de linfoma cutáneo de células transformadas de linfocitos T. Es un trastorno caracterizado por la aparición de nódulos o placas que aparecen en la piel.
13. *Síndrome de Sézary:* al igual que la micosis fungoide, es un linfoma de células malignas procedentes de linfocitos T. En la circulación linfática de estos pacientes se pueden encontrar células de Sézary (células transformadas con núcleo en forma de cerebro). Se caracteriza por la presencia de eritema (enrojecimiento de la piel) y descamación de la piel en los pacientes que desarrollan este síntoma.

En el laboratorio

✓ Hemograma para detectar las alteraciones en los elementos formes de la sangre causadas por los distintos linfomas.

Extensiones de sangre para detectar células anormales o precursores de elementos formes sanguíneos en la sangre periférica.

Inmunofenotipificación de las células extraídas mediante biopsias para detectar los patrones de expresión proteínica de dichas células.

6.5.2. Mieloma y otras paraproteinemias

El mieloma, también conocido como *mieloma múltiple*, se produce por la transformación de las células plasmáticas en células malignas. Estas células malignas son capaces de producir inmunoglobulinas monoclonales anormales, normalmente de los tipos IgG o IgA, que se conocen como *paraproteínas*.

En esta enfermedad, las células plasmáticas transformadas proliferan en la médula ósea, alterando su funcionamiento. Además, estas células malignas liberan mediadores químicos que producen la activación masiva y desproporcionada de los osteoclastos (células capaces de reabsorber el tejido óseo) por lo que se genera una destrucción ósea generalizada que causa múltiples lesiones osteolíticas, cambios similares a los de la osteoporosis e hipercalcemia (el incremento de los niveles de calcio en la sangre). Las lesiones en los huesos producen dolor óseo y fracturas. Además, el daño en la columna vertebral puede producir compresión de las raíces de los nervios raquídeos y, por tanto, causar alteraciones neurológicas.

El exceso de inmunoglobulinas en la sangre incrementa la viscosidad sanguínea, por lo que puede producir el síndrome de la hiperviscosidad, el cual, a su vez, puede causar alteraciones neurológicas, insuficiencia cardiaca y alteraciones hemorrágicas. El exceso de anticuerpos puede generar depósitos de amiloide en distintos tejidos, alterando su funcionamiento. Estos depósitos de amiloide pueden causar neuropatía periférica, cardiomegalia, diarrea y síndrome del túnel carpiano. Además, estas inmunoglobulinas se filtran en los glomérulos, por lo que pueden llegar a dañarlos produciendo una insuficiencia renal.

Existen otras paraproteinemias distintas del mieloma. Las más importantes de estas paraproteimemias se exponen a continuación:

1. *Paraproteinemia benigna (MGUS):* se caracteriza por la presencia de una paraproteína en la sangre, la cual prácticamente no genera ningún síntoma o alteración. Se encuentra en el 0,1-1 % de los adultos.
2. *Amiloidosis:* es un trastorno en el plegamiento de las proteínas, en el que las proteínas afectadas, que normalmente son solubles, precipitan en forma de láminas.

Estos depósitos de amiloide pueden llegar a alterar la función de los órganos donde se depositan y, a la larga, causar el fallo de los mismos.

PARA SABER MÁS

El mieloma suele presentar las siguientes alteraciones en la sangre:

- Anemia normo- o macrocítica.
- Trombocitopenia.
- Neutropenia.
- Leucoeritroblastocitosis (presencia de precursores de eritrocitos y leucocitos en la sangre).

Pueden encontrarse tres tipos de amiloide:

1. *Amiloide AA:* esta proteína amiloide proviene de una proteína relacionada con el amiloide A.

   Esta proteína se sintetiza en estados inflamatorios de larga duración, por lo que esta alteración se desarrolla en individuos con infecciones o trastornos inflamatorios crónicos.
2. *Amiloide AL:* esta proteína amiloide se forma a partir de fragmentos o de la totalidad de las cadenas ligeras de las inmunoglobulinas.

   La acumulación de amiloide suele producir en estos pacientes alteraciones renales, alteraciones de absorción en el intestino delgado y miocardiopatía. Estos pacientes también suelen experimentar síndrome del túnel carpiano, neuropatía periférica y alteraciones en la coagulación.
3. *Formas familiares:* son un conjunto de enfermedades en las que se acumula amiloide y que suelen cursar con neuropatía y otras alteraciones que dependen de los órganos donde se acumula dicho amiloide.

   a) *Macroglobulinemia de Waldenström:* esta alteración se caracteriza por la acumulación de una paraproteína basada en IgM. Esta acumulación produce hiperviscosidad en la sangre, pero son raras las lesiones osteolíticas.

b) Enfermedad de las cadenas pesadas: se produce por un tipo de célula plasmática transformada que produce cadenas pesadas de las Ig. Las alteraciones producidas por esta enfermedad son muy similares a las de un linfoma. Los pacientes que sufren esta enfermedad suelen experimentar una absorción deficiente en el intestino delgado, causada por la infiltración de células transformadas en los tejidos del mismo.

Además de los citados, existen otros trastornos que pueden generar paraproteinemias, como algunos linfomas y la leucemia linfocítica crónica.

En el laboratorio

✓ Hemograma para detectar las alteraciones en los elementos formes de la sangre causadas por las distintas paraproteinemias.

Extensiones de sangre para detectar células anormales o precursores de elementos formes sanguíneos en sangre periférica.

Pruebas bioquímicas específicas para detectar paraproteínas en el plasma sanguíneo.

6.5.3. Neoplasias de mielocitos

Como ya se ha indicado, las células blancas mieloides son los granulocitos y los monocitos. Todas estas células provienen del mismo precursor que el eritrocito y el megacariocito (a partir del cual se generarán las plaquetas).

Pueden surgir células neoplásicas a partir de cualquiera de los precursores de elementos formes sanguíneos que se han expuesto en el capítulo 3, para generar enfermedades mielodisplásicas y mieloproliferativas.

Sabías que...

En las enfermedades mielodisplásicas, las células presentan una alteración en la morfología y en la función, mientras que las enfermedades mieloproliferativas se caracterizan por un incremento en la cantidad de células que presentan una morfología y una función relativamente normales.

A continuación se exponen las neoplasias de mielocitos más comunes:

a) Leucemia mielógena aguda (LMA): es un conjunto de trastornos que se producen por la alteración en las células progenitoras mieloides.

En esta enfermedad se observa una infiltración de estas células alteradas en la médula ósea, infiltración que altera la generación de neutrófilos, eritrocitos y plaquetas. Esta infiltración acaba produciendo una insuficiencia de la médula ósea, lo que, a su vez, produce palidez, cansancio y disnea. Además, la insuficiencia de la médula ósea produce leucopenia, que favorece la aparición de infecciones recurrentes, y trombocitopenia, que provoca sangrado. En estadios avanzados de la enfermedad, las células progenitoras alteradas pueden generar un infiltrado en el sistema nervioso central, produciendo alteraciones neurológicas.

Esta es una alteración que, aunque se puede producir a cualquier edad, es más común en las personas mayores.

Como ya se ha indicado, la leucemia mielógena aguda en realidad incluye un conjunto de leucemias, cuya clasificación puede observarse en el cuadro 6.3.

b) *Síndromes mielodisplásicos (SMD):* son un grupo de enfermedades de la médula ósea en las que esta se puebla con células hematopoyéticas alteradas. Estos precursores se acumulan, de forma que causan insuficiencia en la médula ósea. Esta insuficiencia en la médula ósea causa a su vez anemia, infecciones recurrentes y sangrado.

CUADRO 6.3
Clasificación de las leucemias mielógenas agudas según la OMS

Tipo	Características
Leucemia mielógena aguda con anomalías genéticas recurrentes	Este tipo es más común en pacientes jóvenes. Es una leucemia que presenta anomalías genéticas características. Las anomalías genéticas más comunes incluyen translocaciones entre los cromosomas 8 y 21, entre los cromosomas 15 y 17, e inversiones en el cromosoma 16.
Leucemia mielógena aguda con displasia de linajes múltiples	Se genera por un trastorno mielodisplásico previo que deriva en leucemia mielógena aguda. Es típica de pacientes mayores.
Leucemia mielógena aguda relacionada con tratamientos	El desarrollo de esta leucemia se relaciona con la exposición a agentes alquilantes, a inhibidores de la topoisomerasa II, a quimioterapia o a radiaciones.
Leucemia mielógena aguda no categorizada de otra forma	Incluye aquellos tipos que no se pueden clasificar en las categorías anteriores. Son un conjunto de leucemias que se clasifican morfológicamente.

Normalmente se produce la reducción del recuento sanguíneo en, al menos, dos líneas celulares (anemia y trombocitopenia; anemia y leucopenia; leucopenia y trombocitopenia). Además, los neutrófilos suelen aparecer con alteraciones morfológicas, como menor granulación o modificaciones en la estructura del núcleo.

c) *Trastornos mieloproliferativos:* son un conjunto de alteraciones en las que se produce un aumento de la proliferación de células sanguíneas. A diferencia de lo que ocurre en los síndromes mielodisplásicos, se producen células maduras normales. Esta producción exacerbada incrementa los recuentos de eritrocitos, leucocitos o plaquetas en sangre, aunque, la función de estas células suele ser normal.

Dentro de los trastornos mieloproliferativos se engloban las siguientes enfermedades:

1. *Leucemia mieloide crónica (LMA):* cursa con elevación de los recuentos leucocitarios y con anemia. Los pacientes con esta enfermedad suelen experimentar fatiga, pérdida de peso sudoración y anorexia. Además, son comunes la palidez y la esplenomegalia.

Esta alteración se ha relacionado con un reordenamiento cromosómico que consiste en una translocación recíproca entre el cromosoma 22 y el 9. El resultado de la fusión del cromosoma 22 con un fragmento del cromosoma 9 se conoce con el nombre de *cromosoma Filadelfia*. En este cromosoma aparece, por la recombinación resultante de la fusión, un oncogén que codifica una proteína tirosina-cinasa que se cree que es responsable del desarrollo de esta enfermedad.

2. *Policitemia verdadera:* también conocida como *policitemia vera*, es una enfermedad que se define por una proliferación descontrolada de la célula madre hematopoyética que resulta en un incremento del recuento de eritrocitos, que suele ir acompañado de un incremento en los recuentos de leucocitos y plaquetas.

   El incremento en el número de eritrocitos sanguíneos genera un aumento de la viscosidad sanguínea que, a su vez, produce cefalea, mareos y, en ocasiones, accidentes cerebrovasculares. Además, afecta a la coagulación sanguínea, al bazo y al hígado.

3. *Mielofibrosis primaria:* es un trastorno caracterizado por la aparición de células en lágrima (eritrocitos alterados con forma de lágrima) y precursores hematopoyéticos en la sangre. Esta enfermedad suele cursar con leucocitosis, trombocitosis y anemia.

   Los pacientes afectados por este trastorno presentan fibrosis en la médula ósea y esplenomegalia.

4, *Tombocitemia esencial:* es una enfermedad causada por una alteración la trombopoyesis que produce un incremento en el recuento de plaquetas en la sangre de forma sostenida en el tiempo. Este incremento en el recuento plaquetario en la sangre va acompañado de un aumento en la cantidad de megacariocitos de la médula ósea.

   Este trastorno suele cursar con complicaciones trombóticas como isquemia digital, accidentes cerebrovasculares y trombosis venosa hepática, entre otras.

En el laboratorio

- ✓ Hemograma para detectar las alteraciones en los elementos formes de la sangre causadas por los distintos linfomas.
- ✓ Extensiones de sangre para detectar células anormales o precursores de elementos formes sanguíneos en la sangre periférica.
- ✓ Extensiones de aspirados de la médula ósea para determinar alteraciones en la cantidad y en la morfología de los precursores de los elementos formes de la sangre.

Resumen

- Hay dos tipos de leucocitos en la sangre: los granulocitos y los agranulocitos.
- Los granulocitos son aquellos leucocitos sanguíneos que presentan gránulos en su citoplasma. Dentro de esta categoría se incluyen los neutrófilos, los eosinófilos y los basófilos.
- Existen fundamentalmente dos tipos de linfocitos: los linfocitos T y los linfocitos B. Los primeros maduran en el timo y los segundos en los órganos bursoequivalentes.
- Los agranulocitos son aquellos leucocitos que no presentan gránulos en el citoplasma. En este grupo se incluyen los monocitos y los linfocitos.

- Existen rangos de valores normales de leucocitos en la sangre. Si la abundancia de algún tipo de leucocito se encuentra fuera de los límites marcados por los rangos de valores normales, se puede sospechar que existe algún proceso patológico subyacente.
- Las alteraciones morfológicas, funcionales o cuantitativas en los leucocitos pueden deberse a un trastorno neoplásico o a otros tipos de alteraciones, como enfermedades genéticas, infecciones, alergias, etc.
- Los trastornos de origen neoplásico de los leucocitos pueden ser linfomas, mielomas o trastornos neoplásicos de mielocitos.

Ejercicios propuestos

1. Realiza un esquema que incluya los diferentes tipos de leucocitos de la sangre y donde se indiquen sus características morfológicas principales.
2. Explica por qué los macrófagos pueden actuar como células presentadoras de antígeno.
3. Cita los distintos tipos de linfocitos que se conocen y las funciones que desempeña cada uno de ellos.
4. Indica la composición de los distintos gránulos que se pueden encontrar en los neutrófilos, en los basófilos y en los eosinófilos.
5. Realiza un esquema que indique los cúmulos de diferenciación (CD) que presenta cada uno de los tipos de linfocitos.
6. Completa una tabla donde se encuentren los porcentajes normales de los distintos tipos de leucocitos en la sangre.
7. Realiza un esquema donde se resuman los distintos tipos de alteraciones que pueden presentar los neutrófilos indicando en qué consiste cada una de ellas y citando al menos dos ejemplos de cada tipo.
8. Realiza un esquema donde se clasifiquen los distintos tipos de linfomas.
9. Cita las neoplasias de mielocitos más comunes e indica las características principales de cada una de ellas.
10. Explica qué es una paraproteinemia e indica algún ejemplo.

Supuesto práctico

Un paciente de 65 años va al médico. Presenta fiebre y pérdida de peso. El médico, al explorarlo, encuentra que presenta ganglios inflamados, tras lo cual le manda una serie de pruebas.

Las pruebas indican que presenta una infiltración de células transformadas en la médula ósea, el bazo y el hígado. Las pruebas indican que dichas células transformadas expresan CD5 en la membrana plasmática. Además, no se ha podido detectar la presencia de CD23 en la membrana de dichas células.

- Discute qué enfermedad puede padecer el paciente.

Lee y debate en clase

Lee el texto "Inmunoterapia para linfoma no Hodgkin", publicado en la página web de la Sociedad Americana contra el Cáncer (a la que podrás acceder mediante el QR adjunto), y debate con tus compañeros sobre los temas propuestos.

La inmunoterapia es un tratamiento que refuerza el sistema inmunológico del propio paciente o usa versiones sintéticas de las partes normales del sistema inmunológico. Puede que estos tratamientos eliminen las células del linfoma o desaceleren su crecimiento. Los anticuerpos son proteínas que el sistema inmunológico del cuerpo produce para ayudar a combatir las infecciones. Las versiones artificiales, llamadas *anticuerpos monoclonales*, pueden ser diseñadas para atacar a un blanco específico, tal como una sustancia en la superficie de linfocitos (las células donde se originan los linfomas). Actualmente se están usando varios anticuerpos monoclonales para tratar el linfoma.

Temas para debatir:

- ¿En qué consiste la inmunoterapia?
- ¿Qué dianas son utilizadas por los anticuerpos que se usan en esta terapia?
- ¿Por qué crees que se han elegido estas dianas?
- ¿Qué problemas presenta este tipo de terapia?

ACTIVIDADES DE AUTOEVALUACIÓN

1. ¿Cómo se denomina la célula que presenta un núcleo bilobulado y gránulos que se tiñen con eosina en su citoplasma?
   - ☐ *a)* Neutrófilo.
   - ☐ *b)* Eosinófilo.
   - ☐ *c)* Basófilo.
   - ☐ *d)* Monocito.

2. ¿Cuál de los siguientes tipos de linfocitos es CD4+?
   - ☐ *a)* Th.
   - ☐ *b)* Tc.
   - ☐ *c)* B.
   - ☐ *d)* NK.

3. ¿Cuál de las siguientes células produce pirógeno o IL-1?
   - ☐ *a)* Neutrófilo.
   - ☐ *b)* Eosinófilo.
   - ☐ *c)* Linfocito NK.
   - ☐ *d)* Linfocito B.

4. ¿Cuál de los siguientes tipos celulares representa un porcentaje mayor del total de leucocitos sanguíneos en condiciones normales?
   - ☐ *a)* Linfocitos.
   - ☐ *b)* Basófilos.
   - ☐ *c)* Eosinófilos.
   - ☐ *d)* Neutrófilos.
5. ¿Cuál de los siguientes linfocitos puede anular la reacción inmunitaria frente a determinados antígenos?
   - ☐ *a)* Tc.
   - ☐ *b)* Th.
   - ☐ *c)* T supresores.
   - ☐ *d)* T γ/δ.
6. ¿Cuál de las siguientes características es propia de los linfomas comunes de Hodgkin?
   - ☐ *a)* Presentar linfocitos B alterados que expresan CD5 en sus membranas plasmáticas.
   - ☐ *b)* Presentar linfocitos B alterados que secretan altas cantidades de IgM.
   - ☐ *c)* Presentar células de Reed-Stenberg en los ganglios linfáticos.
   - ☐ *d)* Presentar tricoleucitos en la sangre periférica.
7. ¿Cuál de las siguientes circunstancias puede producir eosinofilia?
   - ☐ *a)* Infección por parásitos.
   - ☐ *b)* Procesos alérgicos.
   - ☐ *c)* Poliarteritis nudosa.
   - ☐ *d)* Todas las anteriores son ciertas.
8. ¿Cuál de los siguientes trastornos es un linfoma de Hodgkin?
   - ☐ *a)* Leucemia linfoblástica aguda.
   - ☐ *b)* Linfoma esclerosante medular.
   - ☐ *c)* Linfoma linfoplasmocítico.
   - ☐ *d)* Linfoma folicular.
9. ¿Qué tipo de leucemia mielógena aguda comprende, a su vez, varios tipos que se clasifican morfológicamente?
   - ☐ *a)* La leucemia mielógena aguda con anomalías genéticas recurrentes.
   - ☐ *b)* La leucemia mielógena aguda con displasias de linajes múltiples.
   - ☐ *c)* La leucemia mielógena aguda relacionada con tratamientos.
   - ☐ *d)* La leucemia mielógena aguda no categorizada de otra forma.
10. ¿Qué es una paraproteinemia?
    - ☐ *a)* Un trastorno que genera una reducción de hemoglobinas anormales en la sangre.
    - ☐ *b)* Un trastorno que genera un incremento de hemoglobinas anormales en la sangre.
    - ☐ *c)* Un trastorno que genera un incremento de inmunoglobulinas anormales en la sangre.
    - ☐ *d)* Un trastorno que genera una reducción de inmunoglobulinas anormales en la sangre.

SOLUCIONES:

1. a **b** c d
2. **a** b c d
3. **a** b c d
4. a b c **d**
5. a b **c** d
6. a b **c** d
7. a b c **d**
8. a **b** c d
9. a b c **d**
10. a b **c** d

7

Hemostasia y coagulación

Objetivos

- ✓ Aprender la morfología y la fisiología plaquetarias.
- ✓ Describir y comprender las diferentes etapas de la hemostasia y de la coagulación.
- ✓ Estudiar las diferentes pruebas para medir la hemostasia y la coagulación.
- ✓ Clasificar y entender las principales patologías relacionadas con la hemostasia y la coagulación.

Mapa conceptual

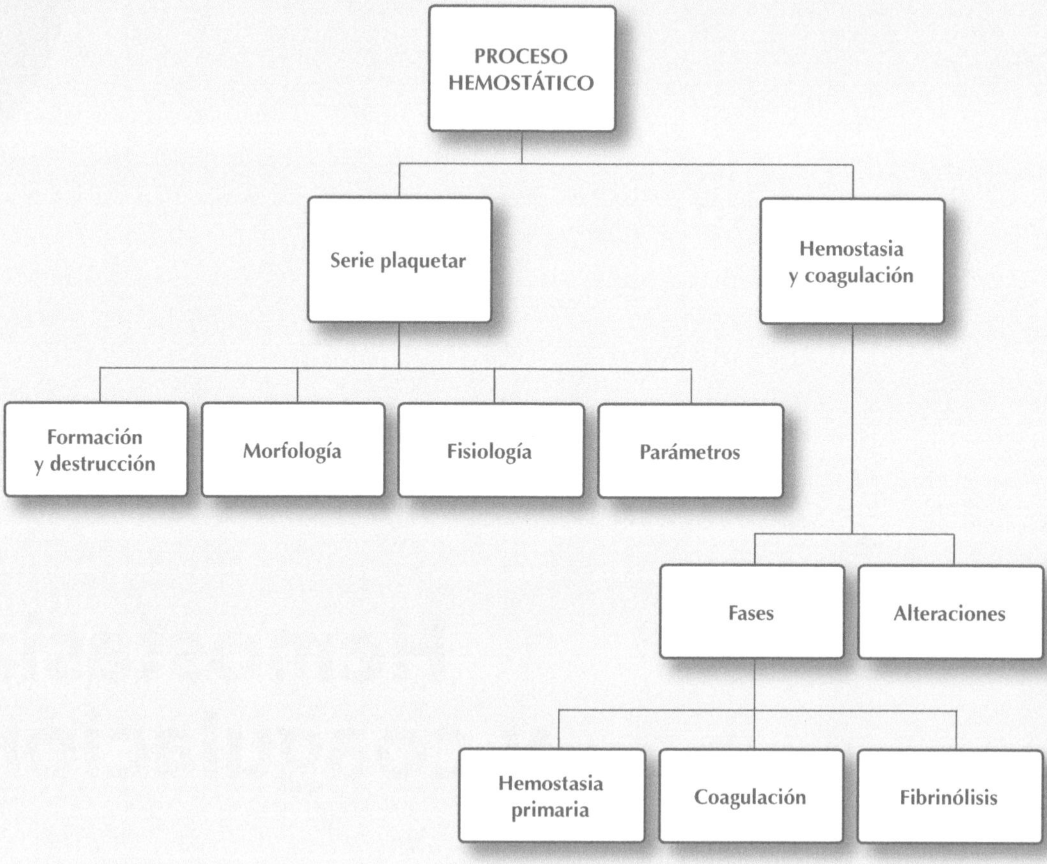

Glosario

Coagulación. Mecanismo de la hemostasia en el que se produce la formación de un coágulo sanguíneo.

Coágulo. Masa semisólida compuesta principalmente por fibrina que se forma mediante el proceso de coagulación.

Coagulopatía. Trastornos o anomalías en el proceso de coagulación.

Factores de la coagulación. Proteínas que circulan en el plasma sanguíneo y que intervienen en el proceso de coagulación.

Fibrinólisis. Proceso que se encarga de la destrucción o lisis del coágulo una vez que este ha cumplido su función y, de este modo, de restablecer la circulación sanguínea.

Hemorragia. Salida de sangre del sistema cardiovascular.

Hemostasia. Detención o interrupción del flujo sanguíneo.

Plaquetas. Son fragmentos citoplasmáticos anucleados derivados de otras células, los megacariocitos. Forman parte del sistema hemostático e intervienen en el proceso de coagulación y reparación del tejido lesionado en el vaso sanguíneo afectado.

Púrpura. Trastorno en el que se produce una extravasación de los eritrocitos desde el torrente circulatorio, los cuales se acumulan en la piel o en el tejido subcutáneo.

Trombocitopenia. Alteración cuantitativa de los trombocitos que se caracteriza por un recuento plaquetario bajo (inferior a 150.000/µL).

Trombocitosis. Alteración cuantitativa de los trombocitos que se caracteriza por un recuento plaquetario elevado, por encima de 450.000/µL.

Trombofilia. Predisposición orgánica a padecer trombosis.

Trombosis. Desequilibrio entre los mecanismos procoagulantes y anticoagulantes orgánicos naturales que desencadena un estado de hipercoagulabilidad.

7.1. Serie plaquetar

Los trombocitos o plaquetas son fragmentos citoplasmáticos anucleados derivados de otras células, los megacariocitos. Son los elementos formes de menor tamaño en la sangre (entre 2 µm y 4 µm de diámetro) y adoptan la forma de discos casi incoloros (figura 7.1). Forman parte del sistema hemostático e intervienen en el proceso de coagulación y reparación del tejido lesionado en el vaso sanguíneo afectado.

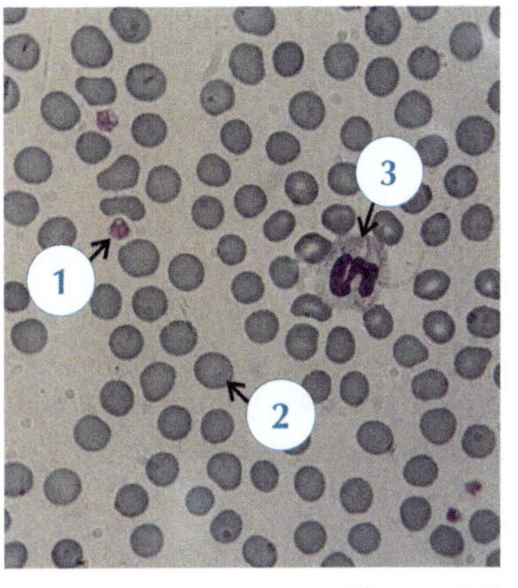

Figura 7.1
Algunos elementos formes en un frotis sanguíneo: 1: trombocito; 2: eritrocito; 3: neutrófilo

7.1.1. Formación y destrucción

En el adulto, los trombocitos se forman en la médula ósea roja por fragmentación de unas células denominadas *megacariocitos*. El proceso de trombopoyesis dura unos 7 días y está regulado por la trombopoyetina, una proteína que se sintetiza en el hígado y en los riñones. Cada día se producen aproximadamente 10^{11} plaquetas en el individuo sano, cantidad que puede variar e incrementarse hasta unas 10 veces en los momentos de mayor necesidad. Para más información consúltese, en el capítulo 2, el apartado 2.6 ("Trombopoyesis").

Los trombocitos tienen una vida media de 7-10 días y su concentración normal en la sangre periférica varía entre 150.000/µL y 450.000/µL. Una vez que finaliza su proceso funcional son retirados de la circulación por los macrófagos del bazo y del hígado, principalmente, que eliminan más del 50 % de los trombocitos, aunque una pequeña fracción se destruye continuamente durante la hemostasia y la coagulación.

TOMA NOTA

Para evitar la pérdida de sangre se ponen en marcha tres mecanismos locales: vasoconstricción transitoria (reduce el flujo sanguíneo y maximiza la interacción entre plaquetas, factores de la coagulación y endotelio); hemostasia primaria (por la acción plaquetaria) y hemostasia secundaria (formación de un coágulo mediante la activación de la cascada de la coagulación).

7.1.2. Morfología

Las plaquetas son pequeños elementos formes sanguíneos anucleados, con forma discoide y un diámetro aproximado de 2-4 µm. Aunque su tamaño es pequeño, son elementos con una estructura compleja y un metabolismo activo, capaces de interactuar con el medio que las rodea y desencadenar la hemostasia. Al tener un tamaño reducido y esa forma característica, las plaquetas son desplazadas mediante la circulación hacia los bordes de los vasos sanguíneos, lo que las ubica en una posición perfecta para realizar su función y mantener la integridad vascular.

Los trombocitos presentan muchas características funcionales del resto de las células, disponen de ARNm derivado de los megacariocitos y de la maquinaria necesaria para la síntesis proteínica, aunque no tienen núcleo ni capacidad mitótica. En cuanto a su estructura, las plaquetas se pueden dividir en tres partes bien diferenciadas (figura 7.2).

A) Membrana

Posee una gruesa capa superficial, denominada *glucocálix*, formada por glicoproteínas. El glucocálix desempeña un papel importante en la adhesividad y agregación plaquetarias, evitando que las plaquetas se unan al endotelio normal y provocando que se adhieran en aquellas zonas endoteliales dañadas. Destacan los siguientes complejos:

- ✓ *GpIa:* se une al colágeno en la adhesión plaquetaria.
- ✓ *GpIb:* se une al factor de Von Willebrand (FVW) en la adhesión plaquetaria.
- ✓ *GPIIb/IIIa:* se unen al FVW o al fibrinógeno.

La membrana también contiene fosfolípidos que representan un papel importante en la función plaquetaria, puesto que le aportan carga eléctrica negativa (imprescindible para su activación); el factor 3 plaquetario actúa como soporte donde interactúan diversos factores de la coagulación; también favorece la producción de tromboxano A2 y prostaglandinas (a partir del ácido araquidónico que contienen), productos que intervienen en la activación y agregación plaquetarias. Además, en la membrana las plaquetas tienen lo que se conoce como *sistema canalicular abierto*, un conjunto de canales que permite el paso de sustancias al medio interno al mismo tiempo que facilita la salida de los productos trombocitarios.

B) Citoesqueleto o zona de sol-gel

Formado por una red de microtúbulos, filamentos y proteínas que dan soporte a la membrana plasmática de la plaqueta y mantienen su forma discoide (destacan las proteínas contráctiles actina y miosina y la proteína tubulina), además de aportarle una gran capacidad contráctil, que permite su cambio de forma tras la activación, así como la emisión de pseudópodos y contracción y liberación de los gránulos de secreción.

C) Orgánulos

Las plaquetas contienen diversos orgánulos (mitocondrias, restos de retículo endoplasmático, lisosomas y aparato de Golgi) y dos tipos de gránulos de secreción:

1. *Gránulos* α *(más abundantes):* contienen fibrinógeno, fibronectina, trombospondina, β-tromboglobulina, FVW, factor V y sustancias que promueven el crecimiento (como el factor 4 plaquetario), entre otros elementos. Estos gránulos son muy importantes en la amplificación de la hemostasia primaria y en el inicio de la coagulación.
2. *Gránulos densos:* contienen calcio, serotonina, ATP y ADP, sustancias que intervienen en la agregación plaquetaria una vez que han sido liberadas.

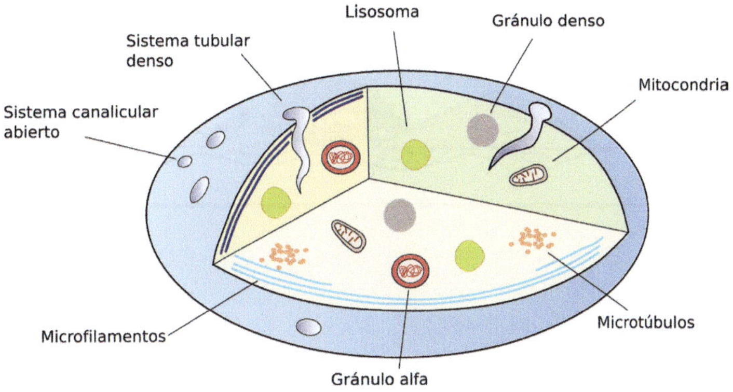

Figura 7.2
Estructura plaquetaria

Actividad propuesta 7.1

Indica en qué zonas se divide una plaqueta desde el punto de vista estructural, cita al menos dos estructuras que aparezcan en cada parte y explica su función.

RECUERDA

✓ Las plaquetas son pequeños fragmentos citoplasmáticos originados por la fragmentación de pequeñas porciones citoplasmáticas de grandes células denominadas *megacariocitos*.

7.1.3. Fisiología

Las plaquetas desarrollan un papel fundamental en la hemostasia y en la coagulación. Para ello, estos elementos formes presentan capacidad de adhesión, agregación y secreción (figura 7.3).

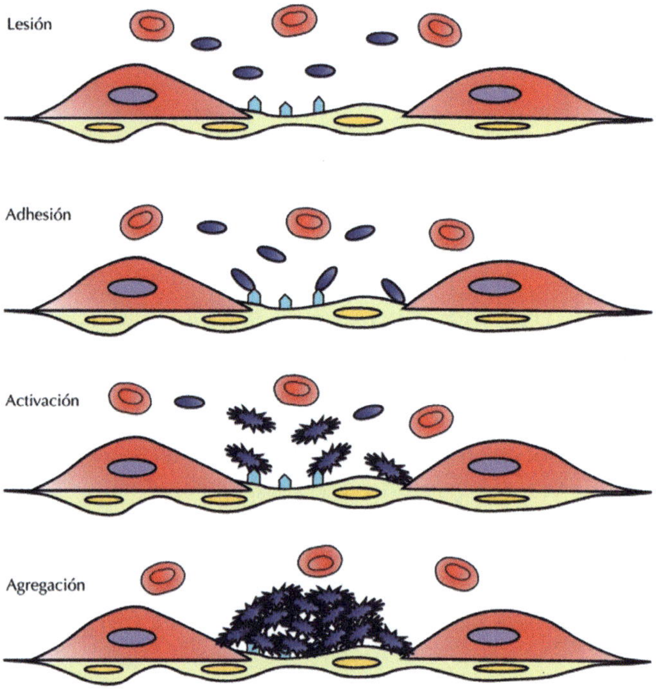

Figura 7.3
Fisiología plaquetaria

A) Adhesión plaquetaria

Unos segundos después de la lesión endotelial, las plaquetas inactivadas se adhieren al colágeno subendotelial mediante interacciones entre la glucoproteína GPIa (con el colágeno) y la GPIb con el FVW (figura 7.4). Esta unión provoca la activación del trombocito y desencadena cambios conformacionales e inicio de la secreción, lo que conducirá a la agregación de trombocitos y a la formación del trombo plaquetario. La adhesión plaquetaria solo dura unas horas, puesto que las células endoteliales adyacentes forman células hijas que ocupan el espacio donde se localiza la plaqueta, forzándola a separarse. Durante el tiempo que permanece adherida, secreta factores de crecimiento que estimulan la división de fibroblastos y colaboran en la reparación del tejido lesionado.

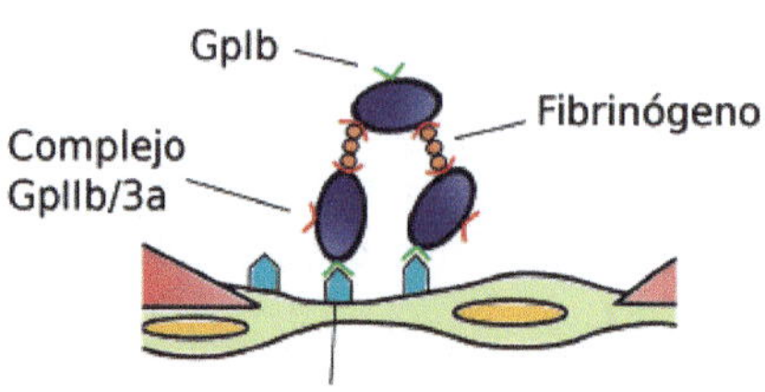

Figura 7.4
Adhesión plaquetaria

B) Secreción plaquetaria

Durante la agregación plaquetaria, los trombocitos liberan sus gránulos de secreción, esenciales para el proceso de hemostasia y coagulación, como vasoconstrictores (afectan al flujo sanguíneo local), procoagulantes (promueven la coagulación) y agonistas (activan y reclutan otras plaquetas).

C) Agregación plaquetaria

El fenómeno de agregación plaquetaria se produce en lesiones moderadas o graves, en las que las plaquetas se unen entre sí de forma irreversible (mediante la GPIIb/IIIa, actuando el fibrinógeno como puente entre una plaqueta y otra) y forman un tapón trombocitario con el fin de bloquear la zona lesionada y evitar la pérdida de grandes cantidades de sangre.

FUNDAMENTAL

Las plaquetas son capaces de adherirse a superficies tales como el colágeno subendotelial, agregarse entre ellas y secretar diversas sustancias a partir de sus gránulos. Esto les permite cumplir con diversas funciones, como mantener la integridad vascular, participar en la hemostasia primaria mediante la formación del trombo plaquetario, estabilizar el tapón inicial mediante la estimulación de la formación de fibrina (tapón hemostático secundario), restaurar el endotelio (factores de crecimiento) y retraer el coágulo (mediante la liberación de trombostenina).

7.1.4. Parámetros de la serie plaquetar y evaluación de la hemostasia primaria

Existen diferentes parámetros que se deben tener en cuenta a la hora de realizar un análisis para el estudio de la serie plaquetar, entre ellos destacan los siguientes:

a) *Recuento total de plaquetas (PLT):* los valores normales de plaquetas en adultos oscilan entre 150.000/µL y 450.000/µL.

b) *Volumen plaquetar medio (VPM):* mediante este valor y mediante el PLT se pueden clasificar los diferentes trastornos plaquetarios. Los valores normales oscilan entre 8-12 fL.

Algunas de las pruebas que se utilizan en el laboratorio para evaluar el funcionamiento plaquetario (y, por tanto, la hemostasia primaria) son las siguientes:

1. *Tiempo de sangrado o de sangría:* era una prueba frecuente hace tiempo, en la actualidad no se suele utilizar por su escaso valor predictivo.

2. *Prueba PFA-100:* la PFA-100 es un aparato que estudia la función plaquetaria. Para ello, los trombocitos se hacen pasar por una membrana cubierta con colágeno y ADP y se cuantifica el tiempo hasta que se produzca un cese del flujo (tiempo que tardan en forman el tapón).
3. *Recuento plaquetario y examen de un frotis sanguíneo para estudiar su morfología.*
4. *Estudios de agregación plaquetaria:* el más utilizado es la agregometría de transmisión de luz. Esta prueba consiste en añadir diversas sustancias al plasma rico en plaquetas, como ADP, adrenalina, ristocetina o colágeno, entre otras. La agregación plaquetaria producirá un incremento de la luz transmitida a través de la muestra (al aglomerarse, la muestra queda más clara), lo que podrá ser detectado mediante un equipo especial con capacidad para registrar esa transmisión de luz.
5. *Otras:* por ejemplo, el análisis de las glucoproteínas localizadas en la membrana plaquetaria, la evaluación de la cinética plaquetaria o la exploración de la capacidad de adhesión.

Actividad propuesta 7.2

Indica cuáles son los tres procesos básicos de la fisiología plaquetaria. Explica brevemente en qué consiste la secreción.

7.2. Hemostasia y coagulación

La palabra *hemostasia* procede del griego *haîma* 'sangre' y *stásis* 'fijación, detención', y significa detención o interrupción del flujo sanguíneo. Clásicamente, el proceso hemostático se ha dividido en:

1. *Hemostasia primaria:* es una respuesta rápida y de corta duración en la que tiene lugar la formación del tapón hemostático inicial mediante la intervención plaquetaria. Se activa en lesiones pequeñas o descamaciones de los vasos sanguíneos.
2. *Hemostasia secundaria:* en la que se produce la fase de coagulación, que finaliza con la formación de una densa red de fibrina (denominada *tapón hemostático secundario*) que estabiliza el tapón plaquetario inicial.

7.2.1. Hemostasia primaria

La hemostasia primaria es la primera etapa en el proceso hemostático y de la coagulación. Una vez que se produce una lesión en un vaso sanguíneo, se ponen en marcha una serie de acontecimientos para evitar la hemorragia:

1. *Espasmo vascular:* en primer lugar, el estímulo del traumatismo en la pared vascular provoca la vasoconstricción local del músculo liso, para reducir rápidamente la llegada de

sangre a la zona dañada. Es un mecanismo importante; sin embargo, es insuficiente para, por sí mismo, detener la hemorragia.

2. *Fase plaquetaria:* como se ha mencionado anteriormente, las plaquetas son elementos fundamentales en el proceso de hemostasia y coagulación sanguínea; al producirse un daño vascular, las plaquetas contactan con el tejido lesionado y se adhieren a él, lo que provoca un cambio en sus características que les permite liberar sus gránulos y agregarse.

RECUERDA

✓ En el proceso de hemostasia y coagulación se pueden distinguir tres componentes: vascular, trombocitario y de la coagulación (en la que intervienen factores de la coagulación).

7.2.2. Hemostasia secundaria (coagulación)

La hemostasia secundaria (coagulación) es un mecanismo en el que se produce la formación de un coágulo sanguíneo. En este proceso intervienen las sustancias activadoras de la pared vascular dañada, de las plaquetas y de diferentes proteínas sanguíneas que se activan en cascada (cuadro 7.1) y acaban transformando el fibrinógeno (proteína soluble) en una red de fibrina insoluble que refuerza el tapón plaquetario y retiene elementos formes de la sangre en el lugar de la lesión.

Según el modelo clásico, la coagulación puede iniciarse por dos vías, casi independientes entre sí, que finalizan con la activación del factor X (figura 7.5):

a) *Vía extrínseca:* es un proceso más rápido y se desencadena por una lesión tisular que deja expuesto al factor tisular.

b) *Vía intrínseca:* es un proceso más lento; se activa, principalmente, por el contacto de la sangre con el tejido subendotelial dañado, el colágeno –que queda expuesto debido a la lesión– y la membrana fosfolipídica de los trombocitos.

PARA SABER MÁS

Los factores que intervienen en el proceso de coagulación se sintetizan en el hígado (a excepción del FVW, que se sintetiza principalmente en el endotelio y en los trombocitos).

Cuadro 7.1
Factores de la coagulación

Tipo	Características	
I	Fibrinógeno	Pasa a fibrina por acción de la trombina
II	Protrombina	Se convierte en trombina por el factor Xa
III	Factor hístico o tisular Tromboplastina tisular	Se libera con la lesión tisular. Activa, junto con el factor VIIa, el factor X
IV	Calcio	Participa en la unión de los factores IX, X, XII y II a los fosfolípidos de membrana
V	Proacelerina	Cofactor. Potencia la acción de Xa sobre la protrombina
VI	---------------	
VII	Proconvertina	Unido al factor tisular activa a IX y X
VIII	Factor antihemofílico A	Cofactor
IX	Factor antihemofílico B Factor de Christmas	Se encarga de la activación del factor X
X	Factor de Stuart Factor de Stuart-Prower	Convierte la protrombina en trombina
XI	Antecedente de la tromboplastina plasmática	Activación del factor IX
XII	Factor de Hageman Factor de contacto	Activación del factor XI
XIII	Factor de fibrina	Estabilizar la fibrina
FVW		Promueve la adhesión plaquetaria
PK	Precalicreina Factor de Fletcher	Activación del factor XII
KN	Cininógeno de alto peso molecular	Activa el cofactor de los factores XII y XI, produce bradicininas
Plaquetas		Liberan diversos componentes que intervienen en la coagulación

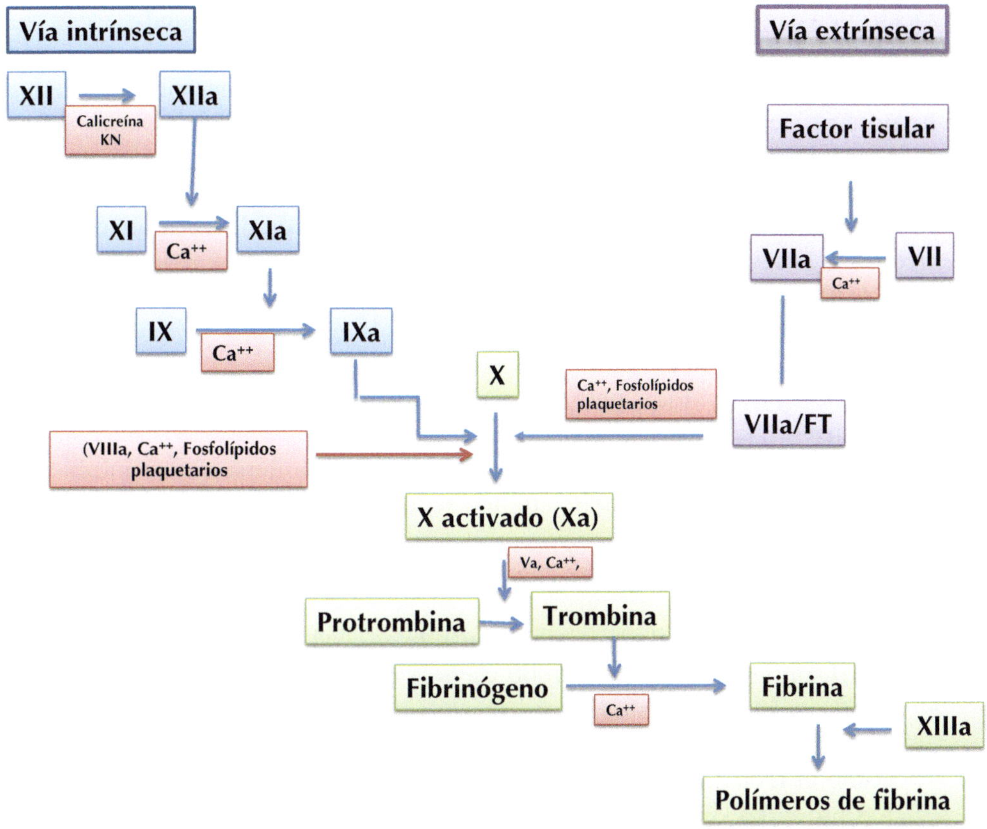

Figura 7.5
Cascada de la coagulación (modelo clásico)

Aunque el antiguo modelo de la coagulación tiene aún vigencia, existe un nuevo modelo aceptado internacionalmente que presenta las siguientes características fundamentales:

1. Tiene lugar en tres fases que ocurren de forma simultánea en distintas superficies celulares:

   a) *Iniciación:* la coagulación se inicia mediante la interacción entre el factor tisular y el factor VII, que queda activado. El complejo formado por el factor tisular y el factor VIIa activa los factores X y IX. El factor X activado transforma pequeñas cantidades de protrombina a su forma activa (trombina). Sin embargo, esta cantidad de trombina es insuficiente para completar el proceso de formación de fibrina.
   b) *Amplificación:* la trombina formada activa los factores de la coagulación V, VIII, IX y los trombocitos. El complejo IX-VIII activado se une a la superficie plaquetaria e interviene en la formación del factor X activado.
   c) *Propagación:* en esta etapa se producen grandes cantidades de factor X activado, que transforma la protrombina en trombina (lo que desencadena la conversión de fibrinógeno en fibrina). Esta fase tiene lugar en la superficie plaquetaria.

2. El complejo factor tisular-factor VIIa es el encargado de iniciar la coagulación y de participar en la activación del factor IX.
3. Las células son cruciales en la formación del coágulo.

El proceso de coagulación sanguínea es un fenómeno limitado a aquellas zonas vasculares que han resultado dañadas. De este modo se evita la formación innecesaria de coágulos que puedan alterar la circulación. Para ello, en el plasma existen diversos mecanismos que regulan el proceso hemostático, evitando una coagulación excesiva. Dentro de los diferentes mecanismos limitantes de la coagulación destacan los siguientes:

1. *Flujo sanguíneo:* un flujo sanguíneo óptimo reduce el grado de interacción entre los diversos factores.
2. *Correcta función hepática y renal:* permite una adecuada metabolización y eliminación de los factores que han sido activados.
3. *Superficie endotelial:* si el endotelio vascular no está dañado, se limita la coagulación, puesto que si no hay una superficie de actuación, las reacciones se producen lentamente o no ocurren.
4. *Retroalimentación negativa:* las grandes cantidades de trombina actúan inhibiendo la activación de FV y FVIII; además, también se inhibe el FVII por el incremento excesivo en el factor X activado.
5. *Anticoagulantes naturales:*

   a) *Heparina:* es un poderoso anticoagulante que, al combinarse con la antitrombina III, aumenta entre 100 y 1000 veces la eficacia de esta.
   b) *Antibtrombina III-heparina:* este complejo forma una unión irreversible con la trombina, inactivándola y eliminándola. También inhibe otros factores activados, como el IXa, Xa, XIa y XIIa.
   c) Las proteínas C y S inhiben los factores V y VIII activados.

6. *Sistema fibrinolítico* (véase el siguiente apartado).

RECUERDA

✓ Los factores limitantes de la coagulación evitan la formación innecesaria de coágulos que puedan alterar la circulación y provocar trombosis.

7.2.3. Fibrinólisis

Proceso que se encarga de la destrucción o lisis del coágulo una vez que este ha cumplido su función y, de este modo, de restablecer la circulación sanguínea. El sistema de fibrinólisis lo forman diversas proteínas plasmáticas que se activan al mismo tiempo que el proceso de coagulación; de este modo se evita el exceso de formación de fibrina o que esta se produzca sin un daño vascular previo. En el proceso de fibrinólisis se regula la conversión de una proenzima plasmática circulante, denominada *plasminógeno*, en su forma activa: la enzima plasmina. Esta enzima produce la lisis de la fibrina.

El resultado final es la reparación del tejido y el restablecimiento del flujo sanguíneo.

TOMA NOTA

Sin la acción de la plasmina, numerosos coágulos pequeños localizados en vasos periféricos obstruirían la circulación sanguínea.

7.2.4. Parámetros que evalúan la coagulación y la fibrinólisis

Las diferentes pruebas que se utilizan para evaluar la coagulación se realizan en plasma, puesto que el suero no contiene los diferentes factores de la coagulación. Las pruebas más utilizadas para valorar la hemostasia secundaria son las siguientes (cuadro 7.2 y figura 7.6):

a) *Tiempo de protrombina (TP):* se utiliza para evaluar la vía extrínseca de la coagulación y mide el tiempo que se obtiene al añadirle al plasma citratado un reactivo que contiene tromboplastina (factor tisular + fosfolípidos) y calcio. Sus límites normales pueden variar según la tromboplastina utilizada, pero se sitúan entre 11-15 segundos. Sirve para explorar el factor tisular-FVII, FII, FV, FX y el fibrinógeno.
b) *Tiempo de tromboplastina parcial activada (TTPA):* evalúa la vía intrínseca y es el tiempo de coagulación que se obtiene al añadirle al plasma citratado una sustancia cargada negativamente que actúa como activador de contacto (caolín o sílice), fosfolípidos (p. ej., cefalina) y calcio. El coágulo suele aparecer aproximadamente a los 30 segundos. Evalúa precalicreína, cininógeno de alto peso molecular, FII, FV, FVIII, FIX, FX, FXI, FXII y fibrinógeno.
c) *Tiempo de trombina (TT):* se utiliza para evaluar la funcionalidad del fibrinógeno. Se le añade trombina al plasma citratado y se mide el tiempo que transcurre hasta que se forma el coágulo (unos 20 segundos).
d) *Cuantificación del fibrinógeno:* puede determinarse la cantidad de fibrinógeno cuando se le añade al plasma gran cantidad de trombina. El tiempo de coagulación es inversamente proporcional a la concentración de fibrinógeno en la muestra plasmática.

CUADRO 7.2
Valoración hemostática global

Vía o parámetro que se busca evaluar	TP	TTPA	TT
Vía extrínseca	Prolongado	Normal	Normal
Vía intrínseca	Normal	Prolongado	Normal
Alteración de la vía común	Prolongado	Prolongado	Normal
Alteración del fibrinógeno	Normal	Normal	Prolongado

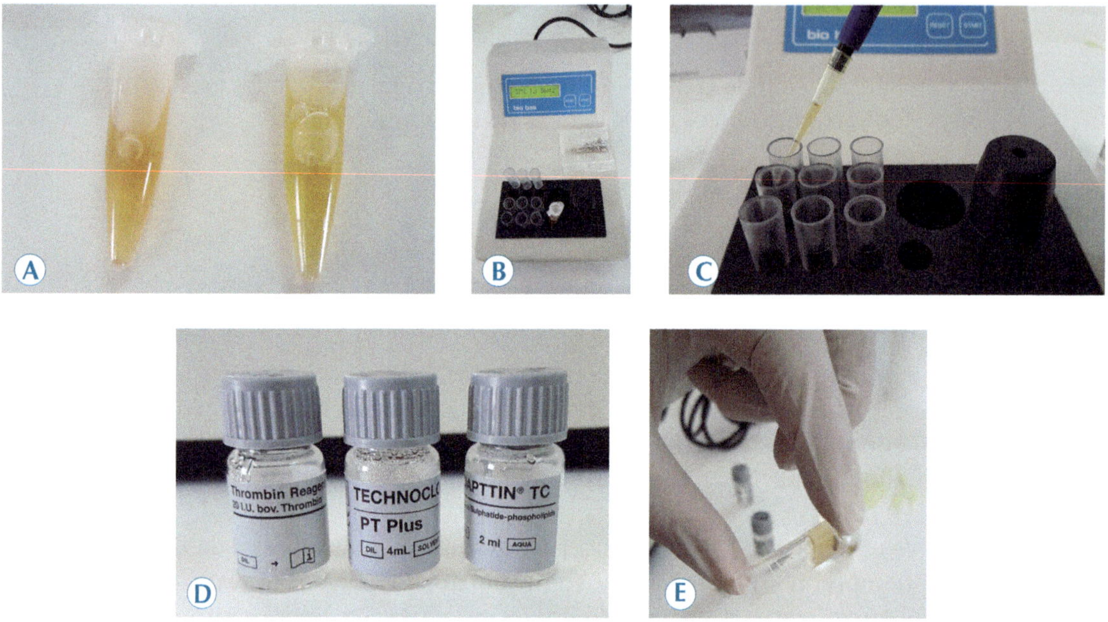

Figura 7.6
Estudio de la coagulación. Eppendorf con plasma citratado (A), Coagulómetro (B), Adición de plasma citratado (C), Reactivos (D) y Formación del coágulo (E)

7.2.5. Pruebas para la valoración de la tendencia trombótica

La alteración en el equilibrio de los mecanismos que regulan la hemostasia y la coagulación puede provocar una tendencia a sufrir trombosis. Las pruebas de evaluación de la trombofilia deben solicitarse en aquellos pacientes que presenten (figura 7.7):

Trombosis venosa	Trombosis arterial	Otras situaciones
• Antecedentes familiares. • Dos o más episodios. • Una localización inusual. • Durante el embarazo. • Tras la ingesta de anticonceptivos. • Abortos habituales (más de tres). • Neonatal, de aparición no justificada.	• En pacientes con edad inferior a 50 años y sin patología arterial.	• Púrpura fulminante neonatal. • Necrosis en la piel provocada por anticoagulantes. • Etc.

Figura 7.7
Pacientes en los que es necesario realizar una valoración de la tendencia trombótica

De todos los componentes que participan en el proceso hemostático únicamente se ha podido demostrar la relación de alguno de ellos con la trombosis, por lo que su estudio debe incluirse en la valoración de un estado de trombofilia. En el análisis deben incluirse al menos los siguientes:

a) AT funcional.
b) Proteína C activada (funcional).
c) Resistencia a la proteína C activada.
d) Proteína S.
e) Mutación del factor V de Leiden.
f) Mutación G20210A de la protrombina.
g) Anticoagulante lúpico.
h) Anticuerpos antifosfolípidos (el estudio con anticuerpos anticardiolipina es el más frecuente).

Actividad resuelta 7.1

Describe qué es el anticoagulante lúpico y explica por qué se debe realizar este estudio para la valoración de trombofilia.

SOLUCIÓN

El anticoagulante lúpico es un tipo de anticuerpo antifosfolípido (por norma general IgG) que va dirigido contra proteínas que presentan una afinidad especial por los fosfolípidos (p. ej., protrombina o β_2-glicoproteína).

7.3. Alteraciones de la hemostasia y la coagulación

Las alteraciones del sistema hemostático (figura 7.8) pueden producir procesos hemorrágicos (en caso de que falle la hemostasia) o trombosis (si se producen anomalías en la fibrinólisis).

7.3.1. Alteraciones plaquetarias y de la hemostasia primaria

Las plaquetas pueden sufrir alteraciones que produzcan cambios en sus características normales. Existen diferentes alteraciones plaquetarias, a continuación se exponen las principales alteraciones morfológicas y de la distribución (cuadro 7.3).

Dentro de las diferentes alteraciones trombocitarias, las que se producen con mayor frecuencia son las que se desarrollan a continuación:

1. *Alteraciones cuantitativas:* disminución del número de trombocitos.
2. *Alteraciones cualitativas:* se produce una disfunción plaquetaria.

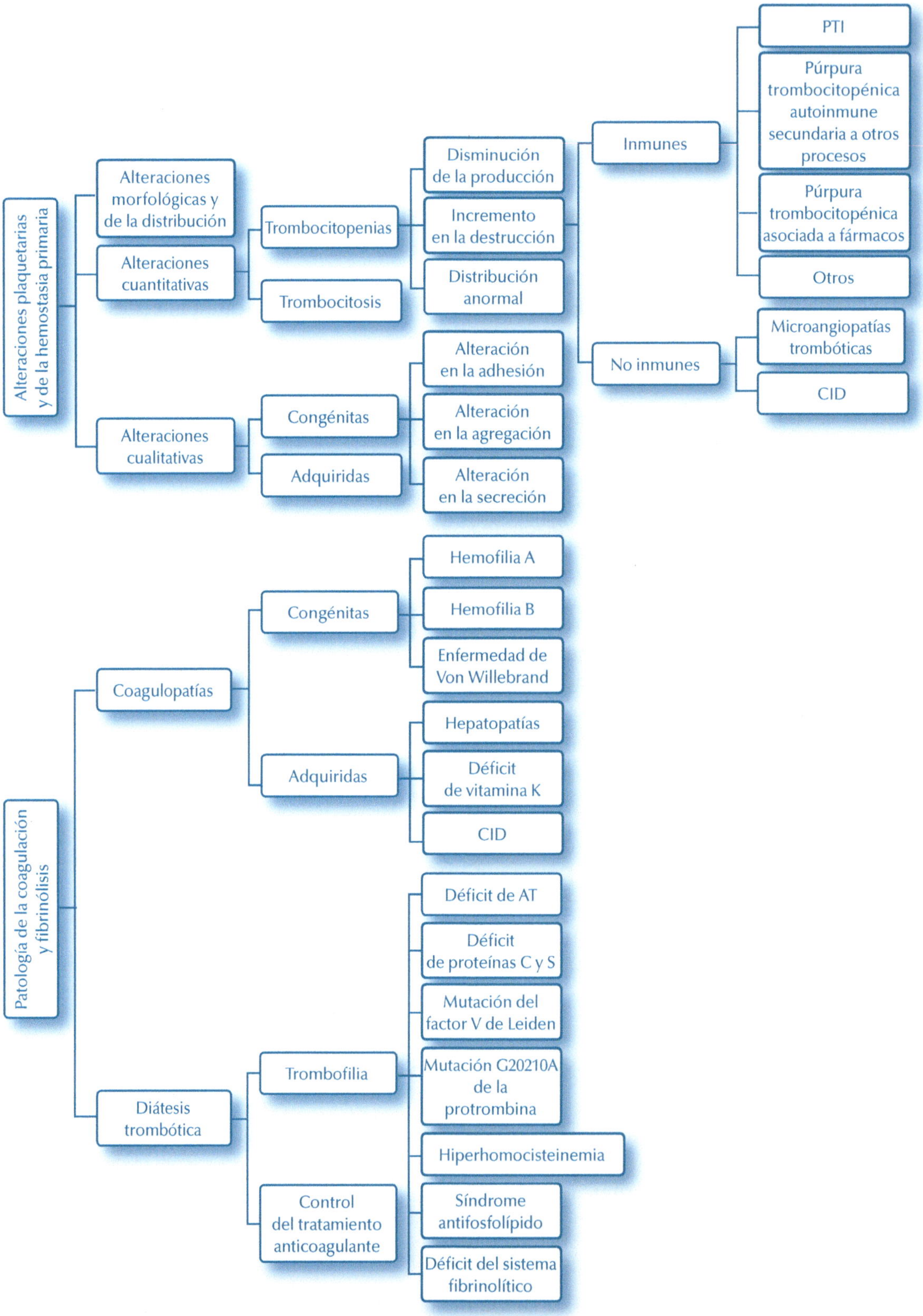

Figura 7.8
Principales alteraciones de la hemostasia y la coagulación

CUADRO 7.3
Principales alteraciones plaquetarias

Tipo	Alteración	Definición	Representación gráfica
Variaciones en el tamaño (anisocitosis)	Anisocitosis	Desigualdad en el tamaño de los trombocitos en una misma muestra	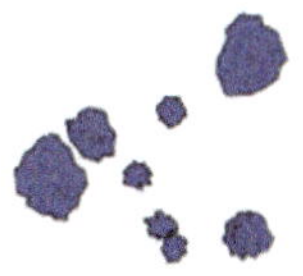
	Macrotrombocito	Plaquetas con un tamaño superior al normal, con un diámetro entre 4 µm y 7 µm	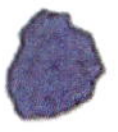
	Microtrombocitos	Plaquetas con un tamaño inferior al normal (diámetro inferior a 1 µm)	
	Megatrombocitos	Trombocitos con un diámetro entre 10 µm y 20 µm	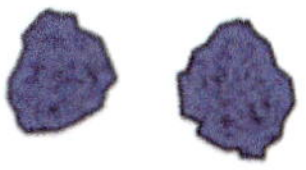
Variaciones en el color (anisocromía)	Anisocromía	Desigualdad en la coloración de los trombocitos	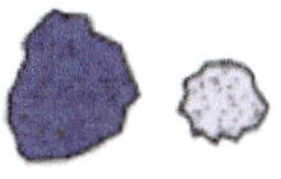
	Hipogranulación (plaqueta gris)	Plaquetas con una disminución del número de gránulos, lo que les da un aspecto fantasmal en las extensiones teñidas	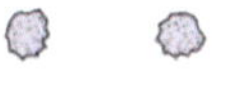
Variaciones en la distribución	Agregado plaquetario	Las plaquetas aparecen agregadas entre sí	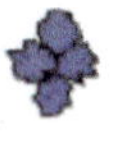
	Satelitismo	Los trombocitos se adhieren a otras células circulantes, principalmente a los neutrófilos, monocitos y linfocitos	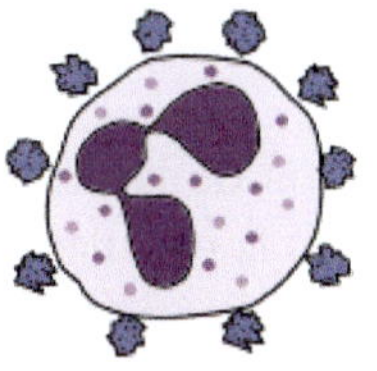

7.3.2. Alteraciones trombocitarias cuantitativas

Son aquellas enfermedades que producen una alteración en el número de trombocitos; las más frecuentes son aquellas que presentan un recuento plaquetario bajo (inferior a 150.000/µL) (conocidas como *trombocitopenias*).

A) Trombocitopenias

Las trombocitopenias son la causa más frecuente de sangrado y se pueden originar por alguno de los siguientes procesos fisiopatológicos:

- Disminución en la producción de plaquetas.
- Incremento en la destrucción trombocitaria (disminución del tiempo medio de vida).
- Distribución anormal de los trombocitos, como sucede en el secuestro esplénico.

Existen numerosas enfermedades dentro de las trombocitopenias; a continuación solo se describen algunas de las patologías más frecuentes.

1. Disminución de la producción

La producción de plaquetas puede verse comprometida por diversas causas. Algunos de los mecanismos que originan una producción insuficiente de trombocitos son los siguientes:

a) *Insuficiencia medular:* la anemia aplásica está asociada con una insuficiencia medular generalizada, por lo que estarán disminuidas todas las estirpes sanguíneas, incluidos los trombocitos, debido a una disminución o ausencia de células hematopoyéticas pluripotenciales.

b) *Alteración de la megacariopoyesis:* los síndromes mielodisplásicos y la anemia megaloblástica provocan una producción ineficaz de megacariocitos, lo que se traduce en una trombocitopenia.

c) *Alteración en la producción de trombocitos:* algunos fármacos (tiazidas, fenilbutazona, antineoplásicos...), radiaciones, alcohol o virus (VIH, sarampión, varicela...) pueden causar trombocitopenia por daño medular o de las células megacariocíticas.

d) *Infiltración de la médula ósea:* por neoplasias hematológicas (como las leucemias o los linfomas) o por metástasis de cáncer de mama, próstata o pulmón; algunos procesos infecciosos, como la tuberculosis y algunas micosis, entre otras causas. Estas infiltraciones pueden provocar desórdenes hematopoyéticos e interrumpir el funcionamiento normal de la médula ósea, observándose cuadros anémicos o pancitopénicos.

2. Incremento en la destrucción

Otra de las causas que pueden provocar trombocitopenia es un incremento en su destrucción en la circulación periférica, principalmente debido a fenómenos autoinmunes, que disminuyen la cantidad de plaquetas circulantes.

Las trombocitopenias causadas por fenómenos autoinmunes se clasifican en los siguientes tipos:

a) *Trombocitopenia inmune primaria (PTI, púrpura trombocitopénica idiopática).* Es una enfermedad de tipo autoinmune en la que se producen autoanticuerpos (casi siempre de tipo IgG) contra antígenos localizados en la membrana de los trombocitos, así como contra antígenos situados en la membrana de los megacariocitos. De este modo, se produce una destrucción plaquetaria extravascular acelerada (principalmente en el bazo, que capta inmunocomplejos a través de sus macrófagos [figura 7.9]) y una disminución de la producción a nivel medular (relacionada con la afectación megacariocítica). Es una enfermedad que puede aparecer a cualquier edad, pero es más frecuente en adultos jóvenes y niños.

Algunos de los rasgos que caracterizan este trastorno son los siguientes:

- Se produce una trombocitopenia de forma específica, es decir, no hay leucocitopenia ni anemia.
- Su origen es inmune.
- No es probable que se acompañe de esplenomegalia.

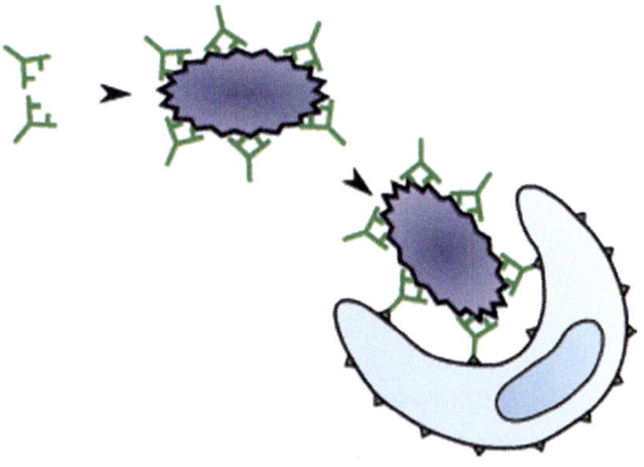

Figura 7.9
Autoanticuerpos contra antígenos plaquetarios. Destrucción plaquetaria

Entre las manifestaciones clínicas (no siempre las hay) destacan las hemorragias mucocutáneas, caracterizadas por púrpura petequial, equimosis, hematomas, sangrado gingival y metrorragia, generalmente sin esplenomegalia. La gravedad del cuadro hemorrágico estará relacionada con las cifras plaquetarias; se producen sangrados graves como la hemorragia intracerebral o la digestiva cuando el recuento plaquetario es muy bajo ($< 10 \times 10^9$/L).

En este trastorno se distinguen dos variantes (una forma aguda o infantil y una forma crónica o del adulto). En el cuadro 7.4 se indican las principales diferencias entre ambas.

CUADRO 7.4
Diferencias entre la forma aguda y la forma crónica de la trombocitopenia inmune primaria

Criterios	Aguda	Crónica
Edad	Infantil (4-6 años)	Bimodal: adultos jóvenes (< 18 años) y mayores (> 75 años)
Sexo	Indiferente	Mujer (2:1)
Presentación	Brusca, con antecente de infección vírica 10-20 días antes	Insidiosa, sin antecedentes infecciosos
N.º de plaquetas	Generalmente $< 20 \times 10^9$/L	$< 100 \times 10^9$/L
Duración	Autolimitada (1-2 meses)	Meses, años
Pronóstico	Muy bueno	Malo (frecuentes recidivas)
Tratamiento	No suele tratarse	Siempre se trata

Fuente: Hematología. Manual básico razonado.

EN EL LABORATORIO

✓ El diagnóstico de PTI se realiza mediante la exclusión sistemática de otras patologías que puedan cursar con trombocitopenia. El estudio en el laboratorio muestra los siguientes datos:

Trombocitopenia aislada, con valores por lo general inferiores a 100×10^9/L, e incluso, en ocasiones, menores a 20×10^9/L.

Puede aparecer anisotrombia, con plaquetas de tamaños diferentes, debido a la presencia en el frotis de megatrombocitos.

IPF (fracción de plaquetas inmaduras) aumentada.

Al examen de médula, esta aparecerá con una gran cantidad de megacariocitos y su observación permitirá descartar la presencia de alguna infiltración u otro trastorno que curse con trombocitopenia.

Se puede evaluar el carácter autoinmune mediante la determinación de autoanticuerpos.

b) *Púrpura trombocitopénica autoinmunitaria secundaria a otras enfermedades.* En algunos trastornos como el lupus eritematoso o en los síndromes linfoproliferativos pueden producirse anticuerpos frente a los trombocitos y desencadenar una trombocitopenia. Esta entidad se diferencia de la PTI en que existe un proceso patológico subyacente que origina la trombocitopenia y que suele ir acompañado de esplenomegalia.

c) *Púrpura trombocitopénica asociada a fármacos.* Algunos fármacos (p. ej., heparina,sales de oro o quinina) acortan el lapso de vida de las plaquetas, puesto que las pueden eliminar por diversos mecanismos (p. ej., el fármaco se une a una proteína de superficie y adquiere propiedad antigénica estimulando la respuesta inmune humoral). Dependiendo de si hay inmunización previa al fármaco utilizado, la reacción puede ser inmediata (si la persona está sensibilizada) o aparecer entre la primera y la segunda semana después de la administración. La heparina es el fármaco más importante dentro de las trombocitopenias medicamentosas.

El cuadro clínico también es muy variable, con diferentes grados de hemorragias o casos de pacientes asintomáticos.

d) *Otras trombocitopenias inmunes.* Existen otros trastornos trombocitopénicos inmunes que presentan una escasa frecuencia de aparición, entre los que destacan:

- *Trombocitopenia aloinmunitaria neonatal (maternofetal):* es un trastorno raro pero grave en el que la madre produce anticuerpos de tipo IgG frente a un antígeno de la plaqueta fetal (PL^{A1}) que reconoce como extraño (no se encuentra en sus trombocitos), por lo que las inmunoglobulinas atraviesan la placenta y dañan los trombocitos fetales.
- *Púrpura trombocitopénica postransfusional:* en este caso, el donante de las plaquetas presenta el antígeno PL^{A1} y el receptor no. Los anticuerpos y la trombocitopenia aparecen en los 5-10 días posteriores a la transfusión, como consecuencia de la destrucción trombocitaria.

La destrucción de plaquetas puede ser de causa no inmunológica, en cuyo caso puede establecerse la siguiente clasificación:

a) *Microangiopatías trombóticas: púrpura trombótica trombocitopénica (PTT) y síndrome hemolítico urémico (SHU).* La PTT es una enfermedad poco frecuente pero grave que se caracteriza por la producción de microtrombos plaquetarios que se depositan en las arteriolas y los capilares a nivel sistémico. Este trastorno suele aparecer con mayor frecuencia en adultos jóvenes y, sin tratamiento, presenta una tasa de mortalidad del 95 %.

El factor etiopatogénico más importante con el que se relaciona la PTT es la deficiencia de ADAMTS13, una proteasa que rompe un enlace peptídico del FVW. La deficiencia de la enzima puede tener un origen hereditario o inmune (inhibición por autoanticuerpos). En ausencia de esta proteasa, se forman multímeros del FVW muy largos que provocan agregación plaquetaria y la consiguiente patología (figura 7.10).

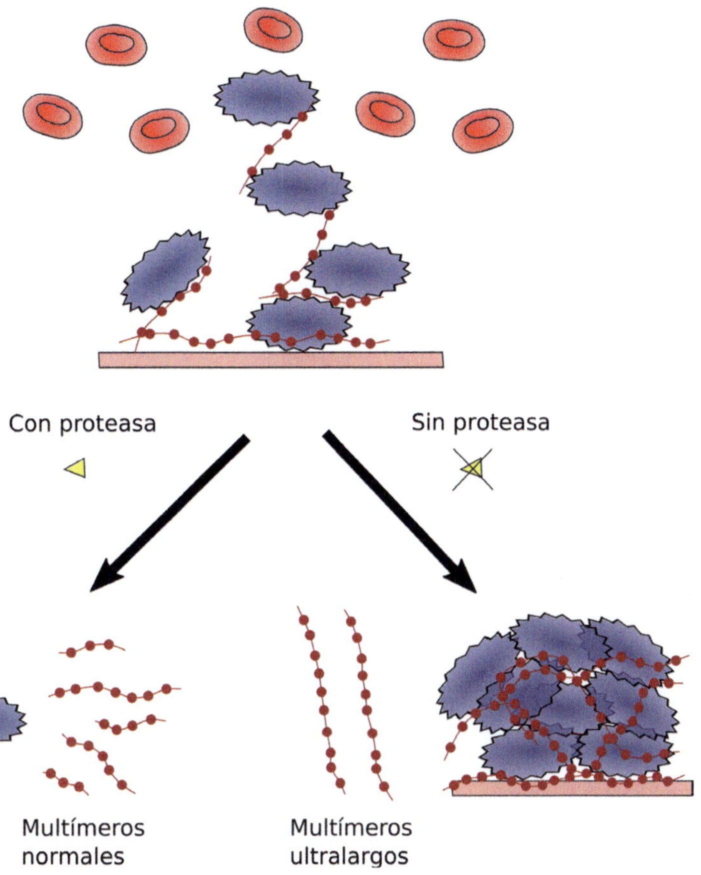

Figura 7.10
Deficiencia de la proteasa ADAMTS13

Clínicamente, los pacientes afectados con PPT cursan con fiebre, trombocitopenia (púrpura, hemorragias), hemólisis, alteraciones neurológicas transitorias (p. ej., cefalea, convulsiones, confusión, visión borrosa, afasia, disfagia…) y afectación renal (insuficiencia renal con proteinuria y hematuria).

El síndrome hemolítico urémico (SHU) es un trastorno parecido a la PTT que se caracteriza por anemia hemolítica microangiopática, trombocitopenia e insuficiencia renal. La forma clínica más frecuente de presentación del SHU (más del 90 % de los casos) es la asociada a infección por *Escherichia coli* productora de toxina de Shiga (STEC). La enfermedad, que afecta con mayor frecuencia a los lactantes y niños de corta edad, surge después de diarreas hemorrágica tras la infección por *Escherichia coli*, en la que la toxina de Shiga daña el epitelio intestinal y alcanza la circulación sanguínea, lesionando las células glomerulares y provocando hipercoagulabilidad (debido a la exposición del factor tisular y a la activación plaquetaria por la unión con el FVW del endotelio dañado), hemólisis e isquemia.

b) *Coagulación intravascular diseminada*. Uno de los trastornos más comunes que originan trombocitopenia de tipo destructivo es la activación de la cascada de la coagulación (por diversas causas), lo que provoca un consumo excesivo de trombocitos, que quedan atrapados en coágulos dentro de los vasos sanguíneos. Este trastorno se describe con más detalle en las coagulopatías.

EN EL LABORATORIO

✓ Hemoglobina baja, reticulocitosis e incremento de LDH y bilirrubina indirecta (como consecuencia de la hemólisis).

Trombocitopenia (con un recuento inferior a 20×10^9/L).

La bioquímica puede estar alterada si hay daños hepáticos o renales (incremento de bilirrubina, transaminasas, urea, LDH, creatinina...).

El test de Coombs negativo indica la presencia de una trombocitopenia no inmune.

La determinación de ADAMTS13 es esencial para establecer el diagnóstico.

TOMA NOTA

La PTT y el SHU son dos entidades que se engloban dentro de lo que se conoce como *microangiopatías trombóticas*, en las que se produce inflamación de la pared vascular de arteriolas y capilares, con desprendimiento de células endoteliales, formación de microtrombos plaquetarios (que pueden estrechar u obstruir la luz vascular), hemólisis y trombocitopenia.

3. Distribución anormal. Aumento del depósito esplénico (secuestro esplénico)

En condiciones normales, el bazo puede almacenar en su microcirculación aproximadamente el 30 % del total de trombocitos.

La esplenomegalia puede incrementar el secuestro de plaquetas por el bazo de tal modo que en pacientes con esplenomegalia de moderada a masiva puede contener entre el 50 % y el 90 % de todas las plaquetas sanguíneas, provocando trombocitopenia. Existen diferentes trastornos que pueden provocar esplenomegalia y causar una trombocitopenia secundaria: cirrosis hepática, hipertensión portal, enfermedad de Hodgkin, linfomas, sarcoidosis o enfermedad de Gaucher, entre otros.

B) Trombocitosis

La trombocitosis se caracteriza por un recuento plaquetario elevado, por encima de 450.000/μL. Existen diferentes procesos que pueden ocasionar trombocitosis, entre los que destacan los siguientes:

- ✓ *Trombocitosis asociada a trastornos mieloproliferativos:* policitemia vera, leucemia mielocítica crónica, trombocitosis esencial, etc.
- ✓ *Trombocitosis secundaria o reactiva:* tras una esplenectomía, estrés, ejercicio, por pérdida de sangre o cirugía, entre otras causas. No se asocia con trombosis ni suele provocar sintomatología por sí sola, y desaparece cuando se controla el trastorno que la origina.

Actividad propuesta 7.3

Busca información sobre la trombocitosis esencial y explica brevemente sus principales características. Para ello, utiliza los enlaces vinculados en los QR adjuntos, en los que puedes encontrar información sobre la enfermedad.

7.3.3. Alteraciones trombocitarias cualitativas

Las trombocitopatías son aquellas enfermedades que se producen por alteración de la función trombocitaria. Según su origen, pueden clasificarse en congénitas o adquiridas.

A) Trombocitopatías congénitas

1. Alteraciones en la adhesión. Síndrome de Bernard-Soulier

Es una enfermedad poco frecuente en la que se producen hemorragias como consecuencia de una disfunción plaquetaria. Es un trastorno genético con herencia autosómica recesiva que altera la capacidad de adhesión de los trombocitos al subendotelio de la pared vascular.

Esta alteración plaquetaria se debe a la ausencia de receptores del complejo glicoproteína Ib/IX en la membrana (impide la unión con el FVW, aunque este sea normal).

Clínicamente este síndrome se caracteriza por cuadros hemorrágicos cutaneomucosos, entre los que destacan la epistaxis (síntoma más frecuente), la equimosis, las hemorragias digestivas, la metrorragia y las hemorragias gingivales; aunque es necesario tener en cuenta que la sintomatología varía considerablemente entre pacientes distintos.

En el laboratorio

✓ En el estudio morfológico de un frotis sanguíneo de los pacientes afectados se observan unos trombocitos con un tamaño superior al normal (algunos, incluso más grandes que los linfocitos) (figura 7.11) y, generalmente, trombocitopenia. El tiempo de sangría está aumentado y no hay agregación plaquetaria en respuesta a la ristocetina.

Toma nota

La enfermedad de Von Willebrand también se asocia con la alteración de la adhesión plaquetaria, pero se estudiará con más detalle en las coagulopatías.

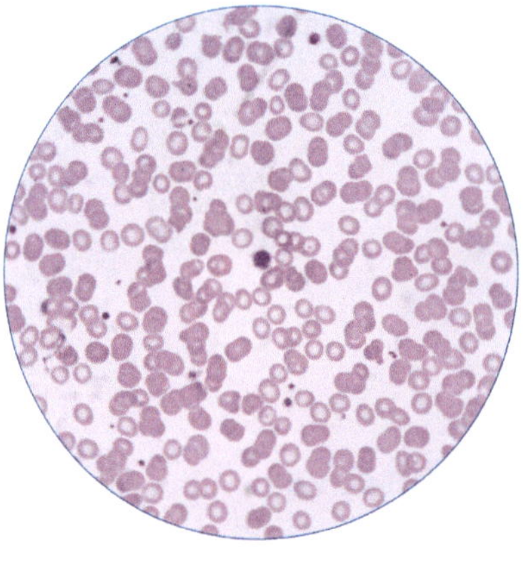

Figura 7.11
Trombocito gigante en el síndrome de Bernard-Soulier

2. Alteraciones en la agregación. Tromboastenia de Glanzmann

Es una enfermedad congénita que provoca diátesis hemorrágica grave debido a una alteración en la agregación plaquetaria. Este trastorno presenta una herencia autosómica recesiva y provoca mutaciones en los genes que codifican el complejo de glicoproteínas de membrana GP IIb-IIIa, que actúan como receptores del fibrinógeno que une las plaquetas entre sí. La ausencia de estas proteínas explica el defecto en la agregación, que estará disminuida o ausente.

Esta enfermedad cursa con un cuadro hemorrágico en el que destacan las petequias, la hemorragia gingival, epistaxis, metrorragia y el exceso de sangrado por intervenciones quirúrgicas o exodoncias, entre otras afecciones.

3. Alteración de la secreción

Una vez que las plaquetas han sido activadas se produce la secreción de sus gránulos intracitoplasmáticos, que, como se ha mencionado anteriormente, cumplen con diversas funciones (activar los trombocitos vecinos o colaborar en procesos como la reparación del tejido dañado o en la coagulación). Existen alteraciones que afectan al contenido intraplaquetario y conducen a diferentes trastornos, entre los que destacan:

- *Gránulos densos:* como el déficit de gránulos densos, el déficit selectivo de gránulos densos, el síndrome de Hermansky-Pudlak o el síndrome de Chediak-Higashi, entre otros.
- *Déficit de los gránulos* α: donde destaca el síndrome de la plaqueta gris, en el que se produce una disminución o ausencia completa de gránulos α que da un aspecto al microscopio de "plaqueta gris" (figura 7.12). Los pacientes con este síndrome sufren diátesis hemorrágica cutaneomucosa leve, aunque en ocasiones se pueden producir hemorragias graves.

En el laboratorio

✓ En el estudio de laboratorio, los datos que se suelen obtener son un recuento plaquetario normal, con morfología típica, tiempo de sangría aumentado, disminución o ausencia de la agregación plaquetaria (inducida con estímulos fisiológicos como el ADP, trombina o ristocetina) y anormalidad en la retracción del coágulo.

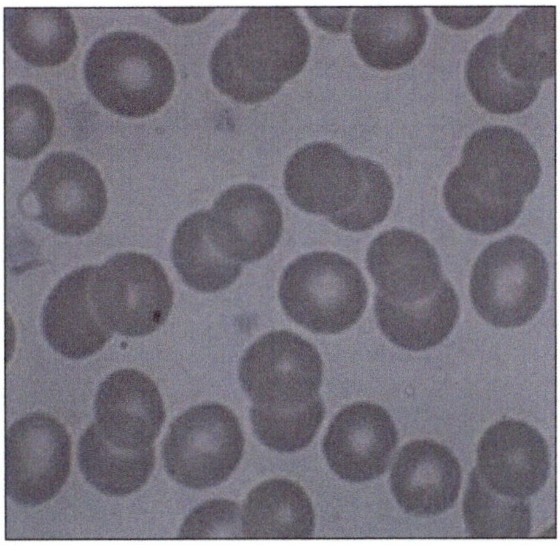

Figura 7.12
Síndrome de "plaqueta gris"

B) Trombocitopatías adquiridas

Existen trombocitopatías adquiridas que provocan alteraciones en el funcionamiento plaquetario y que pueden tener diversas causas (trastornos mieloproliferativos crónicos, paraproteinemias, síndromes mielodisplásicos, uremias, hepatopatías, etc.), aunque la más frecuente es la disfunción que se produce tras la ingestión de ácido acetilsalicílico (ASA).

El ASA provoca un defecto en el funcionamiento plaquetario, como consecuencia de la acetilación irreversible de la ciclooxigenasa. Este hecho se traduce en una inhibición de la síntesis de tromboxano A2, con el consecuente defecto en la agregación plaquetaria.

7.3.4. Patología de la coagulación y de la fibrinólisis

En este apartado se estudian los trastornos hemorrágicos por alteración de la hemostasia secundaria que provocarán trastornos de hipocoagulabilidad, así como una de las patologías con mayores índices de morbimortalidad: la trombosis.

Las coagulopatías se definen como trastornos o anomalías en el proceso de coagulación. Un defecto en este proceso puede llegar a provocar diátesis hemorrágica grave. Las causas son:

1. *Alteración en la producción de los factores de la coagulación:*

   a) *Congénitas:* como las hemofilias A y B y la enfermedad de Von Willebrand.
   b) *Adquiridas:* déficit de vitamina K y hepatopatía.

2. *Incremento excesivo del consumo de los factores de la coagulación:* donde destaca la coagulación intravascular diseminada (CID).
3. *Presencia de inhibidores de la coagulación:* como los fármacos anticoagulantes, o la presencia de anticuerpos dirigidos contra los factores de la coagulación, que actúan inhibiendo su acción.

A) Coagulopatías congénitas

Son aquellas coagulopatías que tienen un origen hereditario; pueden ser la hemofilia A, la hemofilia B y la enfermedad de Von Willebrand, que se detallan a continuación.

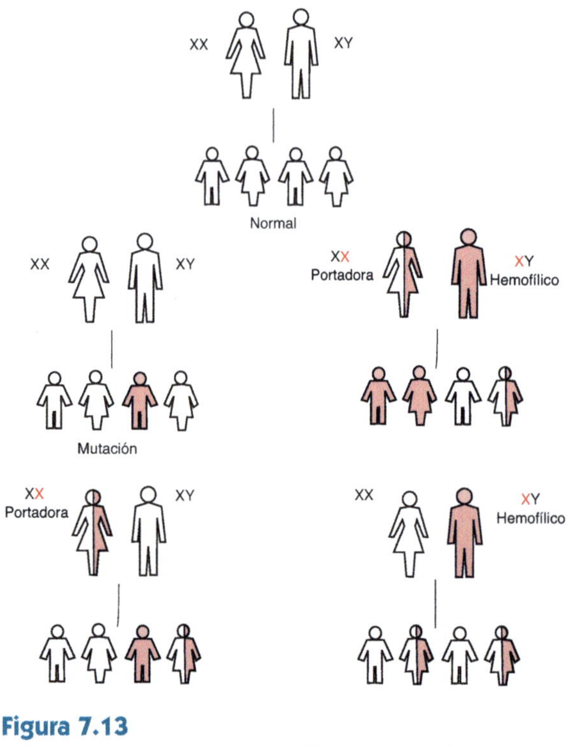

Figura 7.13
Heredabilidad de la hemofilia

1. Hemofilia A

La hemofilia A es una enfermedad provocada por un déficit del factor VIII de la coagulación. Es un trastorno genético de herencia recesiva ligada al cromosoma X y que predomina en varones que heredan un cromosoma X defectuoso de la madre portadora, aunque cada vez es más frecuente que se den casos por mutaciones espontáneas del gen relacionado con el factor VIII (figura 7.13). Las mujeres heterocigotas para el gen defectuoso generalmente pueden producir la cantidad adecuada de FVIII funcional con el cromosoma X normal. Las mutaciones en el gen pueden provocar alteraciones en la producción, en la vida media o en la secreción, que se traducen en un déficit cuantitativo (disminución o ausencia del factor) o cualitativo (pérdida o alteración funcional).

EN EL LABORATORIO

✓ Algunos de los datos que se pueden obtener en el laboratorio son los siguientes:

- Tiempo de TTPA prolongado, con TH, TP y TT normales.
- Recuento y morfología plaquetarios dentro de los valores normales.
- Comprobar de forma específica la actividad coagulante del FVIII, que estará disminuida, con un FVW normal.

En el plasma, el factor VIII es una proteína que se encuentra formando complejos en el FVW. En la hemofilia A, la actividad coagulante del factor VIII está disminuida o es nula; sin embargo, las moléculas del FVW son normales.

El cuadro clínico varía ampliamente de un individuo a otro y se relaciona con la concentración plasmática del FVIII (cuadro 7.5). En la hemofilia grave, la manifestación clínica característica es el sangrado articular (hemartrosis), de aparición espontánea y, menos frecuente, el sangrado muscular. El dolor en la zona afectada es el síntoma típico, que puede resultar molesto debido a su intensidad. Las zonas más afectadas son rodillas, codos y tobillos. La epistaxis u otras hemorragias mucosas (hematuria, gingivorragia, sangrado gastrointestinal), la hemorragia intracraneal y de las serosas (hemotórax, hemoperitoneo...) o los quistes hemofílicos son menos frecuentes.

RECUERDA

✓ Un cuadro de hemartrosis espontánea puede estar relacionado con un trastorno hemofílico. El estudio de los antecedentes familiares y las pruebas de laboratorio ayudarán a confirmar el diagnóstico.

2. Hemofilia B (enfermedad de Christmas)

Es un trastorno genético de la coagulación en el que se produce un déficit del factor IX. La herencia y el cuadro clínico son similares a los de la hemofilia A (cuadro 7.5). Su frecuencia de aparición es menor y la única forma de distinguirla de la hemofilia A es realizar la prueba específica del factor de coagulación, donde la actividad coagulante del FIX estará descendida y la del FVIII será normal.

Actividad propuesta 7.4

¿Qué es la hemofilia A? ¿Cuáles son sus principales características? ¿Y sus principales manifestaciones clínicas? ¿Cuál es la diferencia entre la hemofilia A y la hemofilia B?

CUADRO 7.5
Principales síntomas en las hemofilias A y B según la concentración del factor de coagulación

Porcentaje del factor de coagulación	Cuadro hemorrágico
> 50	No hay episodios hemorrágicos
Entre 25-50	Puede aparecer hemorragia tras traumatismos graves
Entre 5-25	Hemorragias graves posquirúrgicas, hemorragias leves tras un traumatismo pequeño
Entre 1-5	Cuadros hemorrágicos graves
< 1	Hemartrosis espontáneas y hemorragias musculares principalmente, aunque pueden verse afectadas otras regiones orgánicas

3. Enfermedad de Von Willebrand

La enfermedad de Von Willebrand es la coagulopatía hereditaria más frecuente, con una prevalencia en la población de un 1 %. Se caracteriza por un déficit, ausencia completa o una anomalía cualitativa del FVW.

El gen que codifica el FVW se localiza en el cromosoma 12, por lo que la herencia no está ligada al sexo y suele ser autosómica dominante. Este factor transporta el factor VIII de la coagulación y lo estabiliza, prolongando su vida media en la circulación sanguínea. Además, promueve la adhesión plaquetaria al endotelio. Existen tres variantes diferentes de la enfermedad:

- ✓ *Tipo 1:* es la forma más frecuente (aproximadamente el 75 % de los casos). Los multímeros son normales, pero se produce una deficiencia en su liberación, lo que se traduce en un defecto cuantitativo parcial.
- ✓ *Tipo 2 y tipo 3:* son las variantes más graves. En la tipo 2 se produce una disfunción del factor, por lo que el defecto es de tipo cualitativo, mientras que en la enfermedad tipo 3 se produce un defecto cuantitativo total del factor (es el caso más grave).

EN EL LABORATORIO

- ✓ Los resultados que se pueden obtener en el laboratorio son los siguientes:
  - *Tiempo de hemorragia:* aumentado.
  - *TTPA:* normal o alargado en función del descenso del FVIII.
  - *TP:* normal.
  - *TT:* normal.
  - *Pruebas de coagulación FVIII:* bajo.
  - *Pruebas de aglutinación plaquetaria con ristocetina:* la aglutinación será deficitaria o ausente.

Las manifestaciones clínicas en la enfermedad de Von Willebrand varían según la variante y el grado de afectación genética. Generalmente comienzan antes de los 2 años de edad, y el sangrado espontáneo suele estar limitado a la piel y las mucosas. Los episodios hemorrágicos intensos pueden producirse tras una operación quirúrgica; las hemartrosis y el sangrado muscular son raros (aunque pueden observarse en la variante tipo 3).

CUADRO 7.6
Cuadro comparativo

Patología / Parámetros	Hemofilia A	Hemofilia B	Enfermedad de Von Willebrand
Herencia	Ligada al sexo	Ligada al sexo	Autosómica dominante
TH	Normal	Normal	Aumentado
TP	Normal	Normal	Normal
TTPA	Alargado	Alargado	Normal o alargado
TT	Normal	Normal	Normal
Aglutinación por ristocetina	Sí	Sí	Generalmente no
Actividad procoagulante del FVIII	Disminuida	Normal	Disminuida
Actividad procoagulante del FIX	Normal	Disminuida	Normal
FVW:RCo*	Normal	Normal	Generalmente disminuida

* FVW:RCo: Capacidad del FVW para aglutinar plaquetas en presencia de ristocetina.

B) Coagulopatías adquiridas

Las coagulopatías adquiridas pueden estar causadas por diversos mecanismos, como la disminución en la producción de factores de la coagulación o el consumo excesivo de los mismos, entre otros. A continuación se describen los principales tipos.

1. Hepatopatías

La mayor parte de los factores de la coagulación se producen en el hígado, por lo que cualquier trastorno que afecte a este órgano puede provocar una hemorragia secundaria. Los tipos más frecuentes de afecciones hepáticas que pueden alterar la hemostasia son la patología hepática aguda fulminante, el estadio terminal de los trastornos hepáticos crónicos (cirrosis hepática) y las patologías de las vías biliares.

EN EL LABORATORIO

✓ Las pruebas para valorar la funcionalidad hepática, relacionadas con la alteración de la hemostasia, son:

- *TP:* alargado.
- *TTPA:* alargado.
- *Fibrinógeno:* se altera en estadios avanzados.
- *TH y recuento de plaquetas:* normales, por lo general.
- FV (para diferenciarlo de la vitamina K). La síntesis de este factor se ve alterada en la insuficiencia hepática.

2. Déficit de vitamina K

La vitamina K tiene un papel importante en la coagulación sanguínea, puesto que en la fase final de la síntesis de diversos factores (II, VII, IX y X) interviene una enzima de tipo carboxilasa que depende de la vitamina K.

Esta vitamina se obtiene principalmente de los vegetales, aunque también de la carne, derivados animales y de las bacterias de la flora intestinal. Por tanto, las principales situaciones que originan un déficit de vitamina K son:

a) *Dieta pobre en vitamina K:* provoca una deficiencia de tipo nutricional.
b) Alteración de la flora intestinal por algunos antibióticos (como las sulfamidas).
c) *Neonato:* la leche materna es pobre en vitamina K y las bacterias aún no han colonizado su intestino. Este déficit puede provocar la enfermedad hemorrágica neonatal.
d) Problemas o trastornos de la absorción (patologías intestinales crónicas, resecciones intestinales extensas).
e) Enfermedades obstructivas de las vías biliares (las sales biliares son necesarias, puesto que la vitamina K es liposoluble).
f) *Anticoagulantes dicumarínicos (acenocumarol):* son antagonistas de la vitamina K.

EN EL LABORATORIO

✓ En el laboratorio, los resultados de las diferentes pruebas son los siguientes:

- *Recuento de plaquetas y morfología plaquetaria:* normales.
- *Tiempo de hemorragia:* normal.
- *TT:* normal.
- *TP:* largo.
- *TTPA:* largo.

Los estudios específicos para los factores dependientes de vitamina K (II, VII, IX y X) son diagnósticos.

Clínicamente, el déficit de vitamina K se manifiesta por el cuadro clínico de la enfermedad subyacente que provoca la deficiencia de forma secundaria y por hemorragias debidas a la carencia vitamínica. Las hemorragias subcutáneas difusas, epistaxis, gingivorragias, metrorragias y hematuria son frecuentes.

3. Coagulación intravascular diseminada (CID)

Es un trastorno en el que se produce una activación generalizada y excesiva de la coagulación, seguida de una intensa fibrinólisis, por lo que los pacientes pueden presentar un estado crítico definido por una dualidad trombosis-hemorragia. Existen diferentes enfermedades que se relacionan con la CID (puesto que siempre es una alteración secundaria a otro proceso), entre las que destacan las infecciones; diferentes trastornos neoplásicos, principalmente la leucemia promielocítica; patologías hepáticas; complicaciones obstétricas; picaduras de insectos y mordeduras de serpientes venenosas; accidentes transfusionales y enfermedades autoinmunes, entre otras afecciones.

La activación de la cascada tiene lugar por diversos factores, como la liberación de factor tisular en el torrente circulatorio debido a causas subyacentes (sepsis, neoplasias…) que provocará la activación de la vía extrínseca de la coagulación; daño de células endoteliales o activadores anormales de la coagulación (p. ej., detritus celulares), que activarán la vía intrínseca. Sea cual sea el motivo que active la cascada, la consecuencia es que:

- Se activan plaquetas y se generan grandes cantidades de trombina a nivel circulatorio, lo que desencadena la formación de microcoágulos de fibrina intravasculares.
- Además, por el uso, pueden verse disminuidos los niveles plasmáticos de los factores de la coagulación, con la consiguiente alteración en la actividad hemostática.
- La formación de fibrina activa el mecanismo fibrinolítico, liberándose altas concentraciones de polímeros de degradación del fibrinógeno o PDF (que, a su vez, inhibe la agregación plaquetaria, la formación de fibrina, y la trombina) y provoca un incremento extra del consumo de factores.

EN EL LABORATORIO

✓ Los datos que se obtienen en el laboratorio son:

- Trombocitopenia asociada al consumo por la formación de múltiples trombos.
- Descenso del número de glóbulos rojos por la hemólisis microangiopática.
- Test de coagulación alargados (todos).
- Niveles de fibrinógeno muy bajos.
- Niveles de PDF aumentados.

Además, se pueden detectar, mediante pruebas más específicas, otros componentes tales como los complejos trombina-antitrombina, los fibrinopéptidos A y B o los dímeros D, entre otros.

Clínicamente, la manifestación más importante de esta enfermedad es la hemorragia, que se puede presentar de diversas formas. Por norma general es múltiple (púrpura, sangrado de las encías, hematomas, epistaxis, hemorragias gastrointestinales, metrorragia, hematuria, entre otras). Además, el paciente afectado puede cursar con diversas manifestaciones trombóticas (que afecten a extremidades, sistema nervioso...). Otras manifestaciones que suelen aparecer con relativa frecuencia son la fiebre y la acrocianosis. En muchos casos, los individuos que padecen este trastorno pueden terminar en estado de *shock*, debido principalmente a las alteraciones isquémicas provocadas por los trombos y a la activación de componentes vasoactivos.

RECUERDA

✓ La CID es un trastorno que siempre está asociado a una enfermedad subyacente, por lo que es imprescindible identificar la causa primaria.

C) Diátesis trombótica: trombofilia y control del tratamiento anticoagulante

La diátesis trombótica hace referencia a la predisposición orgánica a padecer trombosis (desequilibrio entre los mecanismos procoagulantes y anticoagulantes orgánicos naturales que desencadena un estado de hipercoagulabilidad). En la actualidad, la trombosis es una de las principales causas de morbilidad y mortalidad (figura 7.14).

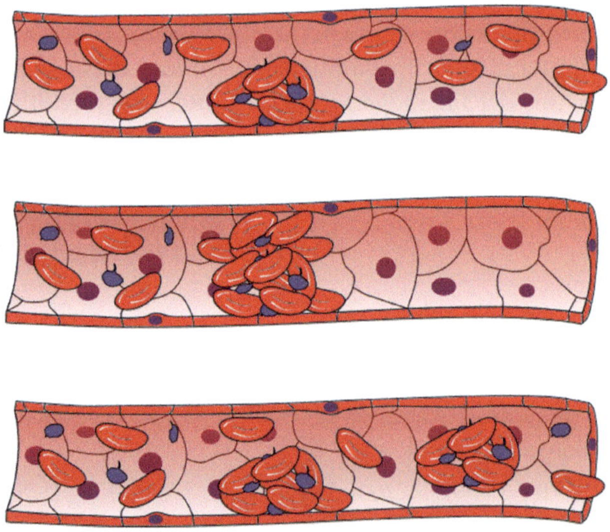

Figura 7.14
Trombosis y embolia

Rudolf Virchow propuso que la patogenia de la trombosis guardaba relación con la alteración de uno o varios de los siguientes factores (lo que se conoce como tríada de Virchow):

1. Alteraciones en la pared del vaso.
2. Anomalías del flujo sanguíneo.
3. Trastorno de los componentes de la sangre.

Recurso web

El tromboembolismo venoso es una de las enfermedades cardiovasculares más frecuentes en los países desarrollados. Es una patología potencialmente letal en la que se produce la obstrucción de una o varias arterias pulmonares como consecuencia de émbolos que proceden, en la inmensa mayoría de los casos, de las venas profundas de los miembros inferiores.

Para saber más, consulta el QR adjunto.

Los dos primeros trastornos son las causas más importantes en la aparición de trombosis. Sin embargo, en este capítulo, el estudio se centrará en la tercera causa, relacionada con el sistema de la coagulación. Existen diversas alteraciones (hereditarias o adquiridas) que predisponen a un estado de trombofilia, entre ellas destacan:

a) *Déficit de anticoagulantes naturales:* en el plasma existen inhibidores naturales del proceso de la coagulación para evitar un exceso o generalización de la formación de fibrina. Los componentes más importantes que intervienen en este proceso son la antitrombina y las proteínas C y S.
b) Factor V de Leiden (resistencia a la proteína C activada).
c) Mutación G20210A de la protrombina.
d) Hiperhomocisteinemia.
e) Síndrome antifosfolípido.
f) Fibrinólisis defectuosa.

PARA SABER MÁS

Los trombos pueden aparecer en el interior de cualquier vaso sanguíneo (trombo arterial, trombo venoso o microtrombo en la microcirculación capilar). Su importancia clínica radica en que pueden obstruir un vaso sanguíneo, provocando isquemia en el tejido que irrigaba el mismo, y ocasionar embolias. Las repercusiones de la trombosis o de la tromboembolia pueden ser muy diversas en función de la zona afectada

1. Déficit de antitrombina (AT)

La antitrombina es una molécula con capacidad para inhibir diversos factores de la coagulación, como se ha mencionado anteriormente. Esta proteína se sintetiza en el hígado y es codificada por un gen localizado en el cromosoma 1. El déficit de AT puede tener dos orígenes:

a) *Congénito:* su herencia es autosómica dominante y se caracteriza por mutaciones en el gen que codifica la AT. El déficit puede ser de dos tipos (I, disminución de cantidad o II, disminución de la actividad). La homocigosidad es incompatible con la vida; sin embargo, el estado heterocigótico presenta una actividad funcional de la molécula entre el 40-60 % del valor normal. Para que la persona afectada presente manifestaciones clínicas es necesario que la actividad sea inferior al 50 %.

b) *Adquirido:* a consecuencia de un déficit en la producción (hepatopatías), incremento de la eliminación (p. ej., nefropatías) o debido a un aumento en el consumo (CID).

Los episodios trombóticos suelen aparecer antes de la quinta década de vida y pueden ser graves y recurrentes, por lo que es probable que los pacientes necesiten una terapia con anticoagulantes de por vida, como profilaxis. Además, en los pacientes diagnosticados (aunque no hayan tenido ningún episodio trombótico) se deben administrar anticoagulantes a modo de profilaxis en situaciones de riesgo (p. ej., intervenciones quirúrgicas).

2. Déficits de proteínas C y S

Las proteínas C y S son unas glucoproteínas plasmáticas de síntesis hepática dependiente de la vitamina K. La proteína C activada actúa inhibiendo los factores Va y VIIIa, para ello necesita a la proteína S, que actúa como cofactor. Los genes que codifican las proteínas C y S están en los cromosomas 2 y 3, respectivamente.

El déficit congénito de proteína C presenta una herencia autosómica dominante y, al igual que el déficit de AT, puede ser de tipo I (cuantitativo) o de tipo II (cualitativo, disminución de la actividad biológica). El estado homocigoto es raro, debido a su clínica grave y elevada mortalidad (púrpura fulminante neonatal). Los heterocigotos presentan una clínica variable, en ocasiones son asintomáticos, y los afectados suelen padecer trombofilia venosa. La administración de anticoagulantes como el acenocumarol puede provocar un descenso adicional marcado de ambas proteínas (puesto que este anticoagulante es un antagonista de la vitamina K) y los pacientes pueden sufrir manifestaciones del déficit tales como necrosis en la piel, secundaria a trombosis. El déficit de proteína C también puede ser adquirido, como en las hepatopatías o en la CID, entre otros procesos.

El déficit de proteína S se hereda de manera autosómica dominante y, en general, es muy similar en cuanto a las características clínicas al déficit de proteína C, solo que los individuos heterocigotos tienen mayor predisposición a padecer episodios trombóticos sintomáticos.

3. Mutación del factor V de Leiden (resistencia a la proteína C activada)

El factor V es una glicoproteína plasmática sintetizada en el hígado y su forma activa es inhibida por la proteína C. Una mutación puntual produce una variante del factor V, en el que se produce un cambio de aminoácido (arginina por glutamina), lo que le confiere una resistencia especial (aproximadamente 10 veces superior) a la inactivación por la proteína C activada, manteniendo su función procoagulante (figura 7.15).

El riesgo de trombosis venosa es unas 7 veces superior en los pacientes heterocigotos y hasta 50-100 veces mayor en los homocigotos, respecto a la población normal. Además, esta mutación puede incrementar el riesgo de trombosis en algunos casos (p. ej., durante la toma de anticonceptivos orales).

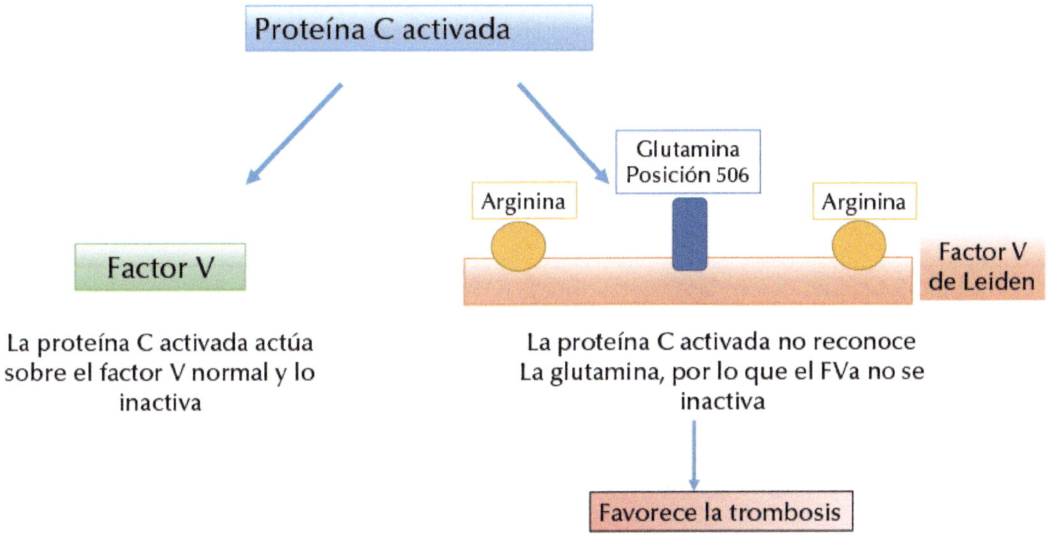

Figura 7.15
Mutación del factor V de Leiden

4. Mutación G20210A de la protrombina

Se produce una mutación en el nucleótido 20210 del gen que codifica la protrombina, en el que se sustituye guanina por adenina (de ahí el nombre de *mutación G20210A*), lo que incrementa la concentración de la protrombina en el plasma (sin ninguna alteración estructural de la molécula). Esta mutación incrementa entre 2 y 3 veces el riesgo de sufrir trombosis respecto a los individuos sin la alteración.

5. Hiperhomocisteinemia

En este trastorno se produce un incremento de los niveles del aminoácido homocisteína en el plasma, lo que incrementa el riesgo de padecer trombosis arteriales o venosas, que será unas 2 veces superior con respecto a la población normal.

6. Síndrome antifosfolípido

Esta entidad patológica se caracteriza por la existencia de anticuerpos antifosfolípido relacionado con trombosis arterial y venosa, problemas en el embarazo (abortos habituales) y recuento plaquetario bajo, leve o moderado. Este trastorno se relaciona con enfermedades de tipo autoinmune, entre las que destaca el lupus eritematoso sistémico, aunque en algunos casos se desconoce la existencia de una causa subyacente.

7. Déficit del sistema fibrinolítico

El componente principal del sistema fibrinolítico es el plasminógeno, que pasará a ser plasmina (forma activa con capacidad de lisar la fibrina). Los déficits de este sistema y las anomalías de los principales componentes se asocian a una disminución de la actividad fibrinolítica y a un estado de hipercoagulabilidad.

En relación con el tratamiento antiguaculante, la terapéutica antitrombótica puede utilizarse de modo preventivo para evitar un episodio trombótico en diversas situaciones de riesgo (profilaxis primaria), también para prevenir posibles recurrencias (profilaxis secundaria) y, por supuesto, como tratamiento para lisar trombos que se han formado en el paciente. Esta terapia incluye diferentes fármacos que se pueden incluir en tres grandes bloques:

a) *Anticoagulantes:* evitan la coagulación. Los más utilizados son la heparina y los inhibidores de la vitamina K (como el acenocumarol).
b) *Antiagregantes:* evitan la agregación. Un ejemplo es el ácido acetilsalicílico.
c) *Fibrinolíticos:* degradan el coágulo.

La heparina es un anticoagulante de tipo glucosaminoglucano que presenta diferentes características que deben ser consideradas:

- ✓ *Vida media:* en torno a 1-1,5 horas.
- ✓ *Vía de administración:* puede ser intravenosa o subcutánea, como sal sódica o heparinato cálcico, respectivamente.
- ✓ *Actuación:* para poder actuar debe unirse a la antitrombina.
- ✓ *Dosis:* variable según la indicación o el peso del paciente (según el profesional).
- ✓ *Control de su función:* mediante el TTPA, sus valores deben ser entre 1,5 y 2,5 veces superiores al valor normal (control).
- ✓ *Complicaciones:* su administración puede tener diversas complicaciones, como hemorragias, osteoporosis o trombocitopenia, entre otras.
- ✓ *Contraindicaciones:* está contraindicada cuando exista un riesgo de sangrado (p. ej., en aneurismas, hemorragia digestiva, probabilidad de aborto, etc.).
- ✓ *Precauciones:* se debe suspender el tratamiento con heparina ante tratamientos quirúrgicos, para evitar el riesgo de sangrado.

El acenocumarol es un anticoagulante de tipo dicumarínico que actúa inhibiendo la vitamina K. Se administra por vía oral y, al no ser un tratamiento de urgencia, suele introducirse al iniciar la terapia con heparina. El tratamiento con acenocumarol se controla mediante el INR (cociente normalizado internacional) y se calcula dividiendo el TP del paciente entre el TP del plasma control. Existen diversos compuestos que presentan múltiples interacciones con el acenocumarol, aumentando su efecto (insuficiencia hepática, obstrucción biliar…) o disminuyéndolo (embarazo, algunos fármacos como los barbitúricos, consumo de vegetales crudos…). Este anticoagulante también presenta efectos secundarios entre los que destacan la hemorragia o la necrosis cutánea. Si el paciente tratado con acenocumarol va a ser sometido a pruebas invasivas, lo ideal es disminuir el INR para reducir el riesgo de sangrado durante la intervención.

Toma nota

En la actualidad se están desarrollando nuevos fármacos con pocas interacciones que puedan alterar sus efectos, sin necesidad de monitorización continua y con muchas posibilidades terapéuticas.

Resumen

- Los trombocitos o plaquetas son fragmentos citoplasmáticos anucleados derivados de otras células, los megacariocitos. Forman parte del sistema hemostático e intervienen en el proceso de coagulación y reparación del tejido lesionado en el vaso sanguíneo afectado.
- Los trombocitos presentan muchas características funcionales del resto de las células. Desde el punto de vista estructural, las plaquetas se pueden dividir en tres partes bien diferenciadas: membrana, citoesqueleto o zona de sol-gel y zona de orgánulos.
- Las plaquetas desarrollan un papel fundamental en la hemostasia y en la coagulación. Para ello, estos elementos formes presentan capacidad de adhesión, agregación y secreción.
- Existen diferentes parámetros y pruebas que se deben tener en cuenta a la hora de evaluar la serie plaquetar.
- La hemostasia y la coagulación sanguíneas forman un sistema de seguridad que permite al organismo detener la hemorragia que se produce tras una lesión vascular, evitando la extravasación. Por otro lado, debe existir un mecanismo que permita destruir el coágulo formado una vez que se haya restaurado el daño en el vaso sanguíneo afectado y restablecer la circulación, proceso que se conoce como *fibrinólisis*.
- Existen numerosas patologías que afectan al sistema de la hemostasia y la coagulación, muchas de las cuales tienen una gran importancia clínica.

Ejercicios propuestos

1. ¿Qué son las plaquetas? Describe brevemente en qué zonas se dividen desde el punto de vista estructural y los componentes principales de cada región.
2. ¿Cuáles son las funciones de los trombocitos? Describe brevemente los procesos de adhesión, agregación y secreción.
3. ¿Cuáles son los principales parámetros que se utilizan a la hora de realizar un estudio plaquetario? Indica los límites de referencia.
4. ¿Qué es la hemostasia? Describe brevemente los pasos en los que se produce y cuál es su finalidad.
5. Dibuja la cascada de la coagulación (según el modelo antiguo) y explica las tres etapas de la coagulación basándote en el modelo nuevo.
6. ¿Cómo se puede evaluar la coagulación? Indica las diferentes pruebas y qué factores evalúa cada una de ellas.
7. ¿Qué es una trombocitopenia? ¿En qué se diferencia de una trombocitopatía? Cita dos enfermedades de cada una de ellas.
8. ¿Qué es una coagulopatía? Dentro de los trastornos relacionados con hipocoagulación, describe la hemofilia A.
9. ¿Cómo se produce la enfermedad de Von Willebrand? ¿Qué se debe esperar en los resultados del laboratorio de una muestra que pertenece a un paciente afectado por este trastorno?
10. ¿Qué es la trombosis? ¿A qué se debe su importancia clínica?

Supuesto práctico

Un varón de 25 años llega al hospital con un historial de epistaxis recurrentes, que tardan en remitir, así como otras hemorragias mucocutáneas excesivas y propensión a la aparición de hematomas. El paciente comenta que hay otros casos en su familia de cuadros hemorrágicos. Sus datos de laboratorio fueron los siguientes:

- Recuento de plaquetas: normal.
- Tiempo de sangría: 18 minutos.
- Tiempo de protrombina: normal.
- Tiempo de tromboplastina parcial activada: 48,2 segundos.
- Tiempo de trombina: normal.- Actividad del factor VIII: disminuida.
- Resultado del cofactor ristocetina: moderadamente reducido.
- Nivel de antígeno de FvW: moderadamente reducido.

Responde las siguientes cuestiones:

1. Con estos datos, ¿cuál crees que es la causa de sus alteraciones?
2. ¿Crees que forma parte de los trastornos hemostáticos adquiridos o hereditarios? En el caso de que sea hereditario, ¿está la herencia ligada al sexo? Razona tus respuestas.
3. ¿Qué te ha llevado a diagnosticar el trastorno?

Lee y debate en clase

Temas para debatir:

- ¿Qué opinión te merece el texto?
- ¿Cómo crees que influye cada uno de esos hábitos en la producción de los trombos?
- ¿Crees que llevar un estilo de vida saludable, con buenos hábitos, evitará siempre la aparición de la diátesis trombótica?

Lee el texto "¿Cuándo es necesaria una transfusión de sangre por anemia?", del que se reproduce un extracto a continuación, y debate con tus compañeros en clase sobre los temas propuestos. Puedes acceder a la versión completa del texto a partir del QR adjunto.

La trombosis es la patología por la que enferma más gente en el mundo occidental, por encima del cáncer, el sida o los accidentes de tráfico, y una buena educación al respecto puede reducir la mortalidad de los pacientes en más de un 25 %, según informa la Generalitat en un comunicado.

El jefe del Servicio de Hematología del Hospital General Universitario de Alicante, Pascual Marco, ha explicado que la trombosis es la oclusión de un vaso sanguíneo por un trombo o coágulo y que las patologías trombóticas suelen aparecer con el envejecimiento pero también relacionadas con determinados hábitos que se pueden evitar.

Por ello, los especialistas en hematología realizan estudios personalizados para conocer los factores de riesgo de cada paciente, y entre los más habituales se encuentran el tabaquismo, el sobrepeso, hábitos alimentarios inadecuados, inmovilización prolongada, hipertensión o la diabetes.

"Un estilo de vida saludable, dejar de fumar, perder peso y realizar actividad física regular disminuyen el riesgo de formación de trombos", asegura el doctor Marco, "aunque siempre hay que medir el riesgo trombótico de cada persona".

ACTIVIDADES DE AUTOEVALUACIÓN

1. Las plaquetas:
   - ☐ *a)* Son fragmentos citoplasmáticos anucleados que derivan de unas células grandes multinucleadas denominadas *trombocitoblastos*.
   - ☐ *b)* Presentan un tamaño pequeño y una estructura muy simple, puesto que cuentan exclusivamente con la maquinaria necesaria para la síntesis proteínica.
   - ☐ *c)* Presentan una elevada capacidad mitótica.
   - ☐ *d)* Ninguna de las opciones anteriores es correcta.

2. De la adhesión plaquetaria, es correcto afirmar que:
   - ☐ *a)* Participa el FVW.
   - ☐ *b)* Las plaquetas se unen a otras plaquetas.
   - ☐ *c)* Los trombocitos se unen al colágeno subendotelial unas horas después de la lesión.
   - ☐ *d)* Las plaquetas se activan, pero sin cambiar su morfología.

3. El factor de coagulación I:
   - ☐ *a)* Se libera con la lesión tisular e interviene en la activación del factor X.
   - ☐ *b)* Convierte la protrombina en trombina.
   - ☐ *c)* Pasa a fibrina por acción de la trombina.
   - ☐ *d)* Une los polímeros de fibrina.

4. Los factores limitantes de la coagulación:
   - ☐ *a)* Intervienen en la formación del coágulo.
   - ☐ *b)* Evitan la formación innecesaria de coágulos.
   - ☐ *c)* Participan en la hemostasia.
   - ☐ *d)* Son, por ejemplo, la trombina, o el factor IXa.

5. La fibrinólisis:
   - ☐ *a)* Es el proceso que produce la lisis del coágulo una vez que este ha cumplido su función.
   - ☐ *b)* Es un proceso en el que intervienen diversas proteínas plasmáticas que se activan unas horas después del proceso de coagulación.
   - ☐ *c)* Solo actúa si se produce un exceso en la formación de fibrina sin un daño vascular previo.
   - ☐ *d)* Regula la conversión de una proenzima plasmática circulante, la plasmina, en su forma activa, el plasminógeno, que produce la lisis de la fibrina.

6. El síndrome de plaquetas gris hace referencia:
   - ☐ *a)* Al tamaño superior al normal, con un diámetro entre 4 μm y 7 μm.
   - ☐ *b)* A la adhesión de las plaquetas a otras células circulantes.
   - ☐ *c)* A la desigualdad en la coloración de los trombocitos.
   - ☐ *d)* A una disminución en el número de gránulos.

7. La hemofilia A:
   - ☐ *a)* Es un trastorno genético de herencia ligada al sexo (cromosoma Y).
   - ☐ *b)* Predomina en mujeres.
   - ☐ *c)* Provoca un déficit del factor FVIII.
   - ☐ *d)* Provoca una alteración en el FVW.

8. La enfermedad de Von Willebrand:
   - ☐ *a)* Tiene dos variantes.
   - ☐ *b)* Se caracteriza exclusivamente por una alteración cuantitativa del FVW.
   - ☐ *c)* Tiene una herencia autosómica dominante.
   - ☐ *d)* Alargará mucho el tiempo de protrombina, que aparecerá muy aumentado.

9. El déficit de vitamina K puede deberse a:
   - ☐ *a)* Una dieta pobre en vitamina K.
   - ☐ *b)* Problemas o trastornos de la absorción.
   - ☐ *c)* Litiasis biliar.
   - ☐ *d)* Todas las opciones anteriores son correctas.

10. Con respecto a la CID se puede afirmar que:
    - ☐ *a)* Se caracteriza por una dualidad trombosis-hemorragia.
    - ☐ *b)* Clínicamente, la manifestación más importante es la trombosis.
    - ☐ *c)* Siempre es una enfermedad primaria, no está asociada a ningún otro trastorno.
    - ☐ *d)* Provoca trombocitosis.

SOLUCIONES:

1.	a	b	c	**d**
2.	**a**	b	c	d
3.	a	b	**c**	d
4.	a	**b**	c	d
5.	**a**	b	c	d
6.	a	b	c	**d**
7.	a	b	**c**	d
8.	a	b	**c**	d
9.	a	b	c	**d**
10.	**a**	b	c	d

Parte IV

Técnicas de transfusión

8

Hemocompatibilidad

Objetivos

- ✓ Aprender los diferentes tipos de grupos sanguíneos.
- ✓ Entender los conceptos de *antígeno* y *anticuerpo,* así como su relación con el grupo sanguíneo.
- ✓ Comprender la importancia de las pruebas pretransfusionales.
- ✓ Conocer las diferentes técnicas para la determinación de antígenos y anticuerpos.
- ✓ Relacionar las reacciones de compatibilidad con enfermedades hemolíticas del recién nacido.

Mapa conceptual

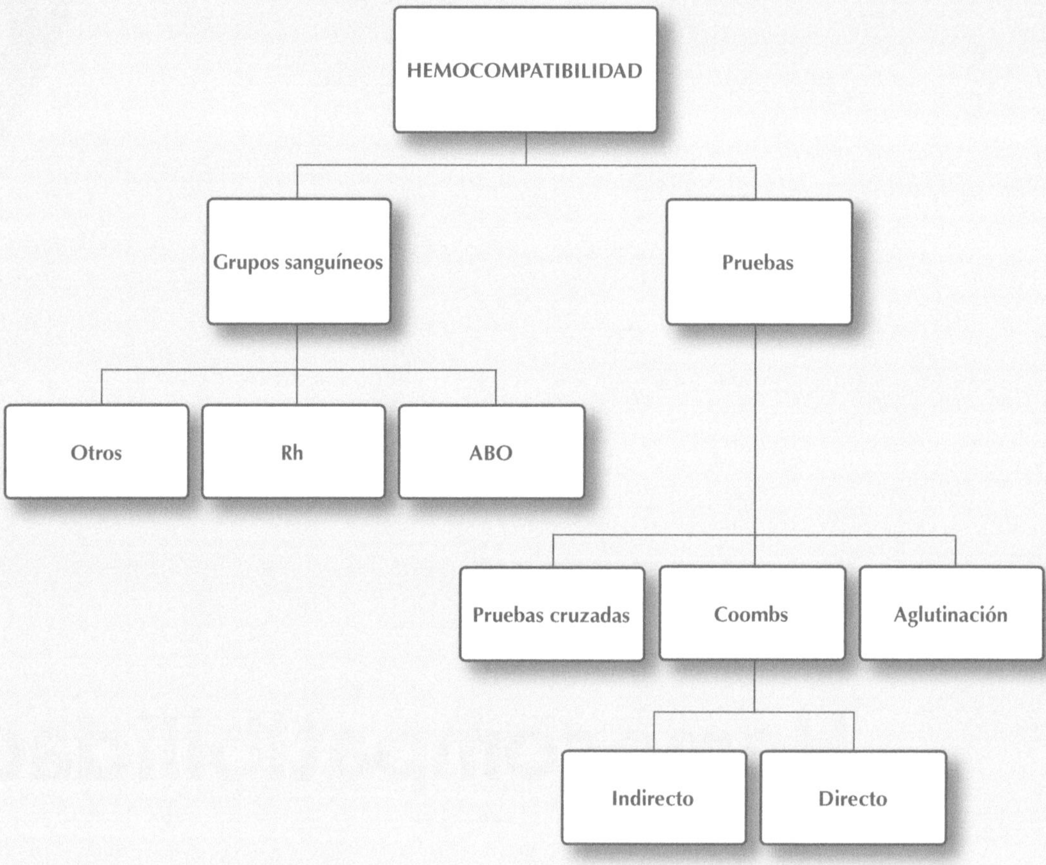

Glosario

Aloanticuerpos. Son los anticuerpos generados en un individuo, que reaccionan con antígenos de otro sujeto diferente.

Anticuerpos. Son proteínas (conocidas como *inmunoglobulinas* [Ig]) producidas por los linfocitos B del sistema inmunitario que reconocen a determinados antígenos y se unen a ellos como parte del sistema de defensas del organismo.

Anticuerpos completos. Son generalmente de tipo IgM y producen aglutinación de los hematíes, fijan el complemento y producen una rápida hemólisis intravascular.

Anticuerpos incompletos o sensibilizantes. Son aquellos que se unen a la superficie de los hematíes pero no producen aglutinación en medio salino. Son mayoritariamente de tipo IgG.

Antígenos. Son moléculas (principalmente hidratos de carbono y proteínas) a las que se unen los anticuerpos.

Autoanticuerpos. Son aquellos anticuerpos que reaccionan con los antígenos propios del individuo.

8.1. Grupos sanguíneos

Los glóbulos rojos tienen en su superficie una serie de moléculas denominadas *antígenos* que pueden ser reconocidas por determinados anticuerpos y generar una reacción inmunológica de defensa. Generalmente, un individuo nunca debe producir anticuerpos que reconozcan a los antígenos propios de su organismo, ya que, de lo contrario, se produciría una hemólisis en el sujeto. Estos procesos explican las *reacciones hemolíticas postransfusionales*, las *anemias hemolíticas autoinmunes* y la *enfermedad hemolítica del recién nacido*.

Los grupos sanguíneos se definen por la presencia o ausencia de estos antígenos, los cuales están codificados en los genes de cada individuo y se transmiten siguiendo las leyes mendelianas.

FUNDAMENTAL

Los antígenos de los glóbulos rojos corresponden a glicoproteínas expuestas en la superficie celular. Los antígenos que dan lugar a los grupos sanguíneos están codificados en genes o en grupos de genes. Los antígenos codificados por un gen o grupo de genes relacionados conforman un sistema (sistema ABO, sistema Rh, etc.).

Los más relevantes en medicina transfusional son los grupos de los sistemas ABO y Rh, aunque también existen otros sistemas que se verán continuación:

8.1.1. Sistema ABO

El sistema ABO fue el primero que se descubrió –lo hizo Karl Landsteiner en 1900– y en la actualidad sigue siendo el más importante. Los sujetos pueden presentar los siguientes grupos sanguíneos (figura 8.1):

- ✓ *Grupo A:* individuos con antígenos A en la superficie de los glóbulos rojos.
- ✓ *Grupo B:* individuos con antígenos B en la superficie de los glóbulos rojos.
- ✓ *Grupo AB:* individuos con antígenos A y B en la superficie de los glóbulos rojos.
- ✓ *Grupo O:* si la superficie de los glóbulos rojos carece de antígenos A y B.

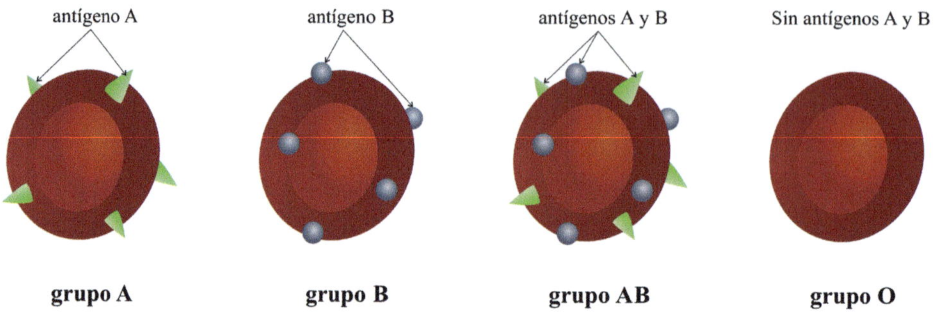

Figura 8.1
Grupos sanguíneos y antígenos eritrocitarios

Los individuos que carecen de un determinado antígeno pueden tener o fabricar anticuerpos dirigidos contra ese tipo de antígeno (figura 8.2). Por ejemplo, los del grupo sanguíneo A desarrollan anticuerpos anti-B (pero nunca deben producir anticuerpos anti-A, ya que destruirían sus propios glóbulos rojos dando lugar a procesos de hemólisis). Esto sucedería si se realiza una transfusión en un paciente con sangre no compatible, de ahí la importancia de las pruebas previas a una transfusión sanguínea.

Los anticuerpos anti-A y anti-B, presentes en aquellos individuos que carecen de dichos antígenos se fabrican en los primeros meses de vida. Esto es importante a la hora de realizar transfusiones de sangre o de órganos sólidos. Estos anticuerpos son del tipo IgM, incapaces de atravesar la placenta, por lo que normalmente no son responsables de enfermedad hemolítica del recién nacido (como se verá a continuación). Además de esto, los antígenos A y B no están completamente desarrollados al nacer.

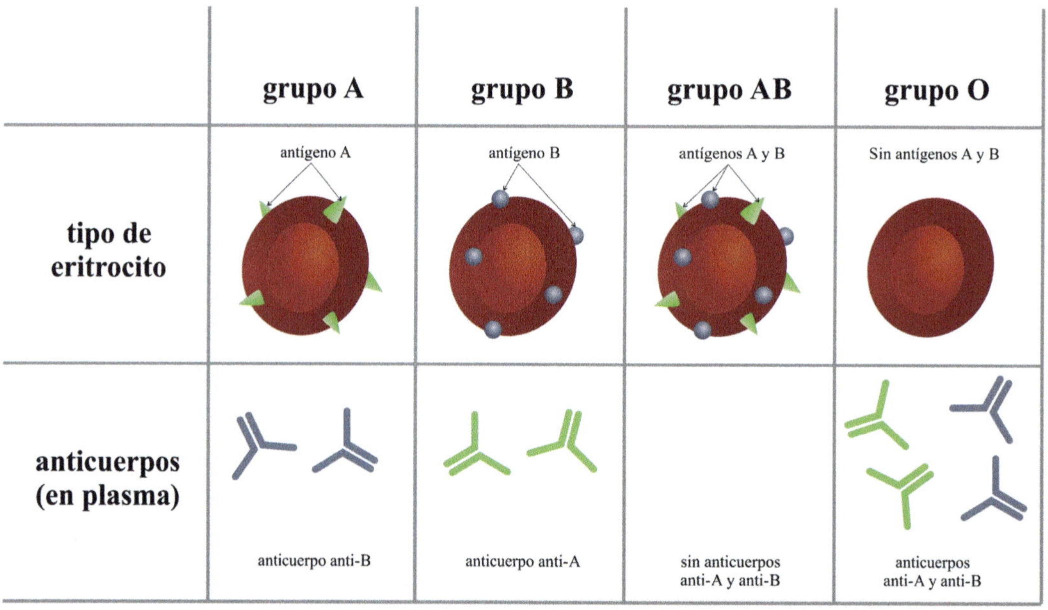

Figura 8.2
Antígenos y anticuerpos presentes en individuos con diferentes grupos del sistema ABO

8.1.2. Sistema Rh

El sistema Rh fue descubierto por Alexander Weiner y Karl Landsteiner en 1940 en el mono Rhesus (*Macaca mulatta*), de ahí su nombre (*Rh* deriva de *Rhesus*). En medicina transfusional es el segundo en importancia, después del sistema ABO.

El antígeno eritrocitario principal de este sistema lo constituye el antígeno D, de tal forma que la presencia de este antígeno da lugar a grupos Rh+, mientras que la ausencia del antígeno D da lugar a grupos Rh− (figura 8.3).

Las personas Rh− (sin antígeno D en la superficie de los glóbulos rojos) no necesariamente tienen anticuerpos anti-D. Para que se produzcan debe darse previamente un contacto con el antígeno D; esto se produce por transfusiones con sangre Rh+ o por embarazo de un feto Rh+. En estos casos, tras el contacto con el antígeno D se estimula el sistema inmune y el anticuerpo anti-D estará presente en el suero de estos individuos.

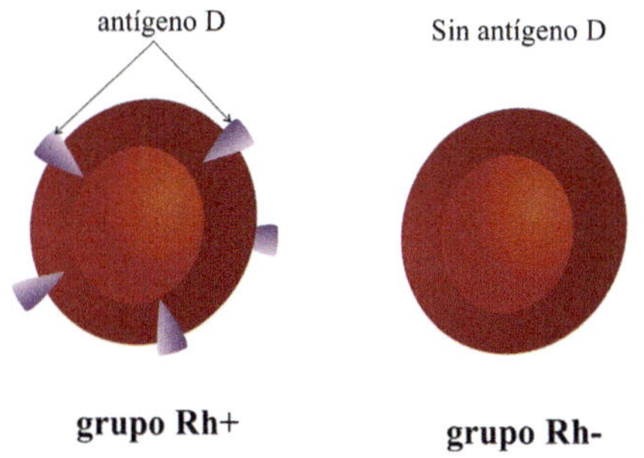

Figura 8.3
Antígenos del grupo sanguíneo Rh

PARA SABER MÁS

Un 30 % de los individuos Rh– es incapaz de producir anticuerpos anti-D a pesar de estar en contacto con antígeno D. Por esta razón, solo el 70 % de los individuos Rh– es capaz de sensibilizarse frente al antígeno D y producir anticuerpos anti-D.

8.1.3. Otros sistemas

Además de los principales sistemas (ABO y Rh), existen otros menos conocidos a la par que menos importantes. Estos sistemas son Kell, Duffy, Kidd, MNS, etc.

Actividad propuesta 8.1

Si un individuo tiene antígenos A en la superficie de sus glóbulos rojos, ¿debería producir anticuerpos anti-A?, ¿por qué? Por otro lado, si carece de antígenos D, ¿producirá siempre anticuerpos anti-D? Razona la respuesta y relaciona esta característica del sistema Rh con el ABO.

8.2. Anticuerpos, antígenos y pruebas de determinación

Las pruebas de determinación que se suelen utilizar para poner de manifiesto la presencia o ausencia de antígenos y anticuerpos en una muestra se basan, generalmente, en reacciones de aglutinación provocadas por las reacciones antígeno-anticuerpo. Tanto la determinación del grupo sanguíneo como la prueba de Coombs o prueba de antiglobulina humana se realizan en función de este tipo de reacciones.

8.2.1. Determinación de grupos sanguíneos

Se puede determinar el grupo sanguíneo utilizando reactivos preparados comercialmente que contienen anticuerpos dirigidos contra un antígeno en concreto. Por ejemplo, si se le añade reactivo anti-A a una muestra de sangre y se produce aglutinación, se puede decir que este individuo tiene antígenos A en la superficie de sus glóbulos rojos. De la misma forma, si se produce aglutinación al mezclar la muestra de sangre del mismo paciente con anti-B, el grupo sanguíneo sería del tipo AB.

Reactivo	Aglutinación	Aglutinación	Aglutinación	Aglutinación
Anti-A	+	–	+	–
Anti-B	–	+	+	–
Anti-A + anti-B	+	+	+	–
Grupo sanguíneo (sistema ABO)	**A**	**B**	**AB**	**O**

Reactivo	Aglutinación	Grupo sanguíneo (sistema Rh)
Anti-D	+	**Rh+**
Anti-D	–	**Rh–**

Los grupos resultantes, teniendo en cuenta los dos sistemas (ABO y Rh), son los siguientes:

- Grupo A positivo (A+).
- Grupo A negativo (A–).
- Grupo B positivo (B+).
- Grupo B negativo (B–).
- Grupo AB positivo (AB+).
- Grupo AB negativo (AB–).
- Grupo O positivo (O+).
- Grupo O negativo (O–).

Recursos web

En el vídeo disponible en el primer QR se explica la determinación del grupo sanguíneo (ABO y Rh) mediante una práctica de laboratorio realizada por la Universidad CEU Cardenal Herrera.

En el segundo QR encontrarás un vídeo explicativo sobre los grupos sanguíneos de los principales sistemas (ABO y Rh).

8.2.2. Prueba de Coombs o prueba de antiglobulina humana

Esta prueba detecta anticuerpos que pueden unirse a la superficie de los hematíes pero no producen aglutinación en el plasma del paciente.

TOMA NOTA

Los anticuerpos completos son generalmente de tipo IgM y producen aglutinación de los hematíes, fijan el complemento y producen una rápida hemólisis intravascular. Por otro lado están los anticuerpos incompletos o sensibilizantes (la mayoría son IgG), los cuales se unen a la superficie de los hematíes pero no producen aglutinación en medio salino.

Para realizar esta prueba se utiliza un reactivo que contiene antiglobulina humana, la cual es un anticuerpo que se une a anticuerpos (inmunoglobulinas) humanos.

La prueba de Coombs puede ser de dos tipos:

1. *Coombs directo:* se utiliza para la detección de anticuerpos incompletos unidos a la superficie de los glóbulos rojos de un individuo. En este caso, los anticuerpos se han unido a la superficie de los eritrocitos en el propio organismo del paciente. Es decir, los eritrocitos se han "sensibilizado" en el propio organismo. La sensibilización puede ponerse de manifiesto *in vitro* añadiendo antiglobulina humana (figura 8.4). Esta prueba se utiliza para la detección de autoanticuerpos (p. ej., para la anemia hemolítica autoinmune) y de aloanticuerpos (p. ej., para la *enfermedad hemolítica del recién nacido* y para *reacciones hemolíticas transfusionales*).

   El procedimiento consiste en añadir antiglobulina (figura 8.4A) a una muestra de hematíes del paciente (figura 8.4B). La aglutinación de los hematíes indica la presencia de anticuerpos en la superficie de los glóbulos rojos, ya que la antiglobulina se une a estos y produce la reacción de aglutinación (figura 8.4C). Un resultado negativo (no se produce aglutinación) indica la ausencia de anticuerpos en la superficie de los hematíes.

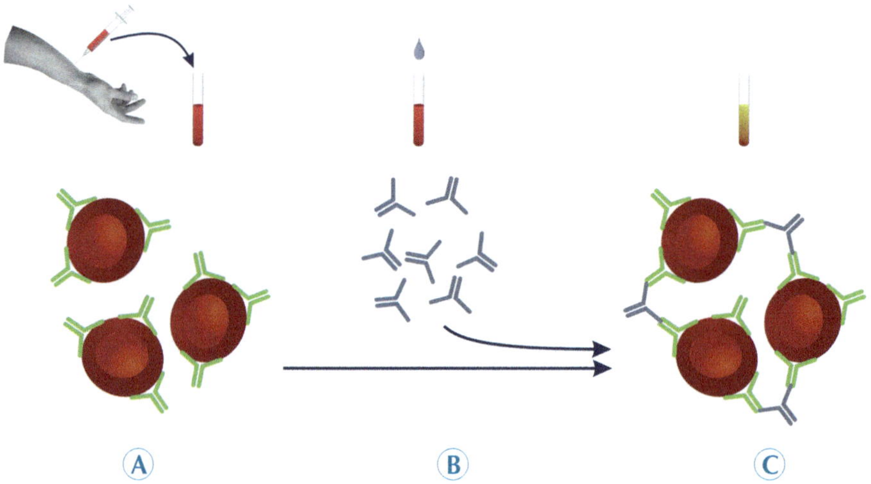

Figura 8.4
Coombs directo. A: hematíes del paciente con anticuerpos en su superficie; B: antiglobulina humana; C: aglutinación (Coombs directo positivo)

2. *Coombs indirecto:* en este caso se utiliza la antiglobulina humana para detectar reacciones antígeno-anticuerpo tras incubación *in vitro*. Con esta prueba se pueden identificar *anticuerpos antieritrocitarios* libres en el suero de un paciente. Es parte de las *pruebas cruzadas* que se realizan antes de una transfusión sanguínea.

   El procedimiento (figura 8.5) consiste en incubar hematíes (figura 8.5B) con un suero problema en el que se pretende determinar si están presentes determinados anticuerpos (figura 8.5A). A continuación se lavan los hematíes para eliminar el anticuerpo no unido (figura 8.5C) y, seguidamente, se añade la antiglobulina (figura 8.5D). Si se da aglutinación, indica la existencia de anticuerpos antieritrocitarios incompletos libres en el suero del paciente (figura 8.5E).

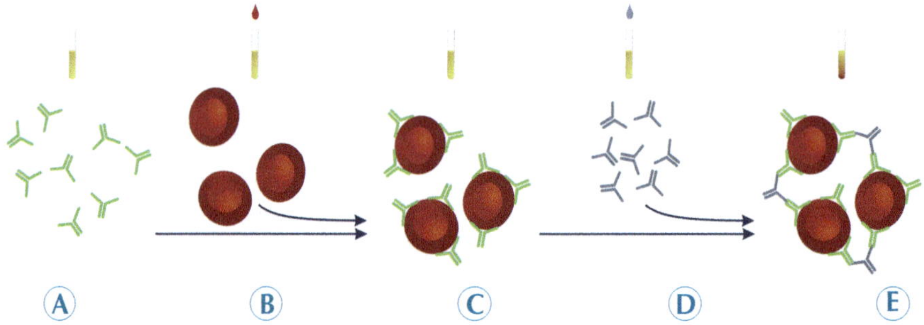

Figura 8.5
Coombs indirecto. A: anticuerpos antieritrocitarios libres en el suero del paciente; B: hematíes; C: reacción de los anticuerpos frente a estos hematíes; D: adición de antiglobulina humana; E: aglutinación (Coombs indirecto positivo)

Actividad propuesta 8.2

Comenta las diferencias entre la prueba de Coombs directa e indirecta. Indica cuál es la finalidad y cuáles las muestras utilizadas en cada una de ellas.

8.3. Estudio de compatibilidad y pruebas cruzadas

Las pruebas pretransfusionales son determinaciones de laboratorio realizadas en muestras de sangre (figura 8.6) para asegurar la compatibilidad y seguridad transfusionales, evitando reacciones hemolíticas.

Estas pruebas son las siguientes: determinación del grupo sanguíneo –tipificación de los sistemas ABO o Rh(D)–, determinación de anticuerpos irregulares en el receptor y pruebas cruzadas.

a) Determinación del grupo sanguíneo del receptor y del donador.
b) *Detección de anticuerpos irregulares (AI).* Los anticuerpos irregulares son aquellos anticuerpos aloinmunes que van dirigidos contra la mayoría de los antígenos eritrocitarios, diferentes del sistema ABO.
c) *Pruebas cruzadas.* Consisten en enfrentar *in vitro* la muestra de sangre extraída del receptor con la que se va a transfundir para detectar posibles reacciones de incompatibilidad. Hay, a su vez, tres tipos de pruebas cruzadas: mayor, menor y autocontrol. La prueba cruzada mayor consiste en cruzar eritrocitos del donador con suero del receptor. La menor consiste en enfrentar eritrocitos del receptor con suero del donador. En el autocontrol se enfrentan tanto eritrocitos como suero del receptor.

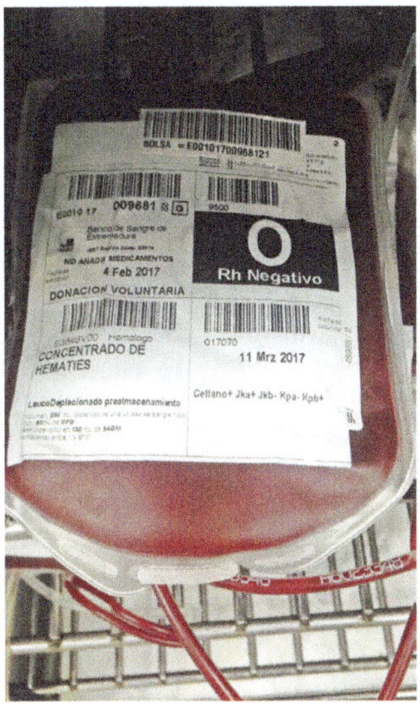

Figura 8.6
Bolsas para transfusión sanguínea

Las fases de las pruebas cruzadas son las siguientes:

1. Pruebas en solución salina.
2. Solución de albúmina.
3. Pruebas en solución salina de baja concentración (LISS).
4. Prueba de antiglobulina humana (Coombs indirecto).

Actualmente, existen en el mercado analizadores que realizan pruebas de aglutinación de forma más o menos automatizada. Por ejemplo, los equipos de Ortho BioVue System (figura 8.7) utilizan la tecnología de aglutinación en columna, donde la aglutinación se produce en el gel que contienen las columnas de la tarjeta o *cassette*. Hay diferentes tarjetas para determinar las diferentes pruebas (figura 8.8).

RECUERDA

✓ Los anticuerpos pueden ser:

- Autoinmunes: son aquellos anticuerpos que reaccionan con los antígenos propios del individuo.
- Aloinmunes: son los anticuerpos generados en un individuo, que reaccionan con antígenos de otro sujeto diferente. Los anticuerpos aloinmunes pueden ser a su vez regulares o irregulares. Los regulares son los anticuerpos que aparecen constantemente en los individuos que no presentan un tipo de antígeno. Los irregulares son aquellos que no aparecen de una forma constante.

Actividad propuesta 8.3

Comenta la importancia de las pruebas cruzadas en los procesos de transfusión. ¿Qué tipos de pruebas cruzadas hay?, ¿qué diferencias existen entre ellas?

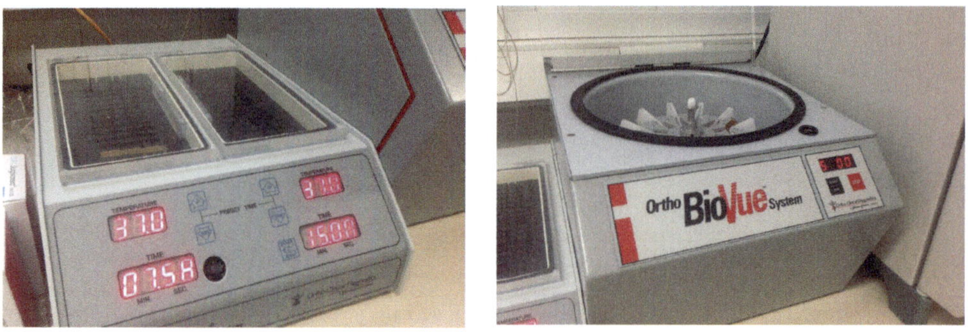

Figura 8.7
Equipos Ortho BioVue System

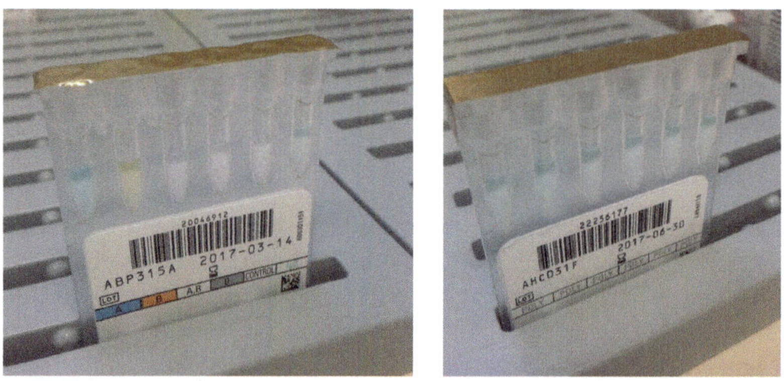

Figura 8.8
Tarjetas del sistema Ortho BioVue System

8.4. Enfermedad hemolítica del recién nacido y su tratamiento

La enfermedad hemolítica del recién nacido (EHRN) o eritroblastosis fetal (EF) es causada por anticuerpos maternos que pasan a través de la placenta y causan reacciones de hemólisis en el feto o en el neonato. Existen muchos sistemas que pueden estar implicados en esta alteración, pero es, sin duda, el sistema Rh el que representa un mayor problema.

Para que se desarrolle esta enfermedad tienen que estar presentes los anticuerpos del tipo IgG anti-D en la madre, es decir, es necesario que la madre sea Rh−. Pero además es necesario que se dé otra circunstancia: la sensibilización de la madre. Como se explicó anteriormente, las personas Rh− (sin antígeno D en la superficie de los glóbulos rojos) no necesariamente tienen anticuerpos anti-D de forma natural, sino que tienen que sensibilizarse por contacto con sangre Rh+ para producirlos. La sensibilización puede darse de dos formas posibles:

1. Administración errónea de sangre Rh+ en una mujer Rh−.
2. Embarazo previo de un feto Rh+. Especialmente durante el parto, o en casos de abortos o amniocentesis, se produce un paso de sangre fetal a la madre en cantidad suficiente para producir la sensibilización.

El primer contacto de los eritrocitos Rh− con la madre genera una respuesta inmune primaria en la que se producen anticuerpos del tipo IgM, los cuales no pueden atravesar la placenta, por lo que no suponen ningún problema para el feto. El riesgo aparece en el caso de un segundo embarazo de un feto Rh+. Un segundo contacto daría lugar a una respuesta inmune secundaria mediada por anticuerpos IgG, que sí son capaces de atravesar la barrera placentaria y provocar hemólisis en el feto o neonato.

Existen otros casos en los que se puede dar EHRN como consecuencia de incompatibilidad del sistema ABO. Es el caso de los individuos con grupo sanguíneo O, que presentan anticuerpos anti-A y anti-B de tipo IgG. Estos casos son frecuentes pero tienen poca importancia clínica al ser un proceso autolimitado. Además, no se pueden evitar, como en el caso de la incompatibilidad de Rh.

Para evitar o tratar casos de EHRN existen los siguientes procedimientos:

1. *Profilaxis anti-Rh prenatal o posparto.* La EHRN por incompatibilidad Rh se puede prevenir con la administración de inmunoglobulina anti-Rh (es decir, IgG anti-D), que se administra a la madre en las semanas 28 y 34 de embarazo, para evitar la sensibilización. También la reciben las madres Rh− que acaban de tener un recién nacido Rh+ y no están inmunizadas frente a este antígeno, es decir, con Coombs indirecto negativo. En este caso se administra dentro de las 72 horas siguientes al parto.
2. *Tratamiento fetal o prenatal.* En determinados casos es necesario aplicar un tratamiento fetal mediante transfusión sanguínea intrauterina (TSI).
3. *Tratamiento neonatal.* Consiste en la corrección de anemia e hiperbilirrubinemia (aumento de los niveles de bilirrubina en la sangre). La fototerapia disminuye los niveles de bilirrubina indirecta en los neonatos.

SABÍAS QUE...

Un aumento de los niveles de bilirrubina en sangre (hiperbilirrubinemia) por encima de 2 mg/dL produce ictericia, la cual se caracteriza por un color amarillento de la piel y de las mucosas.

Actividad propuesta 8.4

Elabora una tabla o un esquema que incluya las condiciones básicas que tendrían que darse para que un recién nacido desarrolle EHRN (grupo sanguíneo de la madre y del feto, inmunidad de la madre…).

Práctica n.º 4

Determinación del grupo sanguíneo (ABO/Rh)

Principio del método	La determinación del grupo sanguíneo en placa es un método que se basa en la reacción de aglutinación producida entre antígenos eritrocitarios y anticuerpos presentes en reactivos comerciales. Para ello se enfrentan las muestras de sangre con reactivos que contienen anticuerpos anti-A, anti-B, anti-A+B (para el sistema ABO) y anti-D (para el sistema Rh). Si en una muestra está presente un determinado antígeno, al enfrentarlo con el anticuerpo que se une a este antígeno se producirá aglutinación. Mientras que si no está presente, la muestra de sangre aparece sin aglutinar. Por ejemplo, al enfrentar sangre de tipo A con el suero anti-A, debe producirse aglutinación.
Material	– Reactivos: suero anti-A, anti-B, anti-A+B, anti-D. – Portaobjetos o tarjetas para la determinación de grupo sanguíneo. – Lancetas estériles. – Palillos desechables.
Muestra	Sangre anticoagulada (EDTA o heparina) o sin anticoagulante. Si se utiliza sangre obtenida por punción digital, debe mezclarse rápidamente con el reactivo que se va a ensayar. Las muestras hemolizadas no deben ser analizadas.
Procedimiento	– Depositar una gota de cada uno de los 4 reactivos en una tarjeta o portaobjetos tal y como se indica en las figuras 8.9, 8.10 y 8.11.

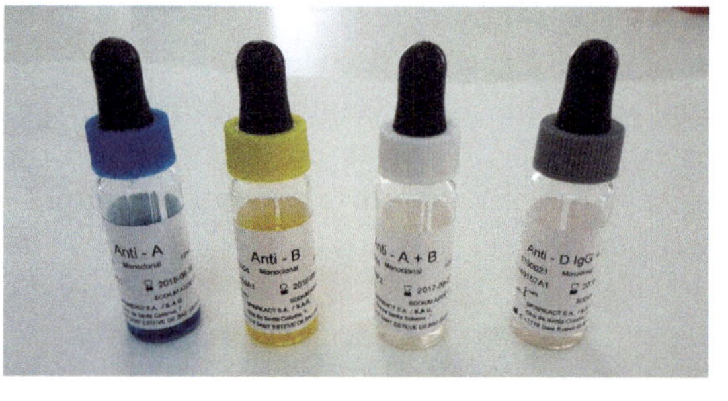

Figura 8.9
Reactivos anti-A, anti-B, anti A+B y anti-D

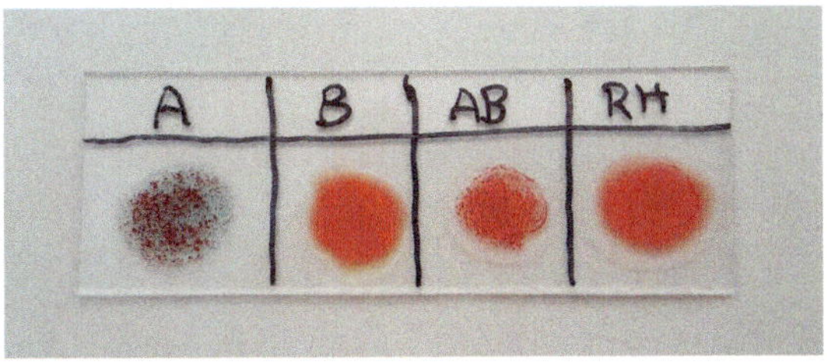

Figura 8.10
Aglutinación en portaobjetos de un grupo sanguíneo A–

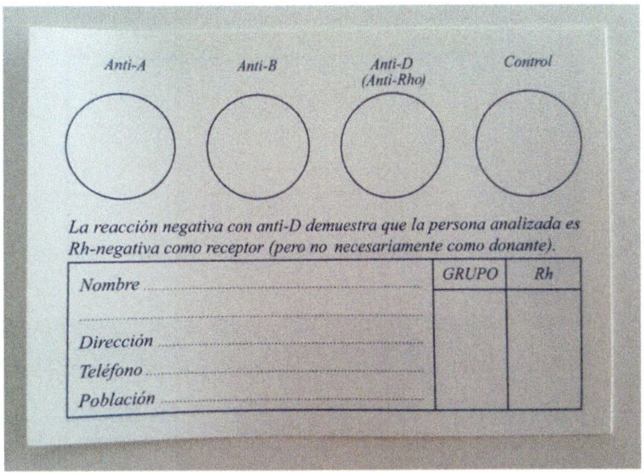

Figura 8.11
Tarjeta para la determinación del grupo sanguíneo

- Realizar una punción en el dedo con una lanceta estéril.
- Añadir una gota de sangre al lado de cada reactivo. Depositar la gota lo más próxima posible al reactivo y mezclar con un palillo desechable. Utilizar un palillo diferente para cada mezcla.
- Se debe mezclar bien la muestra de sangre con el reactivo formando un círculo de aproximadamente 1-2 cm.
- Mover ligeramente el portaobjetos o la tarjeta con movimientos basculares, para visualizar la aglutinación.
- Esperar unos 2 minutos y anotar si se produce o no aglutinación en cada reacción.

Resultados

Rellena los cuadros tal y como se indica en los dos primeros.

Anti-A	Anti-B	Anti-A+B	Anti-D	Grupo
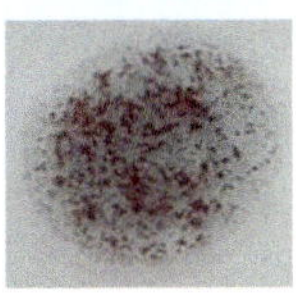	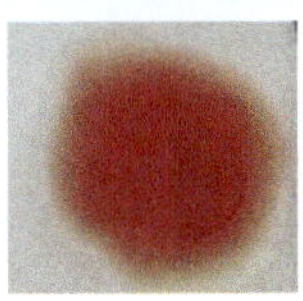	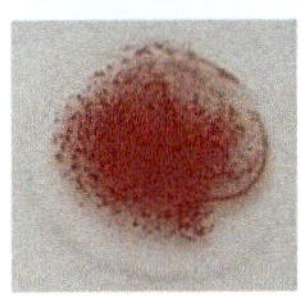	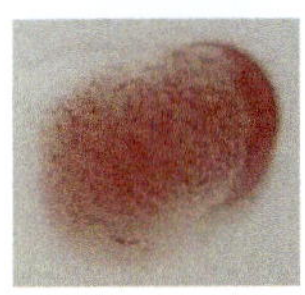	A+
Aglutina	No aglutina	Aglutina	Aglutina	

Anti-A	Anti-B	Anti-A+B	Anti-D	Grupo
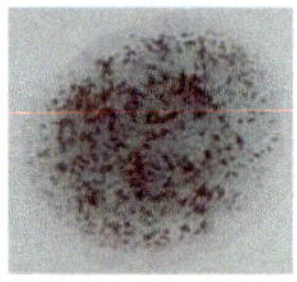	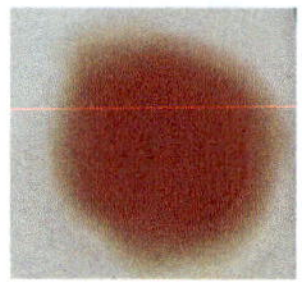	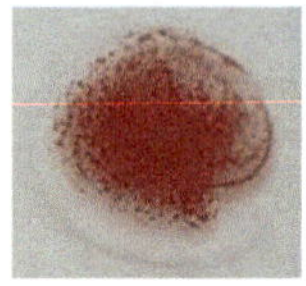	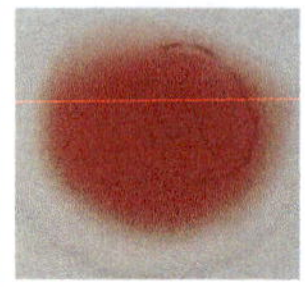	A–
Aglutina	No aglutina	Aglutina	No aglutina	

Anti-A	Anti-B	Anti-A+B	Anti-D	Grupo
				B+

Anti-A	Anti-B	Anti-A+B	Anti-D	Grupo
				B–

Anti-A	Anti-B	Anti-A+B	Anti-D	Grupo
				AB+

Anti-A	Anti-B	Anti-A+B	Anti-D	Grupo
				AB–

Anti-A	Anti-B	Anti-A+B	Anti-D	Grupo
				0+

Anti-A	Anti-B	Anti-A+B	Anti-D	Grupo
				0–

Resumen

- Los grupos sanguíneos se definen por la presencia o ausencia de antígenos en la superficie de los glóbulos rojos.
- Los antígenos que definen los grupos sanguíneos están codificados en los genes de cada individuo y se transmiten siguiendo las leyes mendelianas.
- Los antígenos codificados por un gen o grupo de genes relacionados conforman un sistema (sistema ABO, sistema Rh, etc.).
- Los más relevantes en medicina transfusional son los sistemas ABO y Rh, aunque también existen otros, como los sistemas Kell, Duffy, Didd, MNS, etc.
- El sistema ABO sigue siendo el más importante en la actualidad. Dentro de este sistema hay cuatro grupos sanguíneos diferentes: A, B, AB y O.
- El sistema Rh es, en medicina transfusional, el segundo en importancia.
- El antígeno eritrocitario principal del sistema Rh es el antígeno D. La presencia de este antígeno da lugar a grupos Rh+, mientras que su ausencia da lugar a grupos Rh–.
- La prueba de Coombs o prueba de antiglobulina humana detecta anticuerpos que pueden unirse a la superficie de los hematíes pero no producen aglutinación en el plasma del paciente.
- La prueba de Coombs directa se utiliza para la detección de anticuerpos incompletos unidos a la superficie de los glóbulos rojos de un individuo.
- La prueba de Coombs indirecta se utiliza para identificar *anticuerpos antieritrocitarios* libres en el suero de un paciente.
- Las pruebas pretransfusionales aseguran la compatibilidad sanguínea para evitar reacciones hemolíticas. Estas pruebas son las siguientes: determinación del grupo sanguíneo (tipificación de los sistemas ABO o Rh), determinación de anticuerpos irregulares en el receptor y pruebas cruzadas.

- Las pruebas cruzadas consisten en enfrentar *in vitro* sangre del receptor con la del donador para detectar posibles reacciones de incompatibilidad. Existen tres tipos: mayor, menor y autocontrol.
- La enfermedad hemolítica del recién nacido (EHRN) o eritroblastosis fetal (EF) es causada por anticuerpos maternos que pasan a través de la placenta y causan reacciones de hemólisis en el feto o en el neonato.

Ejercicios propuestos

1. Completa el siguiente cuadro:

Grupo sanguíneo (sistema ABO)	Dibujo de antígenos y anticuerpos presentes	Antígenos eritrocitarios	Anticuerpos séricos
A			
B			
AB			
O			

Grupo sanguíneo (sistema Rh)	Imagen de antígenos y anticuerpos presentes	Antígenos eritrocitarios	Anticuerpos séricos
A			
O			

2. ¿Cuál es el sistema más importante en medicina transfusional? ¿Cuáles son los posibles grupos sanguíneos?
3. ¿Para qué se utiliza la prueba de Coombs directa?
4. ¿Qué indica un resultado positivo en la prueba de Coombs indirecta?
5. ¿Qué son las pruebas cruzadas?
6. ¿Qué tipos de pruebas cruzadas hay? Explica cada una de ellas.
7. ¿Con qué otro nombre es conocida la prueba de Coombs?
8. Explica en qué consiste la enfermedad hemolítica del recién nacido.
9. ¿Qué tipo de anticuerpos son los responsables de este tipo de enfermedad?
10. ¿Qué tratamiento se suele administrar a las embarazadas para prevenir esta enfermedad?

Lee y debate en clase

Lee el texto "Donar: los grupos sanguíneos" (accesible a partir del QR adjunto), publicado por el Centro Regional de Transfusión Sanguínea y Banco Sectorial de Tejidos de Granada y Almería, y debate en clase con tus compañeros sobre los temas propuestos. A continuación se recoge un extracto:

[...] Al combinar los sistemas ABO y Rh podemos llegar a una clasificación más detallada de los diferentes tipos de sangre: A+, A−, B+, B−, AB+, AB−, O+ y O−. Algunos de estos grupos sanguíneos son más raros que otros. En la región Granada-Almería el desglose es el siguiente:

	O	A	B	AB
Rh +	36 %	37 %	9 %	3 %
Rh−	6 %	7 %	1 %	1 %

En la mayoría de los casos, los pacientes reciben sangre de su mismo grupo sanguíneo, sin embargo, las personas del grupo O−, que no presentan los antígenos A, B o D en la superficie de sus glóbulos rojos, pueden donar sangre a cualquier persona, son "donantes universales". Del mismo modo, los individuos AB+ se denominan "receptores universales", porque en la superficie de sus glóbulos rojos están simultáneamente los antígenos A, B y D.

En la siguiente tabla vemos resumida la compatibilidad de grupos:

Grupo	A quién puede donar	De quién puede recibir
A+	Puede donar a A+ y AB+	Puede recibir de A± y O±
A−	Puede donar a A± y AB±	Puede recibir de A− y O−
B+	Puede donar a B+ y AB+	Puede recibir de B± y O±
B−	Puede donar a B± y AB±	Puede recibir de B− y O−
AB+	Puede donar a AB+	**Receptor universal**
AB−	Puede donar a AB±	Puede recibir de A−, B−, AB− y O−
O+	Puede donar a A+, B+, AB+ y O+	Puede recibir de O±
O−	**Donante universal**	Puede recibir de O−

Temas para debatir:

- Basándote en los contenidos del capítulo, ¿por qué crees que se clasifica al grupo O− como donante universal y al AB+ como receptor universal?
- ¿Qué factores son determinantes en la compatibilidad sanguínea?
- ¿Qué resulta más llamativo en la distribución de porcentajes de los distintos grupos sanguíneos? ¿Qué consecuencias puede tener esto para la donación y la compatibilidad sanguínea?

ACTIVIDADES DE AUTOEVALUACIÓN

1. ¿Cuál de los siguientes antígenos determina el Rh de un individuo?
   - ☐ *a)* D.
   - ☐ *b)* A.
   - ☐ *c)* B.
   - ☐ *d)* R.

2. Los individuos con grupo sanguíneo de tipo A tienen:
   - ☐ *a)* Anticuerpos anti-B.
   - ☐ *b)* Anticuerpos anti-A.
   - ☐ *c)* Antígenos A.
   - ☐ *d)* Las opciones *a)* y *c)* son correctas.

3. Los individuos que no presentan antígenos A ni B en la superficie de sus eritrocitos son del grupo:
   - ☐ *a)* A.
   - ☐ *b)* B.
   - ☐ *c)* AB.
   - ☐ *d)* O.

4. Las pruebas de aglutinación en portaobjetos de individuos del grupo O–:
   - ☐ *a)* No presentan anglutinación frente a anticuerpos anti-A, anti-B ni anti Rh.
   - ☐ *b)* Presentan aglutinación al enfrentar la sangre con anticuerpos anti-A.
   - ☐ *c)* Presentan aglutinación al enfrentar la sangre con anticuerpos anti-B.
   - ☐ *d)* Ninguna de las opciones anteriores es correcta.

5. Los antígenos que dan lugar a los diferentes grupos sanguíneos:
   - ☐ *a)* No se heredan según las leyes mendelianas.
   - ☐ *b)* Se heredan según las leyes mendelianas.
   - ☐ *c)* Tienen un tipo de herencia especial.
   - ☐ *d)* No están determinados por los genes.

6. ¿Qué prueba consiste en enfrentar *in vitro* sangre extraída del receptor con la que se va a transfundir para detectar posibles reacciones de incompatibilidad?
   - ☐ *a)* Pruebas de antiglobulina humana.
   - ☐ *b)* Determinación de Rh.
   - ☐ *c)* Pruebas cruzadas.
   - ☐ *d)* Coombs directo.

7. Los anticuerpos que reaccionan con los antígenos propios del individuo se denominan:
   - ☐ *a)* Aloanticuerpos.
   - ☐ *b)* Anticuerpos IgM.
   - ☐ *c)* Autoanticuerpos.
   - ☐ *d)* Ninguna de las opciones anteriores es correcta.

8. Los anticuerpos generados en un individuo, que reaccionan con antígenos de otro sujeto diferente se denominan:

- ☐ *a)* Autoanticuerpos.
- ☐ *b)* Aloanticuerpos.
- ☐ *c)* De autoinmunidad.
- ☐ *d)* Ninguna de las opciones anteriores es correcta.

9. ¿En cuál de los siguientes casos podría darse EHRN?

- ☐ *a)* En bebés Rh+ cuya madre es Rh–.
- ☐ *b)* En bebés Rh– cuya madre es Rh+.
- ☐ *c)* En bebés Rh+ cuya madre es Rh+.
- ☐ *d)* Las opciones *a)* y *b)* son correctas.

10. ¿Qué tipo de anticuerpos son capaces de atravesar la placenta?

- ☐ *a)* IgM.
- ☐ *b)* IgE.
- ☐ *c)* IgG.
- ☐ *d)* Ninguna de las opciones anteriores es correcta.

SOLUCIONES:

1.	a
2.	d
3.	d
4.	a
5.	b
6.	c
7.	c
8.	b
9.	a
10.	c

9

Donación y transfusión de sangre

Objetivos

- ✓ Detallar la información del banco de sangre.
- ✓ Conocer los principios de la donación de sangre.
- ✓ Estudiar los distintos tipos de hemoderivados.
- ✓ Profundizar en los principios de la bioseguridad en el laboratorio de hematología.

Mapa conceptual

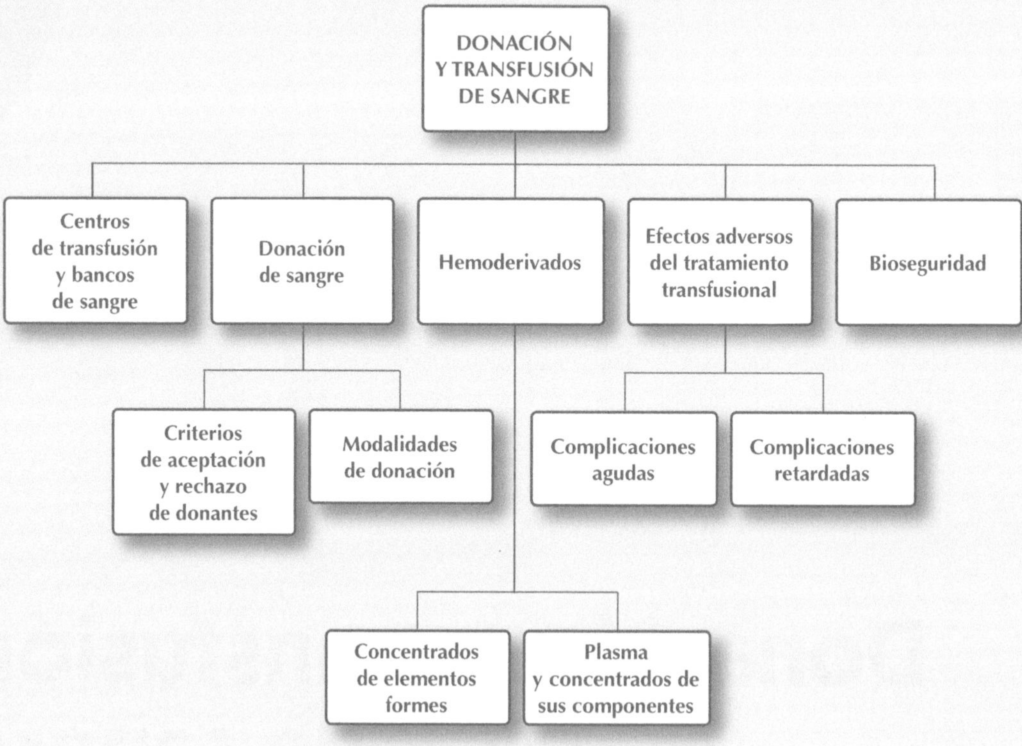

Glosario

Hemoderivado. Es todo aquel componente que se puede extraer de la sangre. Esta extracción se realiza normalmente por centrifugación.

Reacción de injerto contra huésped. Situación que se produce cuando las células que están en algún tejido que se trasplanta entre dos individuos distintos detectan como extraño el cuerpo del receptor y lo atacan.

Sida. Es el síndrome de la inmunodeficiencia adquirida. Es un conjunto de trastornos que se deben al VIH. La infección por parte de este patógeno afecta a la función del sistema inmunitario y permite la infección por parte de otros patógenos oportunistas.

9.1. Organización de los centros de transfusión y de los bancos de sangre

Una de las técnicas más utilizadas en medicina es la transfusión de sangre. Este procedimiento implica la administración de sangre al paciente por vía intravenosa. En los centros de transfusión se obtiene la sangre de los donantes y en los bancos de sangre se almacenan la sangre o los hemoderivados sanguíneos de los donantes a la espera de su utilización.

Las terapias transfusionales dependen de las unidades de transfusión. Estas unidades de transfusión presentan dos áreas diferenciadas:

1. *Centros de transfusión:* se ocupan tanto de la obtención de la sangre del donante como de su posterior procesamiento, almacenamiento y distribución. En España, la gestión de los centros depende de los gobiernos autonómicos, pero, en algunos casos, los gestionan otras instituciones (p. ej., Cruz Roja). Según la ley española, estos centros pueden realizar actividades de donación y de transfusión.
2. *Bancos de sangre:* almacenan la sangre o los hemoderivados que reciben de los centros de transfusión hasta que son utilizados para realizar transfusiones a los pacientes en los centros hospitalarios. Normalmente están integrados en los servicios de hematología y hemoterapia de los hospitales a los que están asociados, por lo que su gestión recae en estos servicios. Además, los bancos de sangre deben estar coordinados con el centro de transfusión que cubre su área y, según la ley española, pueden realizar únicamente actividades de transfusión.

PARA SABER MÁS

Las actividades principales de los centros de transfusión son las siguientes:

- Promover la donación en el área que tienen asignada.
- Seleccionar donantes.
- Extraer y procesar la sangre para obtener los hemoderivados.
- Almacenar y distribuir la sangre donada y los hemoderivados.
- Recabar los datos estadísticos de donación y coordinar la hemovigilancia de los bancos de sangre situados en su área.
- Realizar las transfusiones y las pruebas de compatibilidad transfusional de los hospitales que se encuentren en su área (estas funciones solamente se realizan en algunos centros de transfusión).

Las actividades principales de los bancos de sangre son las siguientes:

- Realizar previsiones de reservas de sangre y hemoderivados.
- Realizar las pruebas de compatibilidad y las transfusiones de los hospitales a los que se encuentren asociados.
- Realizar estudios inmunohematológicos de los pacientes del hospital al que estén asociados.
- Adquirir datos estadísticos y participar en las labores de hemovigilancia.

En todos los casos es necesario que se ubiquen en locales apropiados y deben funcionar tanto con personal cualificado como con material adecuado. Además, como los centros de transfusión y los bancos de sangre deben trabajar coordinados, es necesario que ambos tengan sistemas informáticos compatibles, para facilitar el intercambio de información y, por tanto, la coordinación.

A escala internacional, la organización de los centros de transfusión y de los bancos de sangre dependerá de las funciones que tengan asignadas. Existen dos tipos de organización de estos servicios:

1. *Centralizada.* En este tipo de organización, el centro de transfusión se encarga del proceso de donación, del procesamiento, del almacenamiento y de la distribución de la sangre y de los hemoderivados. Por su parte, los bancos de sangre recibirán la sangre y los hemoderivados del centro de transfusión y se ocuparán de realizar las pruebas de compatibilidad y las transfusiones. Esta es la organización que se adopta en España.
2. *Descentralizada.* En este tipo de organización, los bancos de sangre se ocupan del proceso de donación, del procesamiento, del almacenamiento y de la transfusión de la sangre. Este tipo de organización se adopta en lugares donde no existen centros de transfusión.

Toma nota

La normativa que rige el funcionamiento de los centros de transfusión y los bancos de sangre en España es dictada por distintas instituciones a distintos niveles.

- A escala internacional es establecida por la Unión Europea y por el Consejo de Europa.
- A escala nacional es establecida por el Ministerio de Sanidad, Servicios Sociales e Igualdad, por las Consejerías de Sanidad de las comunidades autónomas, por la Comisión Nacional de Hemoterapia, por las comisiones autonómicas de hemoterapia y por la Agencia Española de Medicamentos y Productos Sanitarios.
- A escala local es establecida por el Comité Hospitalario de Transfusión.

Tanto los centros de transfusión como los bancos de sangre necesitan tener la documentación necesaria para poder realizar su labor con garantías de calidad. Estos centros tendrán dos tipos de documentos:

1. *Documentos internos:* serán realizados por cada centro de transfusión o por cada banco de sangre. En estos documentos se debe establecer la forma adecuada de realizar cada actividad concreta. Entre estos documentos se incluyen los siguientes: el manual de calidad, los manuales del equipamiento, el manual de procedimiento, el manual de bioseguridad y los archivos (que garantizan la trazabilidad de los hemoderivados y permiten realizar la hemovigilancia).
2. *Documentos externos:* son documentos que realizan instituciones ajenas a los centros de transfusión y a los bancos de sangre; garantizan la actuación apropiada del centro o banco y sus sistemas de calidad. Entre estos documentos se incluyen la autorización (necesaria para la apertura del centro o banco), el certificado de inspección, la acre-

ditación externa (que garantiza los niveles de calidad) y las certificaciones voluntarias (estas garantizan que se cumplen unos estándares de calidad impuestos por algún tipo de institución de calidad).

FUNDAMENTAL

Todos los centros de transfusión y bancos de sangre deben realizar la hemovigilancia. Esta se centra en detectar, registrar y analizar cualquier efecto adverso debido a cualquier transfusión. El objetivo de la hemovigilancia es conocer el origen de estos posibles efectos adversos para tratar de evitarlos en el futuro.

Actividad propuesta 9.1

Indica las actividades que suelen realizar los centros de transfusión y las que suelen realizar los bancos de sangre.

9.2. Donación de sangre

Como ya se ha visto, la sangre es un tipo de tejido conectivo que, hasta el día de hoy, no es posible sintetizar de forma artificial. Además, como las transfusiones son muy habituales, se necesita un aporte de sangre constante.

9.2.1. Principios básicos

En España, la donación de sangre es voluntaria y no remunerada. Así pues, la donación sanguínea es una acción completamente altruista por parte del donante.

Para poder garantizar la disponibilidad de sangre para transfusiones, y dado que la sangre y sus componentes únicamente se pueden almacenar por tiempo limitado, es necesario que haya una donación regular por parte de la población.

Los avances en medicina han permitido obtener y conservar los distintos componentes sanguíneos para su utilización terapéutica. Hoy es habitual la administración separada de los distintos componentes sanguíneos. Dado que la sangre es un recurso escaso y que, en numerosos casos, las necesidades terapéuticas de los pacientes se suelen limitar a componentes específicos de la sangre, este tipo de administración permite aprovechar mejor este recurso.

En la donación, el proceso de llenado de la bolsa (de unos 450 mL) ocupa de media unos 10 minutos. Sin embargo, el proceso completo, incluyendo el reconocimiento médico, tiene una duración media de 20 minutos (figura 9.1).

Después de la donación, hay que presionar sobre la zona de extracción durante unos minutos para prevenir la aparición de hematomas. Además, es necesario que el donante tome un refrigerio para reponer líquidos, y debe guardar reposo.

El donante debe ingerir abundante líquido durante las 24 horas posteriores a la donación.

SABÍAS QUE...

Durante la donación, además del llenado de la bolsa también se realizará una extracción de tubos de análisis para determinar el grupo sanguíneo, realizar un recuento de eritrocitos, plaquetas y leucocitos, así como para descartar que el donante padezca sida, sífilis, hepatitis B y hepatitis C.

Durante las dos horas siguientes a la donación, el donante debe evitar:

- Fumar.
- Consumir alcohol.
- Exponerse a temperaturas elevadas.
- Realizar ejercicio intenso.
- Conducir vehículos pesados.

Tras la extracción sanguínea, y de acuerdo con la normativa legal, la sangre donada será sometida a las siguientes pruebas (figura 9.2):

1. Determinación del grupo sanguíneo de los sistemas ABO y Rh.
2. Búsqueda de anticuerpos irregulares antieritrocitarios.
3. Examen para la detección de distintos agentes infecciosos.

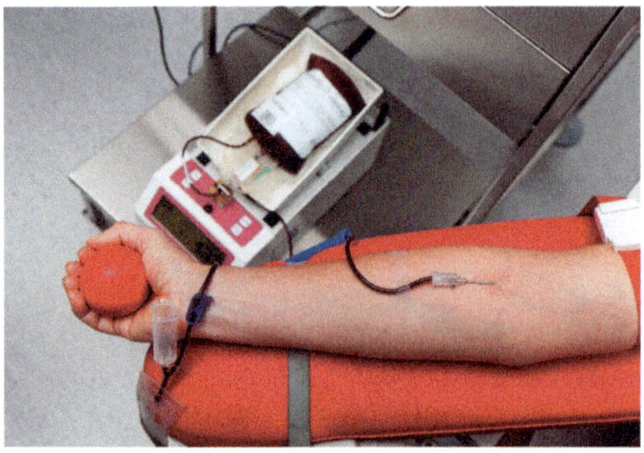

Figura 9.1
Llenado de bolsa en donación de sangre

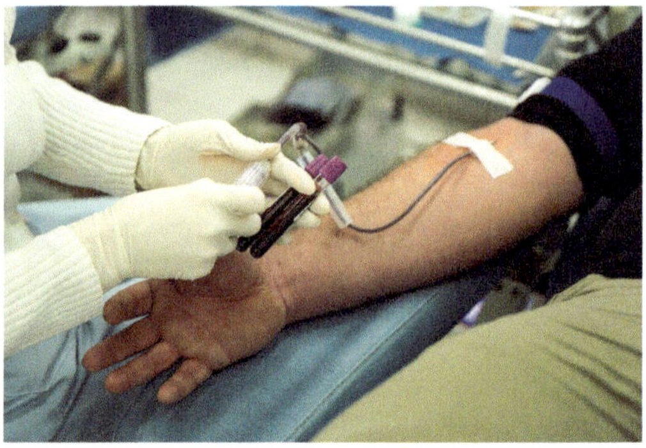

Figura 9.2
Extracción de sangre para pruebas de sangre donada

9.2.2. Criterios de aceptación y rechazo de donantes

No todas las personas pueden ser donantes. Para poder ser donante es necesario cumplir una serie de requisitos:

1. Ser mayor de 18 años y menor de 65 (aunque se puede donar hasta los 70 en el caso de que haya un informe médico positivo, que deberá ser concedido cada año para poder seguir siendo donante).
2. Tener un peso corporal mayor de 50 kilos.
3. No haber donado sangre en las 8 últimas semanas.
4. No estar en ayunas.
5. No haber consumido alcohol ni otras drogas de abuso.
6. Pasar un reconocimiento médico que incluye:

   a) *Un cuestionario sobre preguntas de salud.*
   b) *La toma del pulso y de la tensión arterial:* deben situarse dentro de los límites adecuados para la donación.
   c) *La determinación del nivel de hemoglobina en sangre:* debe ser de 125 g/L para mujeres y de 135 g/L para hombres.

Las mujeres pueden ser donantes de sangre hasta 3 veces al año, mientras que los hombres lo pueden ser hasta 4 veces. Además, la cantidad de sangre extraída en cada donación no deberá superar el 13 % del volumen sanguíneo teórico del donante.

Existen circunstancias que excluyen directa y definitivamente al posible donante:

1. Padecer algún tipo de enfermedad cardiovascular.
2. Padecer alguna enfermedad grave del sistema nervioso central.
3. Padecer alguna coagulopatía hemorrágica.
4. Padecer episodios repetidos de síncope o antecedentes de convulsiones.
5. Padecer alguna enfermedad crónica.
6. Padecer o haber padecido cualquiera de las enfermedades que se indican en el anexo II del Real Decreto 1088/2005, de 16 de septiembre, por el que se establecen los requisitos técnicos y condiciones mínimas de la hemodonación y de los centros y servicios de transfusión. Entre estas enfermedades se encuentran:

   a) Hepatitis B o C.
   b) Paludismo.
   c) Sida.
   d) Encefalopatías espongiformes transmisibles.
   e) Algunos tipos de cáncer.

Hay que tener en cuenta que hay una serie de circunstancias, citadas en el anexo II del Real Decreto 1088/2005, que excluyen a los posibles donantes pero únicamente de forma temporal. Entre estas circunstancias se encuentran las siguientes:

1. *Tomar antibióticos.* Se podrá volver a donar una semana después de dejar de tomarlos.
2. *Haber sido objeto de una cirugía reciente.* Hay que consultar con el médico para determinar cuándo el paciente puede ser donante de nuevo.
3. *Haber sufrido endoscopias.* No se puede donar hasta 4 meses después de haber sido objeto de este tipo de intervención.
4. *No se puede donar durante el embarazo ni en los meses posteriores al parto.* Se podrá donar a partir del 6.° mes después del parto.

5. *Haber padecido infecciones recientes.* Esta situación descarta al posible donante hasta que pasen 2 semanas después del restablecimiento completo, excepto en las enfermedades detalladas en el anexo II del Real Decreto 1088/2005, en las que el tiempo de exclusión es mayor.
6. *Haber realizado viajes a países donde hay enfermedades endémicas que descartan al posible donante.* En estos casos, es necesario consultar con el médico para determinar cuándo se puede volver a donar sangre.
7. *Tomar determinados medicamentos.* Hay que consultar con los facultativos para ver qué medicamentos impiden que la persona que los toma sea donante y durante cuánto tiempo.
8. *Ser objeto de tatuajes, perforaciones en la piel o las mucosas.* Se podrá volver a donar a partir de 6 meses tras la realización de la intervención.
9. *Tener una conducta sexual que suponga un riesgo alto de contraer enfermedades infecciosas de transmisión sexual.*

Interesante

Las siguientes circunstancias no descartan a un donante:

- *Ser alérgico.* Siempre y cuando no se esté medicando o se haya vacunado (podrá donar 48 horas después de ponerse la vacuna).
- *Haber tomado aspirina, paracetamol o ibuprofeno.* Pero es necesario que lo comunique porque descarta la fracción plaquetaria de su sangre.
- *Tomar anticonceptivos.*
- *Tomar medicación para reducir el colesterol.*
- *Haber sufrido hepatitis A.* Esta enfermedad no se transmite por la sangre.

Actividad propuesta 9.2

Indica qué enfermedades descartan a los candidatos a donante de sangre de forma temporal y por cuánto tiempo.

9.2.3. Modalidades de donación

Cuando se realiza una donación sanguínea no siempre se donan todos los elementos de la sangre ni siempre el receptor es una persona anónima. Existen distintas modalidades de donación de sangre que se detallan a continuación:

1. *Donación completa:* este es el tipo de donación más frecuente. Durante esta donación se extraen 450 mL (unos 450 cm^3 de sangre completa. La sangre extraída se fraccionará

para separar los distintos componentes (eritrocitos, plaquetas y plasma), que se almacenarán y administrarán por separado.

2. *Donación selectiva (aféresis):* en este proceso se realiza una selección del componente sanguíneo que se quiere extraer (eritrocitos, plaquetas o plasma), pero el resto de los componentes regresan al donante. Este procedimiento se debe efectuar de forma automatizada. Habitualmente, este tipo de donación se utiliza para la obtención de plaquetas.
3. *Donación autóloga:* en este tipo de donación, un paciente dona su sangre, la cual le será administrada posteriormente. Se suele utilizar en pacientes que vayan a ser sometidos a algún procedimiento, como, por ejemplo, una cirugía. Se permite la donación de 4 unidades de sangre en un periodo que comprende los 35 días previos al procedimiento. La ventaja de este procedimiento radica en que se minimizan los efectos adversos de la transfusión sanguínea.
4. *Donación dirigida:* en este procedimiento hay una selección del donante para realizar la transfusión. El médico del paciente debe coordinar este tipo de donación, que se realiza en ocasiones en las que el paciente presente una patología o una fisiología especiales.

9.3. Hemoderivados

Los hemoderivados o componentes sanguíneos son todos los componentes que se obtienen por derivación o separación de la sangre total.

La sangre es un bien escaso que tiene fecha de caducidad y que, hoy , únicamente se puede obtener por donación. Así pues, para aprovechar al máximo la sangre donada, esta se fracciona en hemoderivados. Todos los hemoderivados deberán estar etiquetados. La etiqueta deberá contener la siguiente información:

a) Denominación del componente.
b) Identificador de la donación.
c) Identificador del centro de transfusión donde se ha realizado el procesamiento.
d) Grupo sanguíneo.
e) Resultado de la determinación de anticuerpos irregulares antieritrocitarios y de la detección de agentes infecciosos.
f) Fechas de extracción y caducidad.
g) Volumen total.
h) Anticoagulantes y aditivos que porte el componente.
i) Condiciones de almacenamiento.
j) Instrucciones de uso del hemoderivado.

Aunque son hemoderivados, la albúmina, los concentrados de factores de coagulación y las inmunoglobulinas se consideran medicamentos derivados de la sangre, por lo que se suelen denominar *medicamentos hemoderivados*.

Existen diferentes hemoderivados que se pueden extraer de la sangre donada. Estos componentes se suelen obtener por centrifugación, filtración o congelación. A continuación, se detallan los distintos hemoderivados que se obtienen actualmente.

9.3.1. Concentrados de hematíes

El concentrado de hematíes es el resultado del aislamiento de los eritrocitos o hematíes de la sangre total donada (figura 9.3). Estos concentrados presentan un hematocrito de entre el 51 % y el 63 % y un contenido de hemoglobina de entre 42 g y 60 g. Se utilizan para elevar transitoriamente la capacidad de transporte de oxígeno de la sangre en pacientes con anemia.

Se obtienen normalmente por centrifugación de la sangre total. Este concentrado se almacena en un medio de conservación que contiene glucosa, adenina, fosfato y citrato (como anticoagulante).

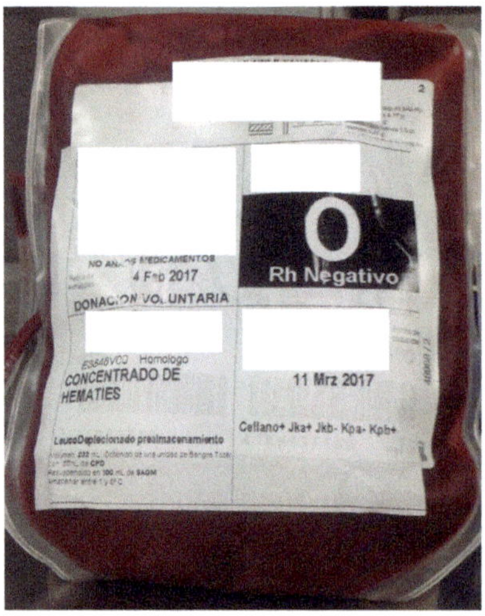

Figura 9.3
Bolsa de concentrado de hematíes. Los cuadros blancos tapan los números y los códigos de barras identificativos de la bolsa

El volumen total de estos concentrados se encuentra entre 242 mL y 340 mL. Se pueden almacenar a temperaturas entre 2 °C y 4 °C un máximo de 42 días (figura 9.4). Los eritrocitos almacenados *ex vivo* sufren cambios morfológicos y metabólicos que reducen su funcionalidad. Por esta razón, los concentrados de hematíes no son productos homogéneos y presentan variaciones respecto al hematocrito y al contenido de hemoglobina.

Además del concentrado de hematíes estándar, existen otros tipos de concentrados que se utilizan en pacientes con necesidades específicas:

1. *Concentrados de hematíes irradiados:* se utilizan en pacientes inmunodeprimidos, ya que la irradiación reduce el riesgo de que se produzca una reacción de injerto contra huésped. La irradiación se realiza con una dosis de entre 25 Gy y 50 Gy (gray, equivalente a 1 julio de energía ionizante absorbida por cada kilogramo de material irradiado) de radiación γ o X. Los hematíes se pueden irradiar dentro de los primeros 14 días tras la extracción y se recomienda que la transfusión de los mismos se realice dentro de las 24 horas tras la irradiación.
2. *Concentrados de hematíes lavados:* se utilizan en pacientes que presentan alergias, ya que con el lavado se eliminan los componentes de las soluciones de conservación, que son las que pueden producir reacciones anafilácticas.

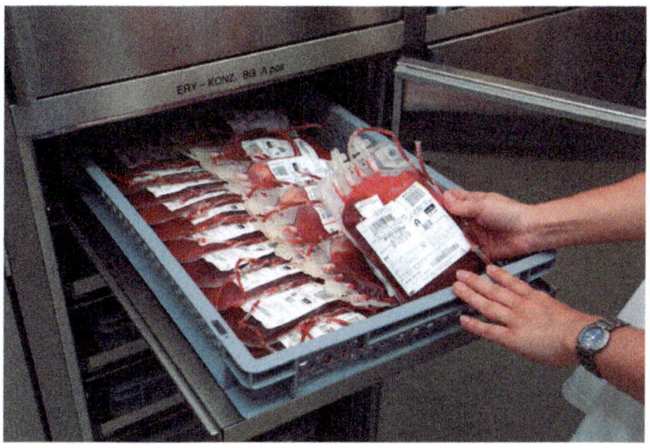

Figura 9.4
Almacenamiento de bolsas de concentrados de hematíes

9.3.2. Concentrados de plaquetas

El concentrado de plaquetas es una solución con una alta concentración de plaquetas. Se utiliza para prevenir o tratar hemorragias en pacientes con alteraciones cuantitativas o cualitativas de plaquetas. Estos concentrados se pueden obtener por dos métodos:

1. *Concentrados de plaquetas recuperadas:* se obtienen a partir de sangre total donada mediante métodos de centrifugación diferencial.
2. *Concentrados de plaquetas obtenidas por aféresis:* se obtienen de un donante por un proceso de donación selectiva.

Estos concentrados se almacenan a 22 ± 2 °C en agitación continua. La caducidad de los mismos es de 5 días, aunque puede incrementarse hasta 7 si se utilizan métodos de detección o reducción de la contaminación bacteriana.

Los concentrados de plaquetas se pueden irradiar para reducir el riesgo de reacción de injerto contra huésped en pacientes inmunodeprimidos. Al igual que en el caso de los concentrados de hematíes, la irradiación se realiza con una dosis de entre 25 Gy y 50 Gy de radiación γ o X. Esta irradiación se puede realizar en cualquier momento sobre dichos concentrados.

9.3.3. Concentrados de leucocitos

Los concentrados de leucocitos son, fundamentalmente, concentrados de granulocitos. Se utilizan en pacientes que presentan una neutropenia severa y que, por tanto, tienen un alto riesgo de padecer infecciones.

Estos concentrados se obtienen por donación selectiva, en este caso denominada *leucoféresis*, en donantes que han sido tratados previamente con el factor estimulante de colonias de granulocitos (G-CSF, *granulocyte-colony stimulating factor*). Este tratamiento previo es importante para poder obtener la cantidad suficiente de granulocitos en la leucoféresis. Además, durante la leucoféresis se utilizan agentes de sedimentación, como el hidroxi-etil-almidón, para separar eficazmente los granulocitos de los eritrocitos.

Una vez que se han extraído, la función de los granulocitos se deteriora rápidamente, por esta razón es necesario transfundirlos lo antes posible tras su obtención. Es recomendable que los granulocitos sean transfundidos en las primeras 6 horas tras la extracción, aunque es posible conservarlos hasta 24 horas a 22 °C.

Al igual que los concentrados de hematíes y plaquetas, los concentrados de leucocitos se pueden irradiar para reducir el riesgo de reacción de injerto contra huésped en pacientes inmunodeprimidos. Al igual que en los casos anteriores, la irradiación se realiza con una dosis de entre 25 Gy y 50 Gy de radiación γ o X. Se recomienda realizar dicha irradiación inmediatamente antes de su administración.

9.3.4. Plasma fresco congelado

El plasma fresco congelado es plasma sanguíneo que se mantiene por debajo del punto de congelación. Aunque hoy se dispone de pocas evidencias científicas que avalen la eficacia de la transfusión de este hemoderivado, está indicado para prevenir o frenar el sangrado y en pacientes que presentan pruebas de coagulación anormales. Este hemoderivado se puede obtener por dos métodos:

1. *A partir de sangre donada total:* se obtiene por centrifugación diferencial de la sangre total dentro de las primeras 18 horas después de la donación y puede mantenerse a 22 ± 2 °C hasta un máximo de 24 horas antes de la congelación.
2. *Por donación selectiva:* este tipo de donación se denomina *plasmaféresis* y puede mantenerse a 22 ± 2 °C hasta un máximo de 24 horas antes de la congelación.

Tras cualquiera de los dos métodos de donación, el plasma se debe congelar lo antes posible (idealmente en las 6 primeras horas tras la donación). La congelación se realizará en menos de una hora a una temperatura inferior a −30 °C.

Una vez congelado, el plasma se puede almacenar durante 3 meses si se conserva a una temperatura de entre −18 °C y −25 °C, y durante 36 meses si se conserva a una temperatura inferior a −25 °C.

Para poder realizar la transfusión, el plasma se debe descongelar a 37 °C.

9.3.5. Crioprecipitado

El crioprecipitado es una fracción plasmática que se obtiene del plasma fresco congelado. Está indicado en pacientes que presentan déficit en alguno de los factores que contiene (aunque normalmente se trasfundirá a los pacientes que presenten hipofibrinogenemia).

Para obtener este hemoderivado, el plasma fresco congelado se descongela a 4 °C, tras lo cual se centrifuga a esta misma temperatura. El precipitado que se obtiene tras la centrifugación será el crioprecipitado. El crioprecipitado se volverá a congelar, tras lo cual podrá almacenarse hasta 36 meses.

9.3.6. Albúmina

La albúmina es la proteína sanguínea más abundante en el plasma de individuos sanos, por lo que es uno de los principales responsables de mantener la presión oncótica. Actúa como transportador de gran variedad de moléculas hidrofóbicas en la sangre.

La albúmina es un buen expansor plasmático, por lo que está indicada para pacientes que presentan hipovolemia o hipoalbuminemia. La albúmina se extrae a partir del plasma procedente de la sangre donada por precipitación alcohólica. El resultado de la extracción se somete a un proceso de inactivación de patógenos por pasteurización (60 °C durante al menos 10 horas).

Se almacena a temperatura ambiente en preparaciones isooncóticas del 5 % y en preparaciones hiperosmóticas del 20 % y del 25 %. Estas preparaciones presentan una caducidad muy larga (suele ser de varios años).

9.3.7. Inmunoglobulinas

Las inmunoglobulinas o anticuerpos son proteínas que el sistema inmune produce contra patógenos específicos. Existen multitud de situaciones en las que está indicada la administración de inmunoglobulinas, como, por ejemplo, inmunodeficiencias primarias, déficit de anticuerpos, varios tipos de trombocitopenias de origen inmune, enfermedades hemolíticas de origen inmune, algunas polineuropatías y multitud de patologías infecciosas.

Las inmunoglobulinas se obtienen de la mezcla del plasma de varios donantes, a partir de la cual se aísla la porción proteínica mediante la técnica del alcohol frío siguiendo el procedimiento de Cohn-Oncley o Kistler-Nitschmann. Posteriormente se somete esta porción proteínica a diversos métodos de purificación, como la precipitación alcohólica o la cromatografía de intercambio iónico, para aislar las inmunoglobulinas. De este modo se obtienen preparados con una pureza superior al 90 %. Adicionalmente, los preparados se tratan mediante procesos de inactivación o retirada de patógenos.

Los preparados de inmunoglobulinas se almacenan en forma de distintas presentaciones comerciales, por lo que su caducidad dependerá de esta forma comercial. Estos preparados de inmunoglobulinas se suelen administrar por vía intramuscular o subcutánea.

9.3.8. Factores de coagulación

Los factores de coagulación son proteínas imprescindibles para que se produzca la correcta coagulación sanguínea. Así pues, los concentrados de factores de coagulación se usan para tratar trastornos hemorrágicos como los que se producen en la hemofilia, la deficiencia del factor VII y la afibrinogenemia, entre otras situaciones. En la actualidad existen concentrados específicos para la mayoría de los factores de coagulación.

Actividad propuesta 9.3

Indica qué hemoderivados están compuestos por elementos formes de la sangre y cuáles por elementos plasmáticos.

Los concentrados factores de coagulación se obtienen a partir de mezclas de plasma de varios donantes. El plasma es sometido a varios procesos de cambios de temperatura o acidez para formar el precipitado proteínico que contiene los factores de coagulación. Este precipitado será sometido a procedimientos de inactivación o eliminación viral.

El almacenamiento de los concentrados de coagulación debe realizarse a temperaturas entre 2 °C y 8 °C, y se deben proteger de la luz.

9.4. Efectos adversos del tratamiento transfusional

Actualmente, la transfusión de hemoderivados es muy segura. Sin embargo, en ocasiones se pueden producir efectos adversos. Los procedimientos de hemovigilancia han logrado detectar una serie de complicaciones. Estas complicaciones se clasifican en agudas y retardadas.

9.4.1. Complicaciones agudas

Las complicaciones agudas son aquellas que se manifiestan durante la transfusión o en las primeras 24 horas tras la misma. A continuación se mencionan las complicaciones agudas más comunes:

1. *Reacción transfusional hemolítica aguda:* es el efecto adverso más grave del tratamiento transfusional. Se produce por un error en la identificación del grupo sanguíneo. Cursa con dolor torácico o lumbar, taquicardia, disnea escalofríos, fiebre, sangrado y *shock*. También suele producir hipotensión y coagulación intravascular diseminada.
2. *Reacción transfusional febril no hemolítica:* es el efecto adverso más frecuente del tratamiento transfusional. Se produce por la presencia de citosinas en el hemoderivado transfundido, que normalmente son liberadas por los leucocitos y las plaquetas durante el periodo de almacenamiento. En algunas ocasiones, esta reacción se produce por la presencia de anticuerpos antileucocitarios presentes en el plasma del receptor. Normalmente cursa con fiebre y escalofríos.
3. *Reacción alérgica transfusional:* se produce por algún tipo de reacción del sistema inmune del receptor frente al producto transfundido. Puede manifestarse de dos formas diferentes:

   a) *Leve y moderada:* cursa con manifestaciones cutáneas localizadas, como eritema, prurito, habones, etc.
   b) *Anafiláctica:* reacción muy grave que puede cursar con disnea, dolor torácico, dolor abdominal o torácico, náuseas, vómitos, hipotensión, broncoespasmo y edema.

4. *Lesión pulmonar aguda relacionada con la transfusión (LPART):* esta alteración, que aparece entre las 2 y las 6 horas posteriores a la transfusión, se produce por la presencia de anticuerpos del donante en el hemoderivado transfundido. Estos anticuerpos reaccionan con los antígenos presentes en los leucocitos del receptor produciendo un edema alveolar e intersticial en la circulación pulmonar. Este edema puede causar, a su vez, insuficiencia respiratoria, hipotensión, cianosis, fiebre y escalofríos.
5. *Aloinmunización con destrucción plaquetar inmediata:* se produce por la presencia de anticuerpos anti-HLA o antiantígenos plaquetarios. Esta reacción suele ser asintomática, pero puede producir escalofríos e hipotermia al transfundir plaquetas incompatibles.

6. *Contaminación bacteriana:* esta reacción se produce por la presencia de gérmenes en el hemoderivado transfundido. Puede producir fiebre, escalofríos, mialgias, náuseas y vómitos.
7. *Sobrecarga circulatoria asociada a la transfusión:* se produce por la transfusión de grandes volúmenes o por transfusiones a una velocidad demasiado elevada en ancianos, niños o personas con alteraciones en la función cardiaca, respiratoria o renal. Esta reacción puede producir tos, disnea, taquipnea, cefalea, taquicardia, insuficiencia cardiaca y edema pulmonar.
8. *Disnea asociada a la transfusión:* esta reacción adversa genera un *distress* respiratorio que se produce en las 24 horas siguientes a la transfusión y que no reúne los criterios para achacarse a la lesión pulmonar aguda relacionada con la transfusión, la sobrecarga circulatoria o la reacción alérgica.
9. *Hemólisis no inmune:* es una reacción que provoca una hemólisis en el paciente, la cual puede deberse a causas mecánicas (como la circulación extracorpórea), a la administración de medicación por la vía de transfusión, a la infusión de soluciones hipotónicas o al calentamiento excesivo de los eritrocitos antes de la transfusión, entre otras. Suele ser asintomática, salvo en el caso de que se complique con contaminación bacteriana.
10. *Reacción hipotensiva:* esta reacción, que cursa con hipotensión, se suele producir por la presencia de citoquinas en el producto transfundido.

Actividad resuelta 9.1

Indica qué complicaciones agudas tienen un origen inmunitario.

SOLUCIÓN

Las complicaciones agudas que tienen un origen inmunitario son las siguientes:

- Reacción hemolítica aguda.
- Reacción febril no hemolítica.
- Reacción alérgica.
- Lesión pulmonar aguda relacionada con la transfusión.
- Aloinmunización con destrucción plaquetar inmediata.

9.4.2. Complicaciones retardadas

Las complicaciones retardadas aparecen después de las 24 horas posteriores a la transfusión. Seguidamente, se mencionan las complicaciones agudas más comunes:

1. *Reacción hemolítica retardada:* es el efecto adverso; se suele producir por la formación de anticuerpos contra antígenos eritrocitarios semanas después de la transfusión o como respuesta a una inmunización previa que se presenta días después de la transfusión. Puede cursar con anemia, ictericia y elevación de la bilirrubina en sangre, entre otras alteraciones.

2. *Aloinmunización frente a antígenos eritrocitarios:* esta alteración consiste en la aparición de anticuerpos frente a los eritrocitos transfundidos. No cursa con ningún síntoma, pero hay que tenerla en cuenta para futuras transfusiones.
3. *Púrpura postransfusional (PPT):* esta reacción se produce por la respuesta inmune contra antígenos plaquetarios inducida por una inmunización previa por embarazos o transfusiones. Cursa con una trombocitopenia súbita que suele producir hematomas.
4. *Enfermedad de injerto contra huésped asociada a la transfusión (EICH-T):* se produce cuando se transfunden linfocitos T viables con los hemoderivados a receptores inmunodeprimidos. Esta enfermedad suele cursar con fiebre, erupción cutánea, vómitos, diarrea y alteraciones hepáticas.
5. *Hemosiderosis inducida por la transfusión:* es una reacción producida por la acumulación de hierro que se genera como consecuencia de la transfusión de concentrados de hematíes de forma continuada. Esta alteración produce acúmulos de hierro en el corazón, en el hígado y en otros órganos, lo que altera su función.
6. *Transmisión de agentes infecciosos por transfusión:* hay multitud de enfermedades infecciosas que se pueden transmitir por vía transfusional. Como ya se ha visto, existen protocolos para evitar que tenga lugar este tipo de transfusiones; pero si estos protocolos fallan, pueden llegar a producirse.
7. *Transmisión de priones:* los priones son proteínas infectivas que pueden producir enfermedades neuronales como el Creutzfeldt-Jakob. Estos priones pueden transfundirse en los hemoderivados obtenidos de personas infectadas, transmitiendo dicha enfermedad al receptor. Existen protocolos para evitar este tipo de transmisiones, al igual que sucede con otros agentes infecciosos, pero se pueden producir si estos protocolos fallan.

Actividad resuelta 9.2

Indica qué complicaciones retardadas tienen un origen inmunitario.

SOLUCIÓN

Las complicaciones retardadas que tienen un origen inmunitario son las siguientes:

- Reacción hemolítica retardada.
- Aloinmunización frente a antígenos eritrocitarios.
- Púrpura postranfusional.
- Enfermedad injerto contra huésped asociada a la transfusión.

9.5. Bioseguridad

En el laboratorio de hematología existen numerosos riesgos que pueden provocar accidentes que, a su vez, pueden generar lesiones o infecciones en los técnicos que trabajan en él. Así pues, es necesario disponer de un buen programa de seguridad para evitar los accidentes.

La bioseguridad es un tema que podría ocupar libros completos. Por esta razón, en este apartado únicamente se van a repasar las bases de la bioseguridad en el laboratorio de hematología.

9.5.1. Riesgos laborales

Los riesgos laborales más comunes a los que se enfrenta el personal de un laboratorio de hematología son los siguientes:

1. *Riesgo por incendio:* para evitar los incendios, el edificio donde se encuentre el laboratorio debe cumplir todas las normas de seguridad marcadas en la legislación vigente. Debe estar prohibido fumar en toda la instalación. Además, deben estar presentes todos los sistemas adecuados de detección de incendios –como extintores, alarmas y rociadores– y se deben hacer simulacros de evacuación por incendio regularmente.
2. *Riesgo por exposición a sustancias químicas:* un gran número de sustancias químicas que se utilizan en el laboratorio de hematología son peligrosas. Por esta razón, en este tipo de laboratorios se deben respetar todas las normas de seguridad que se incluyen en la legislación vigente. Entre ellas se encuentra marcar todos los productos preparados en el laboratorio con la identificación y la fecha de llenado (y de caducidad si es necesario), respetar la normativa de almacenamiento de las sustancias químicas peligrosas, manejar adecuadamente y con la protección adecuada todas las sustancias químicas peligrosas, y tener disponibles las hojas de datos de seguridad de todos los compuestos químicos que se usen en el laboratorio.
3. *Riesgo por electricidad:* en el laboratorio de hematología se utilizan numerosos aparatos que requieren alimentación eléctrica. Todos estos equipos deben poseer una conexión a tierra y aislamiento doble. Además, debe evitarse el uso de regletas o alargadores y, cuando se desenchufa un aparato, se debe tirar del enchufe, no del cable. Por último, no se deben manipular enchufes flojos o los cables raídos.
4. *Punción con aguja:* es uno de los riesgos más comunes a los que se expone el personal de un laboratorio de hematología. Por esta razón, hay que tener mucho cuidado cuando se utilizan objetos punzocortantes, sobre todo si están contaminados con fluidos biológicos. Todos los accidentes en los que estén implicados objetos punzocortantes deben reportarse inmediatamente a la dirección del laboratorio y a los servicios de salud.

9.5.2. Precauciones estándares en el manejo de muestras biológicas

La exposición a fluidos biológicos (como la sangre y los aspirados de médula ósea) es uno de los mayores riesgos a los que se exponen aquellos que trabajan en un laboratorio de hematología. Por esta razón, en este tipo de laboratorios es necesario adoptar una serie de precauciones cuando se trabaja con fluidos de origen biológico, para minimizar este riesgo todo lo posible.

Como ya se ha indicado previamente, existen multitud de patógenos que se transmiten por la sangre. Los pacientes de muchas de estas enfermedades pueden transmitir la enfermedad antes de que les sea diagnosticada. Por esta razón, en el laboratorio se deben tratar todas las muestras biológicas como si estuvieran contaminadas.

Actividad propuesta 9.4

Indica cuáles son los patógenos más comunes que se pueden transmitir por vía sanguínea.

A continuación, se enumeran varias prácticas de seguridad que deben adoptar todos aquellos que trabajan con fluidos biológicos:

a) En el interior del laboratorio no se debe comer, beber o realizar cualquier otra actividad que implique el contacto de las manos con una mucosa, los ojos o con una herida.
b) Los bolígrafos y otros objetos susceptibles de ser vehículos para la dispersión de microorganismos deben mantenerse alejados de mucosas, ojos y heridas del personal.
c) El personal del laboratorio deberá utilizar la vestimenta externa adecuada (batas o chaquetas de laboratorio). Esta indumentaria siempre permanecerá abrochada y debe cubrir la ropa que hay debajo. El personal siempre se quitará el atuendo de seguridad utilizado dentro del laboratorio cuando salga de él (figura 9.5).
d) El personal debe utilizar guantes cuando exista el riesgo de entrar en contacto con algún tipo de fluido biológico. Los guantes siempre se deben cambiar después del contacto con cada paciente. En ningún caso se lavarán ni se reutilizarán. Después de su uso, siempre se desecharán en un recipiente adecuado preparado para almacenar material contaminado.

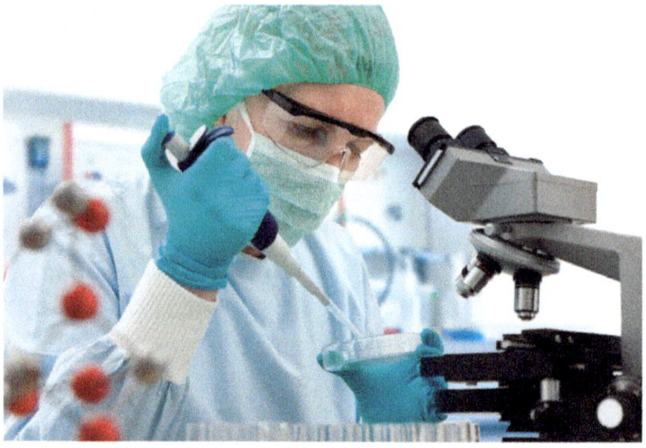

Figura 9.5
Personal de laboratorio llevando la vestimenta externa adecuada

TOMA NOTA

- Nunca se llevará la vestimenta de laboratorio para ir a zonas comunes limpias como zonas de descanso, baños, cafeterías, etc.
- Nunca se utilizarán guantes al manipular aparatos (ordenadores, tabletas, teléfonos, etc.) que se encuentren en zonas seguras (libres de fluidos biológicos potencialmente peligrosos).

e) Las manos deben lavarse con jabón germicida y agua, aunque en sustitución de ambos se pueden utilizar líquidos limpiamanos antisépticos. El lavado debe realizarse frotando adecuadamente manos y muñecas. Al terminar el lavado de manos, siempre se debe efectuar un enjuague con agua corriente.

Siempre hay que lavarse las manos en las siguientes situaciones:

- Siempre que se detecte contaminación con algún tipo de fluido corporal.
- Al terminar el trabajo.
- Cuando se realice un cambio de guantes.
- Antes de salir del laboratorio.
- Antes y después de realizar cualquier actividad que incluya el contacto de las manos con una mucosa, con los ojos o con heridas.

f) Se utilizarán protectores oculares o faciales (como gafas o máscaras de laboratorio) cuando haya posibilidades de salpicaduras o pulverizaciones de fluidos biológicos potencialmente contaminados. Además, todo procedimiento que pueda resultar en la generación de una salpicadura o aerosol de una muestra biológica se deberá llevar a cabo en una campana de laboratorio.

g) La comida y la bebida no deben almacenarse en el mismo frigorífico que contenga muestras y reactivos.

h) Nunca se manipularán los objetos punzocortantes (como agujas, bisturís, etc.) contaminados con fluidos biológicos. Todos estos objetos se desecharán en el contenedor adecuado, marcado con el símbolo de peligro biológico.

i) Los residuos con posible contaminación por fluidos biológicos deben ser desechados según la normativa vigente.

j) Siempre se utilizarán aspirapipetas para pipetear. En ningún caso se realizará un pipeteo con la boca.

k) Todas las muestras deben estar debidamente rotuladas y guardadas en contenedores adecuados que porten la señal de peligro biológico.

l) Los equipos de procesado de muestras deben limpiarse siempre que exista contaminación visible.

9.5.3. Labores de limpieza y mantenimiento

Siempre debe limpiarse el área de trabajo al finalizar los procedimientos. Esta limpieza debe realizarse con líquidos desinfectantes adecuados.

La ropa sucia utilizada en el laboratorio (batas, chaquetas, etc.) deberá colocarse en recipientes adecuados para ser lavada por un servicio de lavandería adecuado. En ningún caso el personal del laboratorio se llevará esta ropa a casa.

9.5.4. Preparación del personal

El personal del laboratorio de hematología debe conocer el modo de utilización del equipo protector y la normativa de seguridad del laboratorio. Además, debe está vacunado contra el virus de la hepatitis B.

Resumen

- En España, los dos tipos de unidades implicadas en la donación y transfusión de sangre son los centros de transfusión y los bancos de sangre. Los centros de transfusión pueden realizar labores de extracción de sangre para donación y de transfusión de sangre, mientras que los bancos de sangre solamente pueden realizar tareas de transfusión.
- Los centros de transfusión y los bancos de sangre deben realizar la hemovigilancia para detectar y analizar cualquier posible efecto adverso que se pueda producir por la transfusión sanguínea con el objetivo de evitarlo en el futuro.
- La sangre y los hemoderivados son productos que únicamente se pueden obtener por donación, pero todos los posibles donantes deben cumplir unos requisitos para poder donar sangre.
- Durante o después de la donación se extraen los hemoderivados para maximizar la eficiencia del uso de la sangre.
- Tras la donación, pueden producirse efectos adversos. Estas complicaciones se clasifican en agudas, si tienen lugar dentro de las primeras 24 horas tras realizar la transfusión, y en retardadas, si aparecen después de las primeras 24 horas.
- Existen diversos riesgos laborales a los que se exponen los técnicos que trabajan en el laboratorio de hematología. Estos riesgos engloban tanto los riesgos laborales estándares como los derivados de trabajar con muestras biológicas potencialmente contaminadas.

Ejercicios propuestos

1. Cita y explica los tipos de documentos que deben tener los centros de transfusión y los bancos de sangre.
2. Indica las funciones que puede realizar un banco de sangre.
3. Cita las circunstancias que descartan definitivamente a un posible donante de sangre.
4. Menciona y comenta las distintas modalidades de donación de sangre que se pueden realizar.
5. Realiza un cuadro que indique los tipos de hemoderivados más habituales y el tiempo máximo de almacenamiento de cada uno de ellos.
6. Cita los tipos de concentrados de hematíes que pueden utilizarse en pacientes con necesidades específicas.
7. Indica qué información debe aparecer en la etiqueta de un hemoderivado.
8. Cita y clasifica las complicaciones más habituales que se pueden producir como consecuencia del tratamiento transfusional.
9. Traza un esquema que indique cuánto tiempo se puede almacenar cada tipo de hemoderivado.
10. Indica cinco prácticas de seguridad que deben adoptarse cuando se trabaja con fluidos biológicos.

Supuesto práctico

Obtención de plasma rico en plaquetas por doble centrifugación (Beca T. *et al.*, "Plasma rico en plaquetas. Una revisión bibliográfica". *Avances en Peridoncia e Implantología Oral*, vol. 19, n.º 1. Madrid, abril 2007.).

Materiales:

- Centrífuga preparativa.
- Pipetas de Pasteur.
- Sangre extraída en un tubo con el anticoagulante citrato de sodio.

Técnica:

- Depositar la sangre en un tubo de centrífuga y realizar una centrifugación a 280 durante 7 minutos.
- Tras la centrifugación se producirá la separación en dos fases: una superior amarilla que contendrá el plasma y las plaquetas, y otra inferior roja que contendrá los hematíes.
- Con la pipeta de Pasteur, extraer el plasma e introducirlo en otro tubo de centrífuga.
- Centrifugar el segundo tubo de centrífuga a 400 g durante 5 minutos.
- Tras esta segunda centrifugación, se separarán una fase superior amarilla y una inferior con un tono rojizo, donde se encontrarán las plaquetas concentradas.
- Retirar la fase superior amarilla y desecharla.

Lee y debate en clase

Actualmente, la sangre y los hemoderivados que se usan para realizar las transfusiones únicamente se pueden obtener de donantes. Sin embargo, existen iniciativas para producir sangre artificial. Una de las más prometedoras es la que se indica en el artículo "Crean la primera sangre artificial para salvar a las víctimas de catástrofes", escrito por Adaya González. Está disponible en la web de RTVE, en la sección de Noticias, ciencia y tecnología, a la que te conducirá el código QR adjunto.

A continuación se ofrece un fragmento del texto:

> Investigadores de la Universidad de Washington han creado los primeros glóbulos rojos artificiales fáciles de almacenar y transportar y que, simplemente con mezclarlos con agua, podrían salvar miles de vidas en zonas de guerra o catástrofe donde las transfusiones de sangre se hacen imposibles. El estudio, llamado ErythroMer, ha sido presentado este sábado durante la primera jornada de la 58 reunión de la Sociedad Americana de Hematología (ASH, por sus siglas en inglés), que reunirá hasta el próximo martes a 27.000 especialistas en esta materia.

Temas para debatir:

- ¿Qué ventajas y desventajas crees que presenta este tipo de sangre artificial?
- ¿Crees que este tipo de sangre artificial hará innecesaria las donaciones de sangre? ¿Por qué?
- ¿Qué usos tendrá este tipo de sangre artificial? ¿Tendrá usos generales o limitados?
- ¿Qué problemas podrían surgir del uso de este tipo de sangre artificial?

Actividades de autoevaluación

1. ¿Qué tipo de centro se encarga de la obtención de la sangre de los donantes?
   - ☐ *a)* Banco de sangre.
   - ☐ *b)* Centro de transfusión.
   - ☐ *c)* Centro genético.
   - ☐ *d)* Banco de plasma.

2. ¿Cuál de los siguientes documentos es un tipo de documento interno del banco de sangre?
   - ☐ *a)* Autorización.
   - ☐ *b)* Certificado de inspección.
   - ☐ *c)* Manual de calidad.
   - ☐ *d)* Acreditación externa.

3. ¿Qué volumen tiene una bolsa de donación de sangre estándar?
   - ☐ *a)* 320 mL.
   - ☐ *b)* 450 mL.
   - ☐ *c)* 550 mL.
   - ☐ *d)* 1020 mL.

4. ¿Cuántas veces puede donar una mujer al año?
   - ☐ *a)* 2.
   - ☐ *b)* 3.
   - ☐ *c)* 4.
   - ☐ *d)* 5.

5. ¿Qué circunstancia descarta de forma temporal a un posible donante?
   - ☐ *a)* Tomar medicación para reducir el colesterol.
   - ☐ *b)* Tomar anticonceptivos.
   - ☐ *c)* Padecer una coagulopatía hemorrágica.
   - ☐ *d)* Haberse hecho un tatuaje recientemente.

6. ¿Qué tipo de donación se caracteriza por permitir la selección del componente sanguíneo que se extrae del donante?
   - ☐ *a)* Completa.
   - ☐ *b)* Aféresis.
   - ☐ *c)* Autóloga.
   - ☐ *d)* Dirigida.

7. De los siguientes hemoderivados, ¿cuál puede almacenarse durante menos tiempo?
   - ☐ *a)* Concentrado de leucocitos.
   - ☐ *b)* Concentrados de plaquetas.
   - ☐ *c)* Concentrado de hematíes.
   - ☐ *d)* Plasma fresco congelado.

8. ¿Cuál de los siguientes hemoderivados se utiliza para elevar la capacidad de transporte de oxígeno en pacientes con anemia?
   - ☐ *a)* Concentrado de leucocitos.
   - ☐ *b)* Concentrado de plaquetas.
   - ☐ *c)* Concentrado de hematíes.
   - ☐ *d)* Plasma fresco congelado.

9. ¿Cuál de los siguientes efectos adversos es una posible complicación aguda de la transfusión sanguínea?
   - ☐ *a)* Aloinmunización frente a antígenos eritrocitarios.
   - ☐ *b)* Enfermedad de injerto contra huésped.
   - ☐ *c)* Hemosiderosis inducida por transfusión.
   - ☐ *d)* Sobrecarga circulatoria asociada a la transfusión.

10. ¿Cuándo se debe lavar las manos el personal de un laboratorio de hematología?
    - ☐ *a)* Al terminar el trabajo.
    - ☐ *b)* Cuando realice un cambio de guantes.
    - ☐ *c)* Antes de salir del laboratorio.
    - ☐ *d)* Todas las opciones anteriores son correctas.

SOLUCIONES:

1. a **b** c d
2. a b **c** d
3. a **b** c d
4. a **b** c d
5. a b c **d**
6. a **b** c d
7. **a** b c d
8. a b **c** d
9. a b c **d**
10. a b c **d**